世界一わかりやすい

「医療政策」の
教科書

津川友介
カリフォルニア大学ロサンゼルス校 内科学 助教授

医学書院

世界一わかりやすい「医療政策」の教科書

発　行　2020 年 6 月 1 日　第 1 版第 1 刷ⓒ
　　　　2022 年 12 月 1 日　第 1 版第 5 刷

著　者　津川友介

発行者　株式会社　医学書院
　　　　代表取締役　金原　俊
　　　　〒113-8719　東京都文京区本郷 1-28-23
　　　　電話　03-3817-5600(社内案内)

印刷・製本　三美印刷

推薦のことば

ジョセフ・ニューハウス

（ハーバード大学教授，ランド医療保険実験の研究代表者）

"This textbook explains the key topics related to health
policy in an easy-to-understand way,
and should be seen as an ideal introduction-level
textbook for Japanese people
who are interested in studying health policy."

「この本は医療政策を理解する上で重要なトピックを，
平易な言葉で丁寧に分かりやすく説明した一冊であり，
医療政策を学ぶ日本人にとって理想的な入門書である」

推薦の序

黒川　清

　国家政策の基本は，社会の必要と観察，記録とデータ，立案，財源と予算，決定と施行のプロセス，時代とともに変化する「世界と社会の枠組み」，そして医療ではこれを実行する多くの機関と行動者などで形成される．国家としての存続は，複雑な歴史的，地理的，宗教的，文化的背景などによりいろいろあるとはいえ，その生存の基本は国民にある．このような大きな枠組みで国家のありようができてくる．

　人類史上，1960〜70年頃までの健康と医療の主要な課題は感染症との戦いであり，次いでがんだったといえる．日本の健康・疾病対策は明治開国以来，うまく対応したといえる．150年前，つまりは4，5世代前から現在までのことだ．

　近代の先端を行くのは西欧とアメリカでの診断，予防，公衆衛生，医療制度と医学研究だったが，多くの先人の努力と苦労があったからこそこのような成果があった．この近代日本の成功の背景には「鎖国の江戸時代」にかなり完成された社会制度と国民性があったように思える．

　20世紀後半，日本は感染症対策に一応の成功をおさめ，次いでがん対策，そして生活習慣病の時代に入り，世界の最長寿国，最高齢化国となった．その過程では，世界の健康問題にも国際機関との連携とODAなどで途上国の健康増進に大きく貢献してきた．

　21世紀のこれからへ向けて健康・医療政策をどう進めていくのか．今や世界で最長寿の高齢化先進国となった日本は，これからの世界の主課題の一つである高齢社会において世界の注目を集めている．このような視点で国家政策を観察すると誰でもデータが大事という意見を言う．しかし，何をするにも一番大事なのは

人間，つまりは「人材・人財」だ．どちらかというと例外的な日本でのキャリアの私は，その時々の，どの立場ででもその趣旨の発言をしてきている．

ではパラダイムが変化するグローバル時代を迎えて，日本の「人材・人財」はどうか．多くのタレントは世界にその価値を求め，能力を発揮できる場所へと，国境を越えて動ける範囲が広がっている，これがこの40〜50年のことだ．スポーツ選手などでははっきり見えるグローバルのレベル，つまりオリンピック，世界選手権といった舞台で，その価値はどこからでも見える．ではほかの分野ではどうなのか？　社会でのより大きい責任を負う人たち，政府，企業，高等教育のトップの人たちはどうか．多くの国家で彼，彼女たちは国内外で高等教育を受けている確率が高いし，また優れた大学，大学院などでの教育，訓練を受けていることが多い．そしてそのようなタレントを輩出することが，この時代，そしてこれからの時代の大学，大学院の世界的な評価となるのだ．

このような「人材・人財」が，人口に比べてかなり限定的であるところが，日本のこの30年の停滞の背景にあるように思われる．平成の30年間，日本のGDPは実質的には成長していない．パラダイムの大変化に社会制度が対応できないのだ．従来のモノツクリの成功体験から抜け出せない，いわゆる日本人の「マインド・セット」，「思いこみ」，「常識」とでもいうようなものが邪魔をしているのだ．この10年ほどでの日本を代表する優良企業の統治不全のスキャンダル，「ジャパン・アズ・ナンバー・ワン」の根幹の一つ，とかつて言われた霞が関の不祥事などが想起される．そして，東京電力福島第一原発の歴史的大事故とその背景にあった日本人の「マインド・セット」である．

本書の著者の津川友介氏は，そのような点で極めてユニークなキャリアだ．東北大学医学部を卒業，臨床研修，世界銀行勤務ののち，ハーバード大学で学問としての「医療政策学」を勉強し，博士号を取得する．このキャリアから受けた教育を生かして世界的に権威のある医学雑誌で多くの論文を発表するだけでなく，データの分析と社会現象との因果関係のありようを分析，科学的エビデンスにもとづいた一般に向けた『「原因と結果」の経済学』（ダイヤモンド社）などを出版し，社会に問いかけてきた．数年前からUCLAに活動の拠点を移し，医療政策学・医療経済学の研究および教育を続けている．外から見た日本を観察する力（ちから）

と心（こころ）をもっている人物である.

　本書の「はじめに」にある津川氏の解説は，国家の基本となる健康・医療政策の
ありかたの基本形とプロセスを説明し，「データとその解析」に基づく政策のあり
かたを説いているのだ．多くの日本の方たちにはちょっと不可解に思えるような
政策の「立案，実行，評価など」のプロセスがあるかもしれない．しかし，これが
近代的西欧的民主制度の国家では当然と認識される国家統治のプロセスの基本な
のだ．国家の基本の一つである健康・医療政策のありかたを説明し，「データと解
析」に基づく，複数の独立した政策の立案，評価のありかたを説いている.

　もっとも，最近の世界のリーダーから「西欧民主制度の終焉」を感じ取る方も多
いと思うが，それに対しては国民のあいだに日本の政策プロセスにもっと理解を
深める必要がある．これらはまた問題として別の機会があれば考察したい.

　日本は素晴らしい医療制度を持っている．日本の皆保険制度の下では，病気に
なった人は自分の好きな病院にかかり，質の高い医療を受けることができる．し
かし，最近のデータでは日本の医療費は OECD 平均よりも高くなっており，将
来にわたって維持可能な制度設計になっていない．日本が未曾有の超高齢化社会
を迎えるにあたって，未来の世代も私たちと同じような医療を享受できるように
するためには，近い将来，日本でもアメリカのオバマケアやイギリスのブレア改
革のような根本的な医療改革が必要になってくるだろう．そのときには，今まで
やってきたような「パッチワーク」の対症療法的な制度変更は有効ではない．この
本に書かれているような，学問的理論とエビデンスに基づいた医療政策が必要不
可欠になってくる．さらに言うと，たとえ綿密なデザインされた医療政策であっ
てもはじめから完璧であることは稀であり，大学などの独立した研究機関による
政策評価研究の結果を参考にして，政策の PDCA サイクルを回し続ける必要が
あるのだ.

　この本は本格的な「医療政策学」の入門書である．ハーバード大学で津川氏が受
けた医療政策学の教育をそのまま反映しているようだ．政策関係者，医師・看護
師・薬剤師などの医療従事者，ヘルスケア産業に関わるビジネス関係者だけでな
く，日本の医療のことを深く知りたい一般市民の方にもお薦めの一冊である．医

療改革を通して未来の世代に日本の医療を残すためには，国民一人ひとりが，日本の医療のことをもっとよく知っておく必要があるのだから．

参考文献

1) Kiyoshi Kurokawa, MD and Andrea Ryoko Ninomiya, MPhil Politics. Examining Regulatory Capture：Looking Back at the Fukushima Nuclear Power Plant Disaster, Seven Years Later. University of Pennsylvania Asian Law Review. 2018；13(2)：47-71
2) 黒川　清：規制の虜：グループシンクが日本を滅ぼす．講談社，2016
3) 宇田左近(著)，黒川　清(解説)：なぜ，「異論」のでない組織はなぜ間違うのか．PHP出版，2014
4) 東京電力福島原子力発電所事故調査委員会：国会事故調　報告書．徳間書店，2012

推薦の序

日本医師会会長　横倉　義武

　現在，わが国では類を見ないスピードで高齢化が進み，超高齢社会となっています．

　高齢化は，世界各国でも避けては通れない大きな課題であり，日本がこの状況にどのように対応していくのか，世界中の注目が集まっています．

　超高齢社会においては，「高齢化に伴って増加する認知症患者への対応」「寝たきりにならず，できるだけ長く健康に暮らしてもらうための対策」や「急速に進化しているICTをいかに活用していくか」など，さまざまな課題がありますが，その課題に対応していくためにも，医療の果たす役割は今後ますます高まるものと考えています．

　そういった意味でも，国の医療政策がどのような方向へと進められていくのかが重要となりますが，その政策は皆が納得するためにエビデンスに基づいたものでなければなりません．

　その点から申せば，わが国では，国民に負担を強いるような政策は行われにくいことなどもあり，実際にエビデンスに基づいた医療政策が行われてきたのか，疑問を感じざるを得ない点も多くあります．

　こうした中で出版された本書には，アメリカのハーバード大学で著者が学んだ医療政策・医療経済学に関するセオリーとエビデンスが数多く取り上げられており，今後の医療政策を考えていくうえで大変参考になると感じました．

　医療政策学の入門書として，日本の医学部や大学院で使われるばかりでなく，実際に医療政策を立案する厚生労働省の官僚や政治家の方々，医療現場で活躍している方々にも，ぜひ一読をお勧めしたい一冊であります．

はじめに

　日本がかつてない少子高齢社会を迎える今，国民が安心して質の高い医療を受け，医療費増大による税や保険料による過度な負担を避けるためには，セオリー（理論）とエビデンス（科学的根拠）の両方を兼ね備えた「綿密に設計された医療政策」が必要不可欠になってきます．

　欧米諸国では，大学，研究機関，シンクタンクなどで得られた知見が政策に生かされ，エビデンスに基づいた医療政策が立案され，それが実施されるようになってきています．その一方で，日本では政策研究はあまり活発ではなく，その結果として，エビデンスに基づいた医療政策は期待されているほどには実現していないと思われます．

　本書では，私がアメリカのハーバード大学で学び，カリフォルニア大学ロサンゼルス校（UCLA）で教えている医療政策学に関するセオリーとエビデンスのうち，普遍性があり，日本にも適用できるものを中心にご紹介しています．医療政策学とは単一の分野ではなく，複数の領域のセオリーとエビデンスを必要とする分野横断的な学問です（図1）．私の専門が医療政策学の中の統計学であることや，私の博士課程時代の指導教官の一人が医療経済学者のジョセフ・ニューハウス先生（ランド医療保険実験を行った医療経済学者）であったことより，この本では統計学と医療経済学の分量が少し多めになっていますが，他の領域に関しても医療政策学を理解するうえで必要な知識はカバーしました．

エビデンスに基づいた医療政策

　政策が目的とする成果を達成するためには，エビデンスに基づいた政策立案（Evidence-based policy making；EBPM）が必要不可欠です．臨床医学が病態生理とエビデンスを組み合わせるエビデンスに基づいた医療（Evidence-based medicine；EBM）を通じて患者の健康を改善することを目指すように，医療政策学ではセオリー（主に医療経済学の理論）とエビデンスを組み合わせた EBPM を通じて，医療の質の向上や，医療費の適正化を実現します（図2）．

　昔はデータが少なく医療政策学のエビデンスも乏しかったため，官僚や政治家

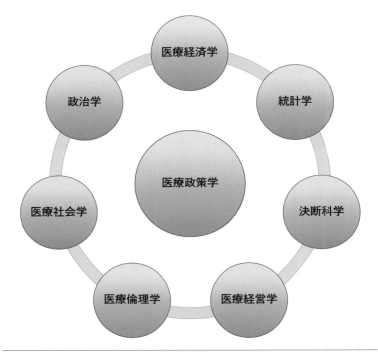

図 1　医療政策学は分野横断的な学問である

などの実務家の経験を基に政策立案するのが現実的であったのでしょう．しかし，現在ではデータもエビデンスも十分に存在するため，EBPM を軸に政策立案することが世界標準となりつつあります．

医療政策研究と PDCA サイクル

　立案段階で完璧な政策というのはまれであるため，あらゆる政策は科学的な評価を受け，その結果をもとに微調整を加え続ける必要があります．つまり，ビジネスだけでなく，政策に関しても PDCA サイクルを回すことが重要なのです．

　PDCA サイクルとは Plan（計画）→ Do（実行）→ Check（評価）→ Act（改善）の 4 段階を繰り返すことで業務を改善していく手法のことです．政策であれば P は政策立案（政策の設計），C は政策評価となります（図 3）．しかし，政策立案した人と評価する人が同じであったら公正・中立な評価をすることは困難です．経済

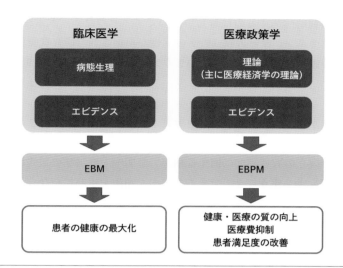

図2　EBM と EBPM の類似点・相違点

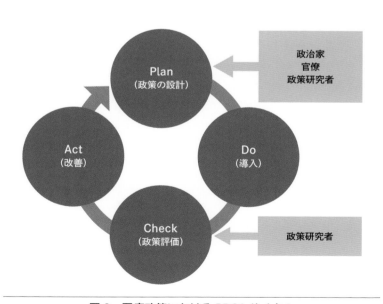

図3　医療政策における PDCA サイクル

的なものに限らず様々な利益相反があることも多く，誰でも自分の関連する政策を客観的に批判的吟味するのは難しいためです．そのため，欧米諸国では大学，研究所，シンクタンクなどの独立性・中立性が担保された研究機関（第三者機関）が主に政策評価の役割を担います．つまり政策立案者（政治家，官僚）と政策研究者（アカデミア）の間で，健全なチェック・アンド・バランスの関係が成り立っているのです．

　本書には私がハーバード大学の医療政策学の博士課程で学んだこと，およびその後研究者としてハーバード大学や UCLA で得た知識のすべてを詰め込んでいます．日本の現在の医療制度に関する細かい説明や，経済学の数式は省略し，時代が変わっても永く使うことのできる普遍的な知識を中心に紹介しました．

　本書の内容をきちんと理解することができれば，ハーバード大学や UCLA の修士・博士課程に留学しなくても同水準の理解度に達することができるように工夫しました．この本を通じて，日本の政策立案者・医療関係者・国民が，医療政策の本質に関してより深く理解し，その知識を道具として使いこなすことで「綿密に設計された医療政策」が日本でも実現し，日本が医療の質を保ちながら「持続可能な医療」の実現に成功することを切に願っています．

津川　友介

目次

2章 統計学

3章 政治学

1章 医療経済学

1 │ 医療経済学の 4 つの起源

　ハーバード大学の医療経済学者デイビッド・カトラーによると，医療経済学には大きく分けて 4 つの起源があります．医療経済学の全体像をつかむために，まずその 4 つの起源を説明します．

■ 医療経済学の 4 つ[*1] の起源

① **医療保険の理論**(ケネス・アロー，マイケル・ロスチャイルド，ジョセフ・スティグリッツ)：医療保険がどのように機能し，人々の行動にどのような影響を与えるかの理論です．

② **実証的分析−医療サービスの需要**(マーティン・フェルドステイン，ジョセフ・ニューハウス)：実際のデータを用いたり，社会実験を通じて，現実の世界で医療サービスに対する需要がどのようなことによって規定されるかを明らかにしました．

③ **健康の規定因子**(ロバート・フォーゲル，サミュエル・プレストン)：過去数十年にわたって，ヒトの死亡率が低下し，寿命が延びた理由を検証しました．

④ **健康資本**(ゲイリー・ベッカー，マイケル・グロスマン)：健康は消費されるものである一方で投資のインプットでもあるという概念を提唱し，健康は「活動的な時間」を生産するための資本であると定義しました．

[*1]　括弧内にはその領域で重要な貢献をした経済学者の名前を載せています．医療経済学の分野は多岐にわたり，この 4 つ以外にも多くのテーマがあります．医療経済学の全体像をより詳しく理解したい方は，Handbook of Health Economics(North Holland 社)を参考にして下さい．

1. 医療保険の理論

　ケネス・アローは医療経済学の父とも呼ばれる人です．アローは1963年に情報の非対称性の下に医療提供者，患者，保険者*2がどのように行動するかを説明する論文を発表しました．これは世界初の医療経済学の論文であり，医療経済学という学問の誕生の瞬間でもありました．

　1976年にロスチャイルドとスティグリッツが，医療保険が自由市場で取り引きされた場合，患者と保険者にとって需要と供給のつり合いがとれた状態（これを経済学では均衡状態[equilibrium]と呼びます）が存在するのは困難であることを証明しました．一般的な保険契約においては，リスクに応じて保険料の額が変動しますが，医療のように「情報の非対称性（＝患者のほうが保険者よりも，患者の健康に関する情報をよく知っている状態のこと）」があって保険者が加入者の健康リスクを完璧に把握できない場合は，加入者ごとに保険料をきめ細かく設定することはできません．高リスクの人（例えば持病を持った人）は多少高い保険料を払ってでも，病気になったときに還付の多い手厚い医療保険に入りたいと考えますが，低リスクの人（健康な人）は高リスクの人と同じ高い保険料の医療保険に加入することは避けようとします．つまり，すべての人にとって最適な共通の医療保険が提供されるという状態（単一均衡[pooled equilibrium]）が存在しないのです．

　では，高リスクの人と低リスクの人が別々の医療保険を選べる場合はどのようなことが起こるのでしょうか？ ロスチャイルドとスティグリッツは，保険者が低リスクの人向けの医療保険で儲けを出し，そのお金で資金援助することで高リスクの人向けの保険料を引き下げることにより，すべての人が，医療保険に加入したほうが保険がない状態よりも経済的に改善した状態（複数均衡[separate equilibrium]）があることを証明しました．ただし，保険者は低リスクの人向けの医療保険で儲けを出す必要があるため，低リスクの人が本来必要とするサービスのすべてはカバーされず，部分的な保険しか提供されません（つまり低リスクの人は損をします）．このように，医療保険が自由市場で取り引きされた場合，医療保険が全くないよりはましな状態は作り出せても，すべての人が満足できる

---

*2　保険者とは，健康保険事業の運営主体のことを言います．アメリカであれば民間医療保険者や公的医療保険（メディケアやメディケイドなど）となります．日本では，全国健康保険協会（協会けんぽ），健康保険組合，国民健康保険組合，後期高齢者医療広域連合などが保険者に相当します．

状態を作り出すことは難しいとされています.

　情報の非対称性というと, 1970年のアカロフの「レモン市場」[*3](ここでいうレモンとは果物のレモンではなくて質の悪い中古車のことを意味します)が有名です. アカロフによると, 中古市場においては, ディーラーは購入者よりも車の状態(過去の事故歴など)をよく理解しているため, 客に質の悪い中古車を売りつける傾向があります. そうすると, 客はそのリスクを考慮して少ない金額しか払おうとしなくなります. それに対して, ディーラーはさらに価格と比べて状態の悪い中古車を売るようになり, これを繰り返しているうちに, 市場自体が成り立たなくなり消滅してしまうことを明らかにしました. 一般的に「情報の非対称性」と言うと, このアカロフのレモン市場のことを指しますが, 医療分野ではロスチャイルド・スティグリッツのモデルが有名です.

2. 実証的分析-医療サービスの需要

　フェルドステインもニューハウスもハーバード大学の経済学者であり, ニューハウスは1970年代に歴史的な社会実験である「ランド医療保険実験」を実現させたことで有名です.

　ランド医療保険実験とは, 医療保険を無作為(ランダム)に対象者に割り付けて, その人たちの受療行動や健康状態を観察することで, 自己負担割合が医療費や健康にどのような影響を与えるかを評価した社会実験です.

　これはランダム化比較試験(Randomized Controlled Trial, 以下RCT, 詳しくは第2章で説明します)と呼ばれる方法で最も信頼度の高い研究であるとされており, 医学の分野ではそれ以前にも行われていましたが, 医療経済学の分野ではこれが初めてのRCTとなりました.

　ニューハウスらは, 現在の貨幣価値で300億円という莫大な研究費を使って, この実験のためだけに民間医療保険会社を立ち上げ, アメリカ国民に自己負担割合を①無料, ②25%, ③50%, ④95%にランダムに割り付けられた医療保険を無料で提供し, 3〜5年間にわたり, 医療費をどれくらい使ったか, 健康状態がどのように変わったかを追跡しました. その結果, 自己負担95%のプランに振り分けられた人は無料のプランの人よりも医療サービスの消費量が3割ほど少なかったものの, 健康のアウトカムに関しては差がないという結果が得られま

---

*3　アカロフのレモン市場の話は, 後述する逆選択の例として取り上げられることもあります.

した.

　注意しなくてはならないのは，実験が始まった段階で最も貧困で健康状態の悪かった6％の人々に関しては，30個中4つの項目で健康のアウトカムの悪化が認められました．つまり，自己負担を高くすることで健康に悪影響を及ぼすことなく医療費削減することができるものの，貧困かつ不健康な人たちに関してはこの限りではないというのが結論です．これが日本も含めた世界中の多くの国で患者の自己負担を設定している科学的根拠(エビデンス)の1つです.

　ランド医療保険実験では，被験者を無保険に割り付けることで健康被害につながってしまうリスクがあり，それには倫理的な問題があるということで自己負担100％(＝無保険)のグループを設定することができませんでした．無保険の影響の評価に関しては，2008年になって無保険者に保険を与えるというRCTがオレゴン州で行われました(オレゴン医療保険実験)[*4]. ランドとオレゴンの2つのRCTに関しては本章第10，11項(42，48頁)で詳しく説明します.

3. 健康の規定因子

　ここ100年で驚くべきスピードで人の死亡率は低下し，寿命が延びた原因を検証した医療経済学者たちがロバート・フォーゲルやサミュエル・プレストンです.

　現在考えられている仮説としては，①疾患発生状況の変化，②医学の進歩，③経済発展，④公衆衛生の発展などが挙げられます．どの要因が重要なのかに関しては意見が割れており，フォーゲルは経済発展，プレストンは公衆衛生，カトラーは医学の進歩が最も死亡率低下に寄与していると主張しています.

①疾患発生状況の変化(Disease incidence theory)：昔流行っていたペストがもう見られなくなったことなどから，疾患発生状況の変化が主な規定因子ではないかという考えかたです．フォーゲルはこれは死亡率低下のわずか10％にしか寄与していないと推定しています.

②医学の進歩(Big medicine theory)：死亡率の低下に寄与した医療技術は時代によって異なります．1940年代は抗生剤の発見が感染症の死亡率の低下に寄与した一方で，1960年以降は主に心血管疾患の死亡率の低下と低出生体重児の予後改善が主な寄与因子であると考えられています．カトラーはこの心血管疾患の

[*4] ランド医療保険実験を参考にして，中国ではChina Rural Health Insurance Experiment，メキシコではSeguro Popular Experiment，インドではIndian Health Insurance Experimentと呼ばれる，医療保険の効果を測定するRCTが行われています.

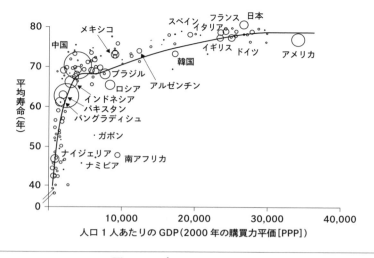

図1-1　プレストン・カーブ

死亡率低下のおよそ70%は医学の進歩によるものであろうと推定しています[*5].
③経済発展（Economic growth theory）：経済発展により栄養状態や衛生状態がよくなることが寿命の延びにつながったという考えかたです．図1-1はプレストン・カーブと呼ばれるグラフで，経済発展（一人当たりのGDP）と平均寿命の関係を表したグラフです[*6]．これを見ると，経済が発展している国のほうが寿命が長いことが分かります．フォーゲルはこれが主な原因であると主張していますが，カトラーによると経済発展だけでは死亡率の低下をすべて説明することはできないとされています．例えば現在の中国と1930年代のアメリカは経済状態（一人当たりのGDP）は同じくらいですが，現在の中国のほうが寿命は

*5　米国は心血管疾患が多いのに対して，日本では脳血管障害が多いため，このデータは日米で異なる可能性があります．例えば，池田奈由らによる日本のデータを用いた研究によると，日本では1950年代から1960年代はじめにかけて感染症による死亡率が低下し，1960年半ば以降は減塩や血圧コントロールを通じた脳血管疾患による死亡率低下によって，日本人は長寿になったとされています[1]．

*6　プレストン・カーブの形からも分かるように，経済発展の健康状態改善への貢献度は，貧困国ほど大きく，GDPが高くなるほど逓減（だんだん減ること）していくと考えられています．これはジェフェリー・サックスらが発展途上国に対する経済協力が必要であるという主張している根拠になっています．また，同じ経済発展でもその健康への貢献にはばらつきが認められており，経済発展の健康改善効果を上げる要因として，政治的安定，民主主義，公平な経済分配などがあるのではないかということで現在研究が進んでいます[2]．

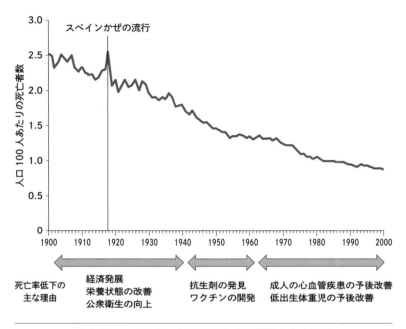

図 1-2　アメリカにおける死亡率の推移と主な理由
(出典：Cutler[3], 2005 を参考に筆者作成)

ずっと長いことが分かっています．つまり，経済発展が死亡率低下の寄与因子であることには異論はありませんが，それだけではすべては説明できないと考えられています．

④公衆衛生の発展(Public health theory)：公衆衛生の進歩や衛生状態の改善(上下水道の整備など)が寿命の延伸に寄与しているという考えかたです．プレストンはこれが最も重要であると考えました．1854 年にはジョン・スノウがコレラの疫学研究をはじめて行い，1880 年代には細菌理論(The germ theory of disease)が生まれました．しかしカトラーは，1940 年代までは公衆衛生の発展は重要な寄与因子だったものの，それ以降はあまり寄与していないと考えています．

　カトラーによると，1940 年代までは①経済発展，②栄養状態の改善，③公衆衛生の３つによってヒトの死亡率は低下し，寿命は延びたとされています．1940 年

以降は医学の進歩が最も大きな寄与因子であるとされています．1940～1960年は抗生剤の発見とワクチンの開発による感染症による死亡率の低下，そして1960年以降は成人の心血管疾患（70%ほど）と低出生体重児の予後が改善した（19%ほど）ことで，人口全体の死亡率は下がったと考えられています（図1-2）．

　ちなみにカトラーの主張は，アメリカの医療費は速いスピードで増加してきたけれども，その分国民の健康状態もどんどんよくなっているので，医療に多額のお金をかけた価値はあったのではないかというものになります[*7]．

4. 健康資本（Health capital）

　マイケル・グロスマンによると，健康がどのようにして人の幸福につながるかに関しては，3つのパターンがあるそうです．1つ目は「消費」であり，人は健康であるだけで気分がよく，幸福に感じるため，この観点から健康は消費されるものである（健康は消費されることで直接的に幸福度を上げる）という考えかたです．2つ目は，「投資」であり，人は（健康的な食事や運動，医療を受けることなどを通じて）健康を維持することで，病気にならずに活動的でいられる時間を延ばし，その時間を自分の好きなことに充てることで幸福になる（健康は投資を通じて間接的に幸福度を上げる）という考えかたです．3つ目は，健康は「資本」であるという考えかたです．人は，健康的な生活や医療を受けることで健康という資本，つまり「健康資本」をストックとして蓄積することができる一方で，加齢や不健康な生活によって健康資本は減少するという考えかたです．

　ストックとはある一時点において貯蔵されている量であり，フローとは一定期間内に移動した量のことを表します．家計で例えると，毎月の給料がフローであり，銀行にある預金残高がストックになります．

　経済学の世界では，資本とは長期にわたって収入やその他の有用なものを生み出す資産（生産手段）のことを指します．資本は大きく分けて，物的資本と人的資本の2つに分けられます．

- ●物的資本…原料，機械，建物などの生産手段のこと
- ●人的資本…知識，技能，健康など蓄積可能な人間の能力のこと．

[*7]　ちなみにこれらの解析は主にアメリカの過去数十年のデータを用いた行われたものであるため，他の国では健康に対する寄与率が異なるという可能性もあり，解釈には注意が必要となります．

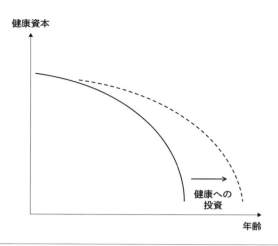

図 1-3　健康資本のイメージ図(出典：筆者作成)

　健康が資本の1つであるというコンセプトは1770年代のアダム・スミスの頃からありましたが，シカゴ大学の経済学者のゲイリー・ベッカーによって人的資本がきちんと定義されたのは1960年代になってからです．そして，ベッカーの教え子であったマイケル・グロスマンが(ベッカーの影響を強く受けて)博士論文で書いた論文[4]で健康資本という考えかたが定義されました．グロスマンは，知識などの人的資本は生産性がアウトプットになるのに対して，健康資本のアウトプットは「健康で活動的でいられる時間」であるため，この2つは違うものであると考えました．健康はストックであり年齢を重ねるとともに少なくなっていきます．一方で，健康的な食事や運動，医療を受けることなどの投資を通じて，健康のストックを増やし，より長期にわたって健康かつ活動的でいることが可能となります(図1-3)．そしてグロスマンによると，人間は，人生における各時期の健康を通じた幸福度(消費と投資を合わせたもの)の総和を最大化するような意思決定をするとされています．

　グロスマンの健康資本の考えかたは，医療経済学研究において重要な理論的な支柱を打ち立てたとされています．例えば，それまではなぜ教育水準の高い人のほうが健康水準が高いのかうまく説明できなかったのですが，健康資本によって説明可能となりました．これは教育水準の高い人のほうが(低い人よりも)同じだけの時間や労力を投入しても，より効果的に健康資本を蓄積させることができる

(例えば，医療者の説明を容易に理解することができ，よりよい医療サービスを取捨選択できる)からだとされてます[8].

2 ミクロ経済学の基本

医療経済学はミクロ経済学[9]の考えかたを基礎としていますが，そのミクロ経済学の中でも，医療経済学を理解するうえで必要となる基本的な知識を説明します.

1. 需要と供給

市場が機能しているとき，価格は需要と供給のバランスで決まります．ここでは商品が1つだけしかない自由市場において，多数の購入者と多数の生産者(企業)の間で取り引きが行われていると仮定します.

- **需要量**…買い手が買いたいと思い，かつ買うことができる商品の数量のこと.
- **供給量**…売り手が売りたいと思い，かつ実際に売ることができる商品の数量のこと.

価格を縦軸，数量(サービスや商品の取引される量)を横軸にとると，図1-4のようになります．市場では，ある商品の価格が下がると需要量は増え，価格が上昇すると需要量は減ります．この関係は右下がりの線(需要曲線)によって表現されます.

一般的に，価格が上昇すると売り手が進んで提供しようとする商品の量は増加し，価格が低下すると売り手が提供しようとする商品の量は減少します．この関

---

[8] このグロスマンの健康資本のモデルに関してはいくつかの批判があります．代表的なものとしては，モデルが死ぬ時期まで自分が決めるという極めて確定的な世界を仮定していること，人間が将来健康を害するリスクまで含めて完璧な情報を持っていることを仮定していること，医療保険の存在を無視していることなどが挙げられます．グロスマンのモデルはその後多くの理論的な発展を遂げています．チャールズ・フェルプス，マウリーン・クロッパーはモデルに不確実性の要素を導入し[5),6)]，ジャン・アクトンは医療機関への移動時間や待ち時間をモデルに追加しました[7)].

[9] 個々の経済主体，具体的には消費者なり生産者なりの経済行動に則して経済を分析するのをミクロ分析といい，それによって構成された経済学をミクロ経済学といいます(伊東光晴編，岩波現代経済学辞典).

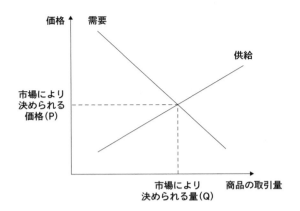

図 1-4　均衡価格

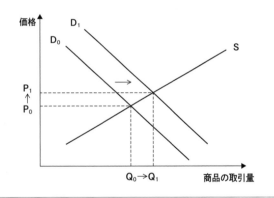

図 1-5　均衡価格と均衡取引量の移動

係は右上がりの線（供給曲線）によって表現されます．この2つの曲線が交差する
ところが自由市場が機能しているときに取り引きされる価格および数量になりま
す．この交点での価格を均衡価格（Equilibrium price）と呼び，数量を均衡取引量
（Equilibrium quantity）と呼びます．そして，ここに落ち着くときが最も多くの
消費者および販売者にとって最良の状態（社会の幸福度の総和が最大化された状
態のこと）であるとされています．

　たとえば，企業が生産して市場に供給することのできる商品・サービスの量よ

りも，市場で消費者が希望する需要量のほうが多くなったとします．そうすると，もっと高いお金を出してでもその商品・サービスを購入しようという人が出てくるので，その商品・サービスの市場における価格は上昇します．当初（市場で需要が増加する前）の均衡価格を P_0，当初の均衡取引量を Q_0 とすると，（供給が一定だと仮定すると）需要曲線は D_0 から D_1 に移動し，需要は Q_0 から Q_1 に増加し，それに伴って価格は P_0 から P_1 に上昇します（図 1-5）．

2. 限界収入と限界費用

　限界収入（Marginal revenue：MR）と限界費用（Marginal cost：MC）という 2 つのコンセプトを説明します．ミクロ経済学では「MR＝MC」という式がしばしば出てきます．この状態は経済学的に効率的（最良の状態）であるとされています．
　MR とは，生産量をわずかだけ（最後の一単位だけ）増加させたときの，総収入の増加分のことです．今現在の生産量を Q とし，この状態での総収益を TR とします．Q から一単位だけ生産量を増加させると，生産量は Q＋1 になります．そしてこの Q＋1 のときの総収益を TR′ とすると，MR＝TR′－TR となります．実際には微分方程式を用いてこの MR を計算します．
　自由市場で市場がきちんと機能しているときには[*10]，MR＝市場価格となります．
　個々の企業の意思決定，供給量，供給価格は，市場全体の取引高に比べて著しく小さいため，市場全体には影響を与えません．それゆえ，市場で決定される市場価格を受け入れ，その価格で供給する限り，供給量の多寡に関わらず，その価格で販売できると想定されています．この場合，生産量に関わらず，「MR＝市場価格」となり，MR は水平な直線となります（図 1-6）．
　MC（限界費用）とは，生産量をわずかだけ（最後の一単位だけ）増加させたとき，総費用（Total cost：TC）の増加分を指します．MC は多くの場合，**図 1-6** のように U 字カーブを描きます．
　商品を生産するのに必要な費用には，固定費用（Fixed cost：FC）と変動費用（Variable cost：VC）があります．固定費用（FC）とは，生産量（Q）の変化に関わらず生じる一定の費用のことで，建物や機械などの設備をイメージしてください．一方で，変動費用（VC）とは，生産量とともに変化する費用のことで，生産に必

[*10]　ここでは独占（Monopoly）などの自由競争が阻害される要因が存在していない状態を想定しています．

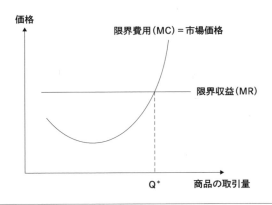

図 1-6　限界収益と限界費用

要な原材料費，人件費，電気代などのことです．

　「総費用（TC）＝固定費用（FC）＋平均変動費用（AVC）×生産量（Q）」の関係が成り立ちます．工場を新しく建てて商品を生産するときには，固定費用がかかるため一番初めの一単位を作るのには莫大なコストがかかります．生産量を増やしていくと，商品一単位あたりにかかる費用（変動費用）はどんどん小さくなり，それに伴って MC も小さくなっていきます[*11]．

　これがこの MC のグラフの左半分の右肩下がりの部分になります．無尽蔵に商品を作れば作るほど MC が小さくなればよいのですが，実際にはそんなことはなく，どこかの段階で，生産量を増やすほど MC が増大するようになってきます．ある時点を過ぎると投入量（インプット）の増加が生産量（アウトプット）の増加に結びつかなくなる，と表現することもできます．

　例えば，工場で働いている人員数を増やしていけばはじめのうちは生産量は増加していきますが，ある時点で設備の面で飽和してしまい（人がたくさんいても空いている機械がなくなってしまう等），それ以上人員を増やしてもコストばかり増加してしまいます．

---

*11　生産量を増やした後の TC を TC′，FC を FC′，VC（変動費用[VC]＝平均変動費用[ACV]×Q）を VC′と表現します．そうすると，MC=TC′−TC の数式が成り立つので，FC′=FC（固定費用は生産量に関わらず一定）とすると，MC=VC′−VC．つまり，MC が小さくなるのは VC の増加分が小さくなるためであると考えることができます．

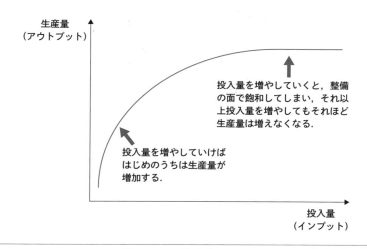

図 1-7　収穫逓減の法則

　この現象のことを経済学では，収穫逓減（ていげん）の法則（Law of diminishing returns）と呼びます（図 1-7）．前述のように自由市場においては，MR＝価格ですので，MR＞MC である限りは（利益が出ますので）企業は生産量を増やし続けます．そして MR＝MC となる数量が最適な生産量ということになります．これ以上生産量を増やしても，生産にかかるコスト（MC）のほうが価格よりも高いので（MR＜MC），企業は損をしてしまうからです．

　図 1-4 でいうと 2 つの線が交差するところ（Q*）が企業にとっての最適な生産量になります．

3. 消費者選択（需要曲線）

　経済学では，消費者は予算の制約がある中で，自身の幸福度（経済学では「効用」と呼びます）の最大化を目指すものであると想定します．その活動の一環として，商品やサービスを購入することで，幸福度を高めます．消費者には，商品やサービスを購入するにあたって，一般的に価格が安ければ多くの量を，価格が高ければ少ない量を購入するという傾向があります．商品やサービスの需要量とは，買い手が買いたいと思い，そして実際に購入することのできる量のことを指します．そして図 1-8 のように，縦軸に価格，横軸に需要量を表したグラフを需要曲線と呼びます．**図 1-4**，**図 1-5** のグラフ内の右下がりの直線も需要曲線

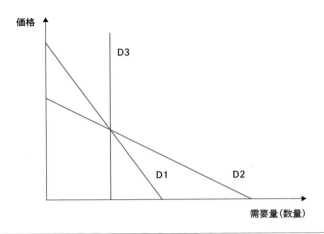

図 1-8　需要曲線

価格弾力性が低い場合，価格が変化しても需要量はあまり影響を受けない(D1)．価格弾力性が高いと，価格の変化に対して需要量が大きく変化する(D2)．価格弾力性がゼロだと，価格が変化しても需要量は一定のままである(D3)．

です．

　一般的に価格が高くなると消費者によって購入される量は減少するので，需要曲線は**図 1-8** の D1, D2 のような右下がりの線になります．しかし，商品の種類によって，価格が上昇したときに需要量が大きく減少するものと，あまり需要量が変わらないものがあります．この価格の変化に対して需要がどれくらい変化するのかという関係性のことを，「需要の価格弾力性」と呼びます．需要の価格弾力性とは，「価格が 1％上昇したときに，需要量が何％変化するか」を表した数字になります．

　例えば，後述するランド医療保険実験では，急性期の医療サービスの価格弾力性は -0.2 であると推定されました．これは医療費(自己負担額)が 10％増加すると，需要量が 2％下がり，逆に自己負担額が 10％減少すると，需要量は 2％増加することを意味します．一方で，ランド医療保険実験では，メンタルヘルス関連の医療サービスに関しては，価格弾力性が-0.8 であるとされました．つまり，自己負担額が 10％増加すると，需要量が 8％減少する(逆に自己負担額が 10％減少すると，需要量は 8％増加する)ことを意味します．感覚的に分かっていただけると思いますが，重篤な疾患ほど**図 1-8** の D1 のように価格弾力性は低くなり

（価格が高いからといって治療を差し控える人は少ないと考えられます），軽微な疾患ほど D2 のように価格弾力性は高くなります（価格が高くなると大幅な受療抑制が認められます）．さらには，命に関わるような重篤な疾患で，お金をいくら払ってもよいので希望する治療があった場合，（理論上は）その治療に対する価格弾力性は D3 のようにゼロになります[*12].

3 なぜ医療に市場原理が通用しないのか？

　医療経済学は経済学の中の一分野であるものの，その特殊性が高いことから学問分野として独立しています．そのため，アメリカでは医療経済学以外を専門とする経済学者が医療の制度設計に関わることはまれです．

　具体的にどう一般的な経済学と異なるのでしょうか？　一番の違いは，医療に「市場原理が通用しない」ということです．ミクロ経済学では市場原理が機能することを基本とする[*13]のに対して，医療経済学では医療や医療保険に関しては市場原理が機能しない（そのことを「市場の失敗」という表現をします）ということを前提条件としています．

　ある意味，医療経済学は医療における「市場の失敗」を学ぶ学問だと言ってもよいかもしれません．市場原理が機能しないという前提で，逆にどのような政策（もしくは規制）を導入すれば，その「市場の失敗」を未然に防ぐことができるのか，というのが医療経済学が最も貢献できる領域の1つです．

　アメリカのオバマ大統領（当時）による医療改革（いわゆるオバマケア）では，民間保険会社と民間医療機関が強大な力を持っており，社会保険制度や政府による公的医療保険制度を導入することは政治的に不可能でした．そこで次善の策とし

[*12] 当初の価格（P_0）と需要量（Q_0），変化後の価格（P_1）と需要量（Q_1）とします．
そうすると，下記の式が成り立ちます．
　価格弾力性 $= [(Q_1 - Q_0)/Q_0]/[(P_1 - P_0)/P_0]$
　ただし，この式だと始点を（Q_0, P_0）とした場合と，始点を（Q_1, P_1）とした場合で価格弾力性が異なる（対称ではない）という問題が発生します．それを解決するために，実際には，始点に関わらず同じ値になる，下記の式で計算される弧弾力性（Arc elasticity）と呼ばれる指標が用いられます．
　弧弾力性 $= [(Q_1 - Q_0)/(Q_1 + Q_0)]/[(P_1 - P_0)/(P_1 + P_0)]$
[*13] ミクロ経済学では市場が機能することを基本とする一方で，（医療以外にも）寡占市場や独占市場の分析，環境問題など市場原理が機能しない場合の分析も多く存在します．

て「規制された市場」を導入することで市場の失敗の影響を最小限にとどめる努力をしました．その結果，できあがった制度はとても複雑になってしまいましたが，医療経済学の理論を駆使した，考えられる中では最適な制度設計であるとされています．

逆に，医療保険も医療機関も国によって運営されているイギリスでは，公的機関の間では十分な競争原理が生まれないということで，アメリカの経済学者アラン・エントーヴェンのアドバイスの下で，1988〜1990年に内部市場(Internal market)[*14]というシステムが導入されました．

この2つのシステムは，名前は違うものの，基本的なコンセプトは似ています．アメリカとイギリスは両極端をスタート地点として（アメリカは自由市場を通じて提供される医療，イギリスは政府によって提供される医療），規制の中で競争原理が働くという，「管理された競争(Managed competition)」に向かって収束してきているととらえることができます．

医療には市場原理は通用しないので，ある程度の規制が必要になります．医療は規制が全くないよりもある程度あったほうがうまく機能し，最適な状態に近づくと考えられています．

ではなぜ他の多くの商品やサービスでは市場原理を用いることで最適化させることができるにもかかわらず，医療では市場原理はうまく機能しないのでしょうか？　実は，「医療」といっても医療保険と医療サービス（実際の医療行為）で市場原理が機能しない理由は異なります．

日本でも最近では医療保険でカバーされない部分の医療サービスをカバーする民間の医療保険が出てきていますが，医療保険に市場原理を適用しても医療保険の市場は最適化されないことが知られています（それが先進国の多くで，民間保険が主たる医療保険として採用されていない理由です）．病院やクリニックで提供される医療サービスに関しても規制緩和が叫ばれていますが，残念ながら医療サービスに関しても市場原理は通用しないことが知られています．その理由として以下のようなものがあることが分かっています．

---

*14　医療サービスという商品・サービスを提供する側である医療提供者(Provider)と医療サービスを購入する側である購入者(Purchaser)に分けて，既存の仕組みの中で市場的な競争原理を取り入れたシステムのことを内部市場と呼びます．購入者には予算上の制約が課されたため，市場でサービスを購入するように患者が受ける医療サービスとその価格を天秤にかけて判断することが要求されるようになりました．

- ●医療保険に市場原理が通用しない理由
  1. モラルハザード
  2. 逆選択とリスク選択
- ●医療サービスに市場原理が通用しない理由
  1. 情報の非対称性
  2. 不完全な競争市場
  3. 多くの病気は緊急性が高く予測不能であること
  4. 医療保険による市場のゆがみ
  5. 外部性

　経済学の専門用語がたくさん出てきましたが，その中でも，「モラルハザード」と「逆選択・リスク選択」は医療経済学で最も重要な2つのコンセプトであるとされています．

4 ｜ モラルハザード

　モラルハザードとは，保険を持っているなどの理由で本当の価格に直面していない場合に，それによって人間の行動が変わり，本来必要としているサービスよりも多くの量のサービスを希望してしまう現象のことを言います．医療においては，医療保険があることによって患者が支払う価格が，医療サービスによって得られる価値（市場原理の中で決まる，患者が支払ってもよいと考える価格）よりも低いため，最適な水準よりも患者が希望する医療サービスの消費量が多くなってしまう現象のことを指します．

　ここで大事なのは，「モラル」という言葉がついているため，一見よくないこと（道徳上の問題がある行動）のような印象を与えますが，モラルハザードには善悪の概念はなく，別に悪いことであるとされているわけではありません．医療保険のようなシステムがあるときに起こるべくして起こる，合理的な人間であれば誰にでも認められる行動パターンの変化です．

　ここではモラルハザードを需要曲線を用いて説明します（図1-9）．医療保険が存在しなかった場合に患者が支払うサービスあたりの価格をP_0，そのときに患者が希望するサービス量をQ_0とします．

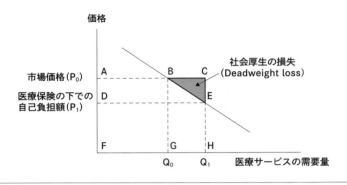

図 1-9　モラルハザード

　医療保険で医療費の一部がカバーされる場合に価格は「医療保険の下での自己負担額(P_1)」が実際に患者が直面する価格になります．この価格は市場価格よりも低いので，患者は Q_0 よりも多くのサービス量である Q_1 の量($Q_0 < Q_1$)を希望します．

　日本の病院の外来の再診料金はおよそ 700 円(P_0)です．ある人が 700 円だったら 3 か月に 1 回外来にかかりたいと思っているとします．もし医療保険のためこの人が実際に支払う必要があるのが 3 割の 210 円(P_1)だったとしたら毎月外来にかかりたいと考えるかもしれません．これが医療保険によるモラルハザードの一例です．ちなみに，後述するように，実際には医療サービスの価格弾力性は通常の医療サービスでおよそ -0.2 と推定されているため，日本のように自己負担額が 3 割負担になって 70% 減少したら，他のサービスへの代替がないと仮定すると，需要は約 14% 増加すると考えられます．心療内科・精神科のケアおよび介護ケアの価格弾力性は -0.8 ですので，需要は 56% 増加すると予想されます[*15]．

　医療保険が存在しない状況で取り引きされる医療費の総額は「$P_0 \times Q_0$」の四角形 ABGF の面積になります(総医療費＝医療サービスの単価 × 消費量)．一方で，医療保険のためモラルハザードが起こると，取り引きされる医療サービスの総額は「$P_0 \times Q_1$」の四角形 ACHF と増大します．実際に患者が窓口で支払う総額は DEHF ですが，医療保険制度が差額である ACED の部分を支払っていることに

[*15]　実際にはこれらの価格弾力性は，15 頁の脚注 12 で説明した弧弾力性という指標によって算出された数字であるため，計算は若干異なります．

なります．

　この場合，BCE の三角形のことを「社会厚生の損失（Deadweight loss）」と呼びます．この部分は市場原理がうまく機能していないために生じている社会の無駄，もしくは失われている社会全体の幸福度であると理解してください．医療保険の存在により患者が実際に直面する価格（自己負担額）が最適な水準よりも安くなると，モラルハザードが起こり経済学的に最適な水準よりも多量のサービスが取り引きされてしまい，そのため社会全体の幸福度（社会厚生）が下がってしまいます．

1．モラルハザードが生じるのに必要な 2 つの条件

　モラルハザードが生じるには，①不均一性（Heterogeneity）と②情報の非対称性という 2 つの条件が必要です．

　不均一性とは，同じ病気の状態でも最適なサービス量は異なるということを意味します．同じ心筋梗塞でも，患者の医学的に必要なサービスの量は異なりますし，患者によって希望するサービス量は異なってきます．

　情報の非対称性とは，取引をしているときに片方が持っている情報ともう片方が持っている情報量が大きく異なる状況のことを指します．例えば，医師と患者で医療に関する知識量が違うことは情報の非対称性の典型例です．また，患者は自分の健康状況をよく理解しているのに対して，保険者はその情報へのアクセスがないことも情報の非対称性の一例です．もし情報の非対称性がなければ，保険料をリスクに応じて適切に設定する（病気になるリスクが高い人ほど保険料を高く設定する）ことで，少なくとも理論上は**図 1-9** の「社会厚生の損失」を小さくすることができます．

　実際に情報の非対称性が本当になくなった場合には，保険者が患者のえり好み（これを「リスク選択」と呼びます．詳しくは 23 頁で説明します）を行うことで逆に社会全体の幸福度の総和が下がることもあるので，どう転ぶかはモラルハザードとリスク選択の 2 つのバランスによって決まります．

2．ゼックハウザーのジレンマ

　医療保険には「ゼックハウザーのジレンマ」の問題があります．これはハーバード大学の医療経済学者リチャード・ゼックハウザーが 1970 年の論文で提唱した医療保険の根本的な問題です．これは医療保険は（経済学的な）リスク回避（Risk

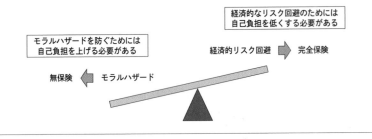

図1-10　ゼックハウザーのジレンマ

protection)とモラルハザードという2つの相反する目的を達成する必要があるというジレンマです(図1-10).

　医療保険が必要となる理由はリスクを回避することであり,最大限にリスク回避するためには完全保険*16でカバーしておく必要があります.そうすればその人は病気になっても経済的なリスクを負わなくて済むようになるのですが,その一方で,そうなるとモラルハザードが発生して必要以上に医療サービスを消費してしまうという問題が起こります.

　一方で,モラルハザードを予防するためには自己負担額は高いほうがよいということになります.しかし,自己負担額が高すぎると,病気になったがために破産してしまったりと,経済的なリスクを人に負わせることになります.このリスク回避とモラルハザードのトレードオフをするために,適切な医療保険のカバーする範囲というのは完全保険と無保険の間のどこかになります.

3. 事前のモラルハザード, 事後のモラルハザード

　モラルハザードには,「事前の(ex ante)」モラルハザードと,「事後の(ex post)」モラルハザードの2種類があります.事前のモラルハザードとは,医療保険を持っており,いざとなれば医療サービスが受けられると分かっているため,たばこを吸ったり,運動をしなかったりと,自分の健康の管理(病気にならないための予防)をあまりしなくなることを指します.病気になる前の段階におけるモラ

---

*16　完全保険(Full insurance)とは,健康な状態のときに,病気の状態になった場合に必要となると考えられる額のお金(期待値)を貯金しておく(保険に回しておく)ことで,異なる状態での効用を一定にしている状態を指します.医療経済学的には,健康なときと病気のときの限界効用(Marginal utility)が同じになるように設定された医療保険の購入量のことを完全保険と呼びます.

ルハザードですので,「事前の」という枕詞がつきます.

　一方で,事後のモラルハザードとは,いざ病気になったときに自己負担額が実際にかかった医療費よりも安いため,必要以上の量の医療サービスを消費する現象を表します.病気になった後の話ですので,「事後の」と呼ばれます.後述するランド医療保険実験(42頁)では,自己負担割合の存在によって事後のモラルハザードは顕著に抑制された(受診回数や医療費は抑制された)ものの,事前のモラルハザードにはほとんど影響がない(喫煙率は肥満には影響がない)ことが明らかになりました.オレゴン医療保険実験(後述)でも同様に,医療保険によって事後のモラルハザードが生じたものの(救急外来の受診回数が増加),医療保険は事前のモラルハザード(喫煙率と肥満)には影響を与えないと報告されています[8].

　一方で,事前のモラルハザードが存在するというエビデンスもあります.メキシコである地域でのみ高額医療費保険(詳しくは後述)への加入が奨励されたことを利用した行われた研究において,この保険に加入することでインフルエンザワクチン接種率や乳がん検診(マンモグラフィー)の受診率が下がったという報告もあります[9].

4. モラルハザードのエビデンス

　医療費の自己負担が患者の受療行動にどのような影響を与えるかを検証した研究として,「ランド医療保険実験」と「オレゴン医療保険実験」の2つの有名なRCTがあります.

　ランド医療保険実験はハーバード大学のジョセフ・ニューハウスらによって1971〜1982年に行われたRCTで,自己負担割合が小さくなればなるほど医療サービスの消費量は多くなる現象が認められました.

　この実験からは2つの重要な知見が得られました.1つ目は,一般的な医療サービスの価格弾力性はおよそ−0.2であることが明らかになりました.これは,自己負担の価格が10%上昇すると,患者が消費する医療サービスの量が2%下がるということを意味します.

　2つ目は,自己負担割合の高いプランに割り当てられた患者たちは,価値の高い医療サービス(細菌感染に対する抗菌薬の投与のように,健康上のメリットのある医療サービスのこと)も,価値の低い医療サービス(風邪に対する抗菌薬の処方のように,健康上のメリットがない,もしくは有害である医療サービスのこと)も隔たりなく一律に消費量を減らしてしまうということです.価値の低い

サービスだけ減れば理想的なのですが，患者にとってメリットのあるサービスも一緒に抑制されてしまうのが頭の痛いところです．

　この知見から，「価値に基づいた医療保険（Value-based insurance design：VBID）」という概念が生まれました．これは医療サービスの価値によって自己負担割合を変化させた医療保険のことを指します．つまりエビデンスに基づいた価値の高い医療サービスに関しては自己負担割合を低く設定することで，患者により価値の高いサービスを選んでもらおうということです．VBID に関しては 53 頁で詳しく説明します．

　オレゴン医療保険実験は 2008 年にアメリカのオレゴン州で行われた RCT で，貧困者が医療保険（メディケイド）でカバーされるようになると希望する医療サービスの量が増えることを証明しました．ランド医療保険実験では，自己負担割合が 0％から 95％までのグループに割り付けられたのですが，倫理的な理由から自己負担 100％（無保険者）のグループを設定することができませんでした．

　オレゴン医療保険実験では，医療保険を与えられなかったグループは無保険者であったため，ランド研究所の実験からの知見を補完する形になりました．オレゴン医療保険実験はキャサリン・ベイカー（当時はハーバード大学，現在はシカゴ公共政策大学院）とエイミー・フィンケルスタイン（マサチューセッツ工科大学）という 2 人の女性の医療経済学者によって行われた研究です．この研究の結果，無保険者に医療保険を与えると，医療サービスの需要は増加し，医療サービスによって経済的困窮に陥るリスクは低下することが明らかになりました．また，医療保険に加入することで，一般外来および救急外来の受診回数は増加すること，うつ病になるリスクは減るものの，身体的な健康指標（血圧，血糖値，コレステロール値）の改善は認められないという結果が得られました[*17]．

[*17]　ベイカーは，医療保険の主な役割は高額な医療費負担による経済的なリスクを下げることであり，必ずしも健康を改善させることではないため，健康指標が改善しなくても問題ないと主張しています．また，外来受診回数が増えたことに関しても，潜在需要が満たされた（医学的に必要だったにもかかわらず医療保険がないため受診を差し控えていた）のか，それとも無駄な医療サービスの消費が発生したのかを識別することは難しく，これが問題なのかに関してはまだコンセンサスは得られていません．

5 | 逆選択とリスク選択

1. 逆選択とリスク選択は「選択」という名前のコインの裏表

逆選択（Adverse selection）とは，不健康な人（高リスク群）のほうが，健康な人（低リスク群）よりもよりカバーの手厚い医療保険に加入する傾向がある現象のことを指します[*18]．これは医療保険の加入者は自分の健康に関する将来のリスクをある程度理解していますが（不摂生な生活をしている，運動をしていないなどの情報），それと比べると保険者が持っている保険購入者の健康リスクに関する情報は少ないために起こります．一方で，リスク選択（Risk selection）とは，保険者が保険の加入者をえり好みして，低リスクの人たちだけに保険プランを売ろうとする現象のことを指します．

つまり，情報の非対称性などを利用して，保険の購入者にとって都合のよい保険に加入することで得をして保険者が損をするのが逆選択で，逆に保険者が比較的健康な人にしか保険を売らないことで保険者が得をして保険の購入者が損をするのがリスク選択です．

このような広い意味での「えり好み」のことを経済学では「選択」と呼びます．この経済学における選択をコインに例えると，逆選択とリスク選択がこの一枚のコインの裏と表になるととらえることができます（図 1-11）．

ちなみにこの保険者による低リスク群だけをいいとこ取りするリスク選択のことを，英語ではクリーム・スキミング（Cream skimming）とも呼びます．これは牛乳からクリームを分離する過程を比喩に使っており，コストの低く，利益率の高い客（保険の場合は低リスクで将来医療サービスをほとんど消費しない保険加入者）を，牛乳よりも高く売れるクリームに見立てた表現になります．

民間医療保険に依存しているアメリカの医療制度における経験では，保険者が事務所をわざわざエレベーターのないビルの高層階に設けて，高齢者や健康状態の悪い人が医療保険を買いに来られないようにするという現象が認められたという逸話もあります．

[*18] 厳密な定義では，逆選択とは高リスクの人のほうが「より多い量」の医療保険を購入するということになっていますが，一人の人間が複数の医療保険に加入しているわけではないので，より手厚いカバーの保険プランを購入する傾向にあるという，より現実的なシナリオに近い表現としました．

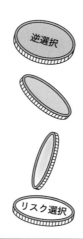

図1-11　逆選択とリスク選択は一枚のコインの裏表

① 逆選択：不健康な人ほど保険料が高くてカバーの手厚い保険プランを購入
し，健康な人ほど保険料が安くてカバーの手薄なプランしか購入しない
という現象のこと
② リスク選択：保険者が，できるだけ健康状態がよく，医療費があまりかか
らず，保険者にとって利益になる顧客にしか保険プランを売らないよう
にする現象（いわゆる「いいとこ取り」）のこと

2. 逆選択の結果—逆選択による「致命的な悪循環」

　高リスクの人と低リスクの人が同一のリスク・プール（つまり健康状態が不均一
なリスク・プール）にいるときに，それぞれの構成員が自分にとってよりメリット
の大きい保険プランに移動することで逆選択は起こります．情報の非対称性が全
くなければ，保険者が保険料を各人の将来の健康のリスクに合わせる（自動車保
険のように，高リスクの人ほど保険料が高く，低リスクの人ほど保険料が安くな
るように設定する）ことで，逆選択は最小限に抑えることができます．しかし実
際には情報の非対称性があるので，保険料は不健康な人にとっては（実際のリス
クと比較すると）高めに，健康な人にとっては（リスクと比較すると）安めに設定

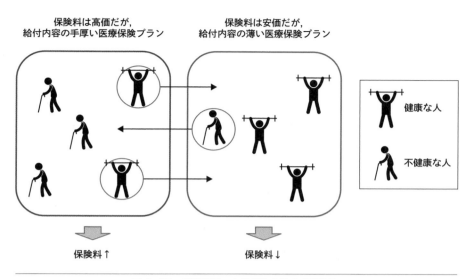

図1-12 逆選択による「致命的な悪循環」

されてしまいます.

　逆選択が起こると, 提供される保険の量は経済学的に最適な水準よりも少なくなり, リスク分担(Risk-sharing)は不十分になります. そして, 最悪の場合には市場自体が消滅してしまうこともあります.

　あなたの雇用主が2つの医療保険のプランを提供しており, 好きなほうを選ぶことができるとします. 1つ目のプランは保険料は高いが, カバーが手厚いプランだとします(図1-12の左側のプラン). 例えば, こちらの手厚いプランは診療報酬でカバーされていない高額な抗がん剤もカバーしているプランであるとします.

　一方で, もう1つのプランは保険料は安価である代わりにカバーがそれほど手厚くないプランだとします(図1-12の右側のプラン). 例えば, こちらは診療報酬でカバーされている医療サービスしかカバーされず(診療報酬でカバーされている医療サービスの自己負担割合は1つ目のプランと同じ), それ以外の保険外診療は100%自己負担であるプランであるとします.

　健康な若者(低リスク群)はがんにかかるリスクは少ないですし, とりあえず目の前の保険料が安いほうがよいので, 安価なプランを好みます. 一方で, がんの

家族歴のある高齢者(高リスク群)は将来の医療費のことが心配なので，高価で手厚いプランを希望するでしょう．

　その結果，高価なプランは高リスクの人が多くなり，安価なプランは低リスクの人ばかりの集団になります．高リスクの人たちの多くは実際に多くの医療サービスを消費しますので，翌年の保険料の更新のときには保険者が赤字にならないように価格設定され，保険料が引き上げられます．

　保険料が高くなると元々高価なプランに入っていた人たちの中で比較的健康な人たちが，「たいして医療サービスを使っていないのにこんなに保険料が高いんじゃ割に合わない」ということで安価なプランに移ってしまいます(図1-12の矢印のように人が移動する)．

　その結果として，高価で手厚いプランはさらに高リスクな人たちばかりのグループになり(リスクが濃縮していく)，保険料は年々上がっていきます．そして最終的には保険料が高くなりすぎて保険者が提供できるプランがなくなってしまい，市場自体が消滅してしまいます．この現象を逆選択による「致命的な悪循環」(Adverse selection death spiral)」とデイビッド・カトラーは名づけました．

　この現象は実際に1990年代にハーバード大学で認められています．1995年にハーバード大学は，職員向けに医療保険を購入するために使うことのできる一定金額のお金を提供し，実際の保険料との差額を職員本人が支払うようにするという仕組みを導入しました．

　その前までは保険料の割合に応じて大学側がサポートしていたため，高額の医療保険プランほど大学側の負担額が大きい状態が問題になっていました．このときに，保険料が高価であるものの給付内容の手厚いPPOという保険プラン(どの医師，病院でも自由にかかることができ，保険でカバーされるプラン)と，保険料が安価であるものの給付内容の薄いHMO(保険を使うためには，指定された病院や医師にしかかかれないプラン)という2つの選択肢が与えられました．

　翌年の保険更新の時期になると，高額な保険料を避けるため，多くの比較的健康な人がPPOからHMOのプランに移動していることが明らかになりました．その後，年を追うごとにPPOの加入者数(図1-13)は減少し，高リスクの人ばかり残ったためPPOの保険料は高騰していきました(図1-14)．逆にHMOのプランには健康な人ばかりが集まったため，保険料は年を追うごとに安くなっていきました．

　3年後の1998年には，保険者がもう常識的な水準の保険料ではPPOのプラン

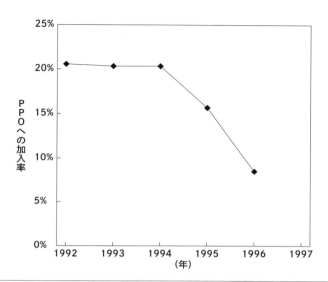

図 1-13　給付内容が手厚いが保険料の高い保険（PPO）の加入者は年々減少
（出典：Cutler and Reber[10], 1998；Cutler and Zeckhauser[11], 1998）

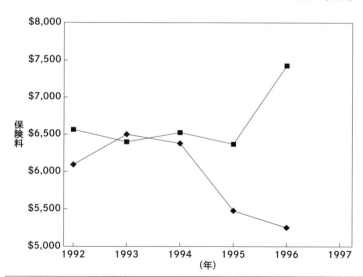

図 1-14　給付内容の手厚い保険の保険料は高騰していった
（出典：Cutler and Reber[10], 1998；Cutler and Zeckhauser[11], 1998）

は提供できないと判断し，PPO プランは市場から撤退することとなりました．これが逆選択による「致命的な悪循環」の実例です．

3. 逆選択が起こるのに必要な 4 つの条件

　逆選択が起こるためには 4 つの条件が必要となります．それは，①被保険者のグループの中で健康状態が不均一であり，ばらつきがあること，②競合する医療保険のプランがあり保険の購入者がプランを選べること，③保険の購入者と保険者との間に情報の非対称性が存在していること，④保険料が被保険者の各個人の健康のリスクを正確に反映していないことです．

　2 頁で説明したロスチャイルドとスティグリッツの研究からも明らかであるように，この 4 つの条件により，医療保険が自由市場で取引された場合，低リスクの人（健康な人）と高リスクの人（病気を持った人）の両者にとって最適な（共通の）医療保険は市場には存在しなくなります．低リスクの人と高リスクの人が別々の医療保険を選ぶことで，すべての人が，医療保険に加入していないよりはましな状態を作り出すことができますが，低リスクの人が損をすることでしかこの状態は成り立たないため，自由市場ではすべての人が満足する状態を作り出すことができなくなってしまいます．

　このように医療保険が通常の自由市場で取り引きされると，社会的に最適な状況にはなりません．そのため，多くの国では医療保険は（日本のように）公的機関によって提供されるか，もしくは市場原理に様々な規制を組み合わせることで，「市場の失敗」に対処しています．

6 ｜ 医療サービスに市場原理が通用しない理由

　ここまで医療保険に市場原理が通用しない理由に関して説明してきました．ここでは，医療サービスの取り引きに自由市場が適していない 5 つの理由を説明します．

1. 情報の非対称性

　患者は病院に行く前に自分がどのような検査や治療を必要としているか分からないことがほとんどですし，診断や治療の最中でも医療費がどれくらいかかるか

分かりません．

　この状態では，医師に MRI が必要ですと言われたら同意するしかありません．
仮に値段を確認することができたとしても，医学に関する知識が十分にないため
自分が MRI を撮影するメリットとその値段を天秤にかけて判断することは困難
だと思います．

　これがテレビを購入するのと，医療サービスを購入するのとの違いです．テレ
ビであれば，雑誌やインターネットで調べればおおまかな価格は分かりますし，
ある追加機能があったらそのお金を払う価値があるかどうか自分で判断できるで
しょう．

　医療サービスに関しては医療があまりに複雑で専門性が高いため，患者が判断
することが難しいのが現実です．そのためテレビでは自由市場がうまく機能する
ものの，医療では自由市場がうまく機能しません．

2.　不完全な競争市場

　医療の競争は不完全です．大都市圏に住んでいない限り，地域に同じような機
能の病院が 1 つしかない場合がしばしばあります．同じ地域に似た機能を有する
病院が複数存在しない限り，病院間での競争原理が働きません．

　このような選択肢があまりない状態では，自由市場はうまく機能しません．病
気の種類にもよりますが，急性疾患であれば評判がよいからといって隣の県の病
院にかかることが難しいかもしれません．慢性疾患であっても何時間もかけて隣
の県の病院に毎月のように通院するのはハードルが高いと思います．そういった
意味では，医療は地域に根付いたローカルな市場であると言えます．

　競争原理が働かないので，自由市場を導入しても効率が改善して医療費が下が
ることはあまり期待できず，独占状態となった病院によって高い価格を請求され
てしまうリスクがあります（現在の日本では診療報酬制度で医療サービスの価格
は固定されていますが，ここでは仮に規制緩和が進み，価格も含めて完全な自由
市場になった場合を想定しています）．また，日本のように医療サービスの価格
が診療報酬制度によって固定されている市場においても，余分な検査や治療を医
師から勧められた場合，地域に競合となるようなその他の病院がなければ，患者
にとってはそれを断って他の病院に行くという判断をすることは難しいで
しょう．

3. 病気の多くは緊急性が高く，予測不能である

　病気の種類によっては緊急性が高いものもありますし，病気の多くは予期不能ですので，じっくりと考えて，周りの人と相談して，慎重に選択することが難しいのが現実です．

　例えば胸痛で病院に行ったところ，急性心筋梗塞だと診断されたとします．たとえ隣町の病院のほうが評判がよかったからといって，時間的猶予がないためそちらの病院に移ることは難しいということも多いでしょう．また人間は健康なときには冷静な判断ができても，痛みや呼吸苦などの苦しい症状があると，冷静な判断ができなくなってしまうという問題もあります．

　このような条件下で規制緩和して自由市場を導入すると，やはり病院が価格を吊り上げたとしても患者は断ることができず，その結果として高額の医療費を請求されるリスクが出てきます．

4. 医療保険による市場のゆがみ

　医療保険は国民の健康を守るという点ではとても重要なシステムですが，自由市場とは相性が悪いことが知られています．自由市場というのは売り手の設定した価格と，買い手の支払ってもよいと思っている金額（支払意思額）とを天秤にかけて取引が成立するかどうか決まります．

　しかし，医療保険があるため3割しか買い手は支払わなくてよいとなると，医療保険がなかったときに希望するよりも多くの量の医療サービスを希望するようになります（モラルハザード）．そうすると，たとえ自由市場になったとしても，取り引きされる医療サービスの量は最適な水準よりも多くなってしまいます．

5. 外部性

　外部性とは，ある人や企業の行動や経済活動が，他の人や企業に対して付随的な効果を市場を媒介することなく及ぼす現象のことを意味します．外部性には，周りに好影響を与える正の外部性と，悪影響を与える負の外部性があります．

　例えばある工場が製品を作るために有害なガスを排出して空気を汚しているとします．この大気汚染はこの工場自身にはほとんど影響を与えなかったとしても，周りの住民は経済活動に一切かかわっていないのに被害をこうむります．これを負の外部性になります．

医療に関しては正の外部性があると言われています．感染症が分かりやすい例だと思います．もし医療サービスが十分に提供されなかった場合，病気の人が街中を徘徊したり家に帰って家族に病気をうつしてしまう可能性があります．もし感染症自体を治療すれば，その人が幸せになるだけでなく，周りの人も幸せにすることができます．

外部性のあるサービスは自由市場に任せるとうまく機能しないことが分かっています．正の外部性のコストをよい影響を受けた周囲の人たちは負担しないため，正の外部性があるサービスを自由市場にゆだねると，最適な状態よりも少ない量の医療サービスしか取り引きされなくなります．

7 | 医療費は水準よりも増加率が重要である

医療経済学の世界では近年，医療費の増加率（伸び）のほうが，医療費の水準よりも重要な指標であると考えられるようになってきています．ハーバード大学の医療経済学者であるマイケル・チャーニューは，医療費の水準は，今現在の医療費の問題の大きさは分かりますが，中長期的な展望は分からず，医療費の増加のスピードが大きいのか小さいのか評価が困難であると指摘しています．投資において複利を考慮することが重要であるのと同じ理由で，増加率はたとえ小さな差であっても，長期的にはとても大きなインパクトを与えます．

今現在の医療費の水準が低くても，増加率の高い国は近い将来，医療費負担に苦しむことになると考えられます．一方で，今現在の医療費の水準が高くても，増加率が低く抑えられている国はうまくコントロールされているととらえることができます．

アメリカではしばしば「GDP＋X％」といったような表現で医療費の増加率を表します．この「＋X％」という数字は，国民一人当たりのGDPの成長率と，国民一人当たりの医療費の増加率の差を表しています．GDPとは国内総生産の略で，国内で一年間に新しく生み出された生産物やサービスの金額の総和のことですが，これは各企業の売り上げになり，そしてめぐりめぐって国民全体の収入になります．

よって，国民一人当たりのGDPは，国民の平均収入であるととらえることができます．この国民一人当たりの収入と，国民一人当たりの医療費負担それぞれ

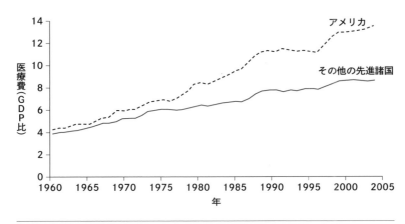

図1-15　アメリカとその他の先進諸国における医療費(GDP比)の推移
(出典：Cutler[12], 2014)

の伸びを比較しているのが，この「GDP成長率と医療費増加率の差」になります．つまり，個人の収入の増加分と比較して，医療費の伸びがどれだけ早いのかを表した指標です．アメリカでは歴史的に「GDP＋2.5%」，つまりGDP成長率と比べて医療費の増加率は2.5%高い値をとってきました．

　日本ではしばしば医療費の「自然増」という表現が使われますが，この自然増の大きさを評価するための基準があるわけではありません．例えば，年5000億円の増加を大きいとみるか小さいとみるかは経済の状況次第であり，医療費の増加が大きいか小さいかは，あくまでGDP成長率との関係性の中で相対的に評価されるべきものだとされています．

　アメリカの医療費の水準は1970年代後半まで他の先進国と同程度だったのですが，医療費の増加率が大きかったため，他の国々の集団から離れてはずれ値になっていったと考えられています(図1-15)[13]．

　チャーニュー，ハース，カトラーの研究によって，この医療費増加率が「GDP＋2%」ならば2039年まで，「GDP＋1%」ならば2075年まで財政破綻を引き起こすことなく医療費を払うことができると推測されています．

　アメリカにとってよいニュースは2009年以降，この医療費の増加率が下がっており，「GDP＋1%」を下回る低い伸びとなっていることです(表1-1)．カトラーとシャーニーらによると，この医療費増加率が下がった原因は，リーマンショッ

表 1-1 主要国の GDP 成長率と医療費増加率

	1995〜2009 年			2009〜2012 年		
	GDP 成長率	医療費増加率	医療費－GDP	GDP 成長率	医療費増加率	医療費－GDP
日本	0.4%	2.8%	2.4%	2.4%	4.3%	1.9%
アメリカ	1.4%	3.3%	1.9%	1.2%	1.6%	0.4%
イギリス	2.0%	4.8%	2.8%	0.3%	− 1.3%	− 1.6%
ドイツ	1.0%	2.1%	1.1%	2.7%	1.3%	− 1.4%
フランス	1.1%	2.1%	1.1%	0.6%	0.6%	0.0%

〔WHO：Global Health Expenditure Database のデータの一人当たり実質 GDP（2005 年米ドル換算）を用いて年平均成長率（CAGR）を計算〕

クによる景気後退で 37％，民間医療保険カバー率の低下とメディケアの支払い額の引き下げで 8％が説明可能であったものの，55％は説明できませんでした[14]．この 55％部分は医療技術の開発がそれ以前よりもゆっくりであったこと，患者の自己負担増，医療提供者の効率の改善などによるのではないかと推測されています．

表 1-1 からは日本の医療費の現状も分かります．OECD の医療費のデータ[*19]によると 1970〜2009 年の間の医療費の増加率は，アメリカでは 4.1％，日本は 3.8％とされております．しかし，1995〜2009 年の期間だと，日本の「医療費増加率－GDP 成長率」は比較的高いことが分かります．

これは医療の問題ではなくて，他の国々と比べると低い GDP 成長率（いわゆる「失われた 20 年」のことです）によるところが大きいと考えられます．さらにはリーマンショック後の 2009〜2012 年になると，他の多くの国で「医療費増加率－GDP 成長率」が大幅に下がったにもかかわらず，日本は「GDP＋2％」のままでした．要は日本は医療費の大枠が政治的に決められているため，景気の後退で，他の国であればしばしば医療費が減少する状況下においても，日本においては医療

---

*19 「医療費」には複数の定義があります．厚生労働省の国民医療費（National medical care expenditure）は，「医療機関等における保険診療の対象となり得る傷病の治療に要した費用を推計したもの」と定義されます．これはあくまで治療に要した費用であり，かつ保険診療の対象となり得るものだけしか含まれません．一方で，国際比較に用いられる OECD の総保健医療支出（Total health expenditure）は，上記の国民医療費に加え，介護保険にかかわる費用，予防医療（健康診断など），市販薬の売り上げなど保険外診療にかかる費用が含まれます．本書の中で，特に断りなく医療費と説明した場合には，総保健医療支出のことを意味します．

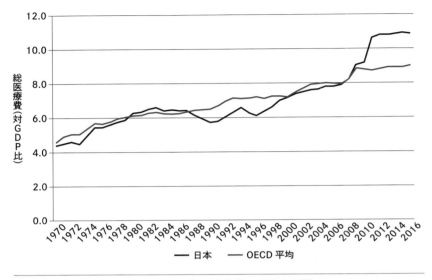

図 1-16　日本の医療費と OECD 平均
（出典：OECD Health Statistics, 2016[15]を元に筆者作成）

費は前年度踏襲で守られてきたからかもしれません．日本のこの期間の医療費増加率である 4.3％は他の国と比べても高い値だと考えられます．

　2016 年の OECD のデータによると，日本の医療費は GDP 比で 10.9％であり，OECD 平均の 9.0％と比べても高いことが分かっています．計算方法が変わって旧基準には含まれなかった通所介護，訪問入浴介護，認証向けの生活介護などの費用が計算に含まれることになったため，日本の GDP 比の医療費は急に高くなったように見えるのですが（図 1-16），この最新基準に準じていなかったのは日本，イギリス，アイルランド，フィンランドの 4 か国だけなので，新しいデータのほうがより正確に国同士を比較していると考えられます．つまり，日本は以前までは「安い医療費で優れた健康を達成した国」であったのですが，もはや日本は医療費の安い国ではなくなったと言っても過言ではないでしょう．

　日本でも，医療費の水準ではなく，増加率にもっと注目するべきだと考えます．さらには，医療費単独で考えるのではなく，GDP 成長率と医療費増加率とのバランスの中で，医療費をいくら負担することができるのかという議論が必要だと思われます．

8 | 国の医療費増加の一番の原因は 医療技術の進歩

　多くの先進国において医療費が高騰しており，国の財政を圧迫していることが問題となっています．日本においても国民総医療費は 2015 年の段階で約 42 兆円に達しており，日本の公債金収入（特例公債，建設公債などによる歳入）を除く歳入がおよそ 60 兆円であることを考慮すると，医療費は日本という国が直面している最大の問題の 1 つであると言わざるをえません．

　ちなみにこのデータを見ると，医療費が国の歳出の大半を占めているかのような印象を受けますがそうではありません．医療費のうち税金によって賄われているのは約 4 割であり，企業や個人が支払っている保険料が約 5 割，残りの 1 割が患者の自己負担という内訳になります．

　アメリカでは，医療費増加の原因に関しては数多くの研究が行われています．それによると医療費増加の一番の原因は医療技術の進歩であると考えられています．

　スミス，ニューハウス，フリーランドは 1960〜2007 年のアメリカの医療費の推移を見て，医療費増加の原因を検証しました．その結果は表 1-2 の通りでした[16]．

　この通り，医療技術の革新が医療費増加の原因のおよそ 1/4〜1/2 を占めるのに対して[*20]，高齢化の寄与率は 7% にとどまりました．

　もう 1 つ興味深い知見は，個人の所得が上昇すると医療サービスに対する需要は上がるということです．つまり医療サービスは正常財（所得水準が上昇すると

表 1-2　アメリカにおける医療費増加の原因

- 個人の所得の上昇：29〜43%
- 医療技術の進歩：27〜48%（このうち 27 ポイントは技術革新と所得上昇との相互作用による）
- 人口動態の変化（主に高齢化）：7%
- 医療保険の普及：11%

---

*20　これに関する国内の研究結果は割れています．川上武は 1980 年代に，当時の通説を元に（実証分析をしたわけではありません），技術進歩と高齢化を医療費増加の二大要因としました[17]．一方で二木立は日本では医療技術・医療サービスの価格がコントロールされているため，医療技術の進歩は日本では医療費増加の主因ではない[18]としています．

需要も上昇するモノやサービスのこと．詳しくは下のコラムを参照)であるということです．さらには，個人の所得上昇と医療技術の進歩との間に相互作用が認められました．つまり，所得上昇の医療費に対する影響の大きさは，医療技術の進歩があるほど大きくなることが明らかになりました．また，医療技術の進歩の医療費への影響は，個人の所得が高いほど大きくなることも分かりました．これは，どんなに素晴らしい医療技術が開発されたとしても，その医療サービスを購入するために必要な財源(高い個人の所得)がなければ，それほど医療費は増加しないということを意味しています．

お金持ちになったときに，人が買うようになるもの，買わなくなるもの

　一般的には，所得が増加すると消費量も増加します(これを所得効果と呼びます)．しかし，モノやサービスの種類によっては，所得が増えても消費量が変化しないものや，逆に消費量が減ってしまうものもあると考えられています．これらのものには以下のような名前が付けられています．

- 正常財(上級財)…所得が増えるとき，需要の増えるモノやサービスのこと．
- 中立財(中級財)…所得が増えても，需要の変化しないモノやサービスのこと．
- 劣等財(下級財)…所得が増えるとき，需要の減るモノやサービスのこと．

　例えば，車やテレビ，海外旅行などは正常財であり，所得が増えれば需要が高まります．一方で，生活の必需品であるトイレットペーパーなどは中立財になります．所得が増えてもトイレットペーパーをより多く購入する人はいないと思われます．マーガリンは劣等財の例としてしばしば用いられます．マーガリンよりもバターを好む消費者は，所得水準が上がるに従って，マーガリンの購入を控え，その代わりにバターを購入するようになると考えられます．医療は，所得が増えると需要が高まることが研究結果より明らかになっているため，正常財であると考えられています．

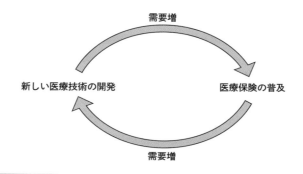

図 1-17　医療技術の進歩と医療保険の普及の正のフィードバッ
　　　　ク・ループ

　スタンフォード大学のビクター・フュークスによると，1950 年以降のアメリカ
の医療費増加の主な原因は以下 [19] の 3 つでした.

- 新しい医療技術(そして医療の専門化)
- 医療保険の普及
- 人口の高齢化(0.1〜0.2 ポイント/年)

　この論文でフュークスは新しい医療技術の開発と，医療保険の普及が「正の
フィードバックのループ」の関係にあると表現しました(図 1-17).
　これはつまり，医療保険が普及したことにより，医療サービスを購入できる人
が増え，医療サービスに対する需要が高まり，その結果として医療技術の開発に
対する需要が高まることを意味します. 一方で，新たに開発された医療技術は少
なくとも初めのうちは高価であるため(保険がないと個人には購入できないほど
高額であるため)医療保険の必要性が高まり，その結果として医療保険を持って
いる人の割合が増えると考えられています. 高齢化の寄与率はとても小さく，年
0.1〜0.2 ポイントであると推定されました[*21].
　ちなみに，高齢者に医療費がかかることと，社会の高齢化が医療費増加の原因

---

*21　日本において行われた研究でも，欧米での実証研究と同様に，人口の高齢化が医療費増加に与え
　　た影響は実は小さいという結果が得られています [20),21)]. 2011 年に発表された総説論文でも，過去
　　の研究の結果は医療技術，所得，終末期医療を主因とするものなど異なった結果が得られたもの
　　の，高齢化が主因の 1 つだとするエビデンスは見つかっていないとされています [22)].

であることとは同義ではありません．一般的に高齢化している国では健康な高齢者が増えるため，医療サービスを必要とする年齢が後ろにずれていく傾向があり，その場合には国の医療費へのインパクトはそれほど大きくないと考えられます．

1つ注意が必要なのは，これらは主にアメリカの過去のデータを元に医療費増加の要因を分析したものであるということです．アメリカでは歴史的にあまり高齢化が進んでいないため，日本のように高齢化の進んだ国では分析結果が異なる可能性はあります．さらには，これらは過去のデータを用いて行った要因分析であり，将来的に状況が変化した場合，これらの解析結果が将来の予測には使えなくなる可能性もあります．

9 医療保険のしくみ

アメリカをはじめ医療保険の制度が複雑である国は多いのですが，ここでは医療保険の基本となる考えかたを説明します．医療保険を選ぶ際に考慮する必要があるのは，①保険料，②窓口での自己負担（直接支払い額），③カバーされる医療機関の範囲，④カバーされる医療サービスの種類の4つです．

1. 保険料

保険料はいざというときに医療保険から還付を受けるために毎月支払う必要のある定額のお金です．保険料は，日本やドイツのような社会保険の場合にはコントリビューション（Contribution）と呼ばれ，アメリカのような民間医療保険の場合にはプレミアム（Premium）と表現します．

さらには税金として給与から自動的に天引きされて徴収される場合には保険料ではなく，給与税（Payroll tax）と呼ばれます．イギリスやカナダの医療費は税金で賄われているので給与税ですし，アメリカの高齢者・身体障がい者向け公的保険メディケアの保険料も税金として徴収されているので給与税になります．

医療費の財源としての税金に目を向けると，用途が特定されていない一般税（General tax）と，（医療費などの）特定の目的のために使うことがあらかじめ決まっている目的税（Earmarked tax）の2種類があります．一般税の場合には財源の規模が大きいので医療費が足りなくなるという心配はない一方で，毎年のように国会で予算配分などの政治的プロセスを経る必要があるので，政争の対象に

なって医療費削減などが起こる可能性があるというデメリットがあります.

　例えば，政治家が国民の支持のもと，ユニバーサル・ヘルス・カバレッジ（UHC）[*22] に向けての医療改革を進めていたとしても，一般税を財源にしていた場合，政権交代に伴って UHC 達成に必要な医療財源が十分に配分されなくなってしまうなどというリスクがあります.

　一方で，目的税は用途が明確に規定されていれば他の目的のために用いることができないので，政局の影響は少なくなります. もちろんいかに使い道が明確に規定されているかが重要になります.「社会保障に用いる」などという規定でしたらすべて年金に回されてしまうかもしれませんし,「主に医療のために用いる」といったあいまいさを残した表現であれば，医療サービスに充てられる割合が政局の影響によって年々小さくなっていってしまうということもあり得ます.

　一般的に増税は国民には不人気です. 増税という言葉を用いることで政治的ダメージを受けることが心配されるため，多くの政治家は「保険料」（医療サービスの給付を受けることと交換条件であるという意味合いを持つ）という表現を使うことを好みます.

2. 窓口での自己負担

　日本で病院にかかった場合，多くの人は医療費の 3 割を窓口で支払っていると思います. この支払額を自己負担（Out-of-pocket payment）と呼びます. 日本の仕組み（1〜3 割負担＋高額療養費制度）は比較的シンプルなのですが，他の多くの国ではより複雑な制度となっています（図 1-18）. 医療サービスを受けて，患者として支払った医療費の総額が一定の金額に達するまで，医療費の還付を受けられない金額を免責額（Deductible）と呼びます. 医療費が免責額に達するまでは，医療費は 100％自己負担になります. そして，支払った医療費の総額が免責額を超えると，医療保険が適用されるようになります.

　免責額を超えて医療サービスを受け続けると，医療保険の還付が受けられるようになります. このときに，かかった医療費のうち一定の金額を患者自身が負担しないといけない仕組みを狭義の自己負担（Cost-sharing）と呼びます. この自己負担には，定率負担と定額負担の 2 種類があります. 日本のように一定の割合を

---

*22　UHC とは，すべての人が適切な予防，治療，リハビリ等の保健医療サービスを，必要なときに支払い可能な費用で受けられる状態を指し,「国民皆保険制度」と近いコンセプトになります.

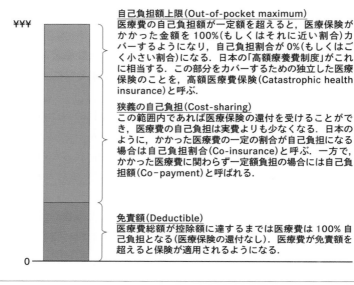

図 1-18　医療費の自己負担

負担する定率負担の場合には自己負担割合(Co-insurance)と呼び，かかった医療費にかかわらず定額を支払う定額負担の場合には自己負担額(Co-payment)と呼びます．

　日本の医療費は子どもと高齢者を除いて 3 割負担ですので，定率負担になります．日本では今までも幾度となく，外来受診一回あたり一律(例えば受診 1 回あたり 100 円)の窓口負担を求めよう，という動きがありましたが，こちらは定額負担になります．

　医療費の自己負担額がある金額(自己負担上限[Out-of-pocket maximum]と呼びます)を超えると，自己負担がゼロもしくはとても小さい金額になる医療保険プランがあります．この自己負担上限を超えた部分の医療費だけをカバーする医療保険制度もあり，高額医療費保険(Catastrophic health insurance)と呼ばれます．日本の「高額療養費制度」は，この高額医療費保険の一種であると考えることができます．

3.　カバーされる医療機関の範囲

　アメリカではオバマケアで民間医療保険同士の差別化が制限されたため，各保

険が提携する医療機関を狭めてきており問題となっています(アメリカでは保険の種類によっては，保険会社が提携する医療機関しか還付対象になりません)．保険料がとても安いプランを購入したら，かかることのできる病院が不便なところにあったり，チャイナタウンの真ん中で中国語しか通じないといったこともあると言われています．

　これには検査をたくさんしたり高額な治療を行う医療費の高い病院(例えば多くのがん専門医が在籍する病院)を保険の還付対象から外すことで，保険料を安く抑えようという狙いがあります．また，このように給付内容があまりよくない保険プランは，健康で病院にかかる確率の低い若者が入ることが多いので(若くて健康で病院にかかるリスクが極めて低い人は給付内容がよい必要がないので，とりあえず保険料が安い保険に加入する傾向があります)，低リスク患者だけを選んで囲い込むリスク選択のツールの1つとして用いられているという側面もあります．

　アメリカで医療保険に加入する場合には，保険の種類によってかかることのできる医師や病院が決まってくるので，自分の地域にある病院がカバーされているか，自分のプライマリケア医が自分の保険でカバーされるのかなどを確認することが重要になります．

4. カバーされる医療サービスの種類

　日本では診療報酬制度によってどの医療保険でも受けられる医療サービスは一定ですが，そうではない国も多くあります．例えば，アメリカでは医療保険の種類次第で，抗がん剤がカバーされないなど，医療保険によってカバーされない医療サービスもあります．

　そのため，自分が将来どのような医療サービスを必要とするリスクがあるのかを予想し，必要なサービスをカバーしてくれる医療保険を購入する必要があります．ちなみに，WHO が提唱する「UHC の3つの軸(立方体)」(図1-19)においても，カバーされる医療サービスの種類は3つの軸の1つに選ばれている重要な項目となっています[23]．

---

*23　WHO の「UHC の3つの軸」に関しては，公平性などの概念が反映できていないなどの批判もあります．

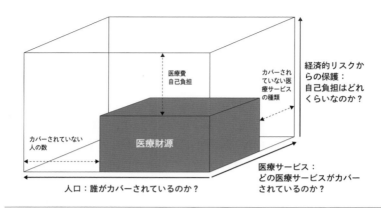

図 1-19　UHC(ユニバーサル・ヘルス・カバレッジ)の 3 つの軸(立方体)
(出典：World Health Report 2010[23])

10 医療保険を用いた世界初の ランダム化比較試験「ランド医療保険実験」

医学の世界では広く行われている RCT(詳しくは第 2 章で説明します)ですが,先進国で行われた自己負担の受療行動と患者の健康に対する影響を評価した RCT としては,このランド医療保険実験とオレゴン医療保険実験[24] の 2 つが有名です[25].

1. ランド医療保険実験

医療経済学の世界ではじめて行われた RCT がランド医療保険実験と言われています.これは 1971〜1982 年に,アメリカの 6 市に住む 2,750 世帯を対象に行われた社会実験であり,医療費の自己負担が受療行動および住民の健康にどのような影響を与えるのかを実証的に評価した研究です.

---

[24] オレゴン医療保険実験は,後述のように財政的な理由からくじ引きで加入者を選ぶということになったことを利用した実験です.よって研究者が初めから計画して実行した実験ではないという点において,厳密な意味での RCT ではないものの,本書では両者を広義の RCT とします.

[25] 医療保険の効果を検証するための(ランド医療保険実験を参考に計画された)RCT は中国やメキシコで行われており,インドでは現在 RCT が進行中です.

　ランド医療保険実験では，医療費の自己負担が増えたときに，医療サービスの消費量がどれくらい減るか，つまり医療需要の「価格弾力性」が評価されました．つまり，医療におけるモラルハザードを自己負担によって抑制できるかどうか，その場合の健康に対する悪影響はあるのかということを検証した研究になります．

　ハーバード大学のジョセフ・ニューハウスが，アメリカを代表するシンクタンクの1つであるランド研究所に在籍していたときに行った研究です．この実験は1984年のドルで約8000万ドル（現在の貨幣価値に換算すると約3億ドル）の研究費が投じられたと言われる巨大な研究プロジェクトでした．

　この研究だけのために医療保険会社が設立され，その会社によってレセプトの審査や保険の還付が行われました．2,750世帯の研究対象者は無料で医療保険をもらうことができたのですが，そのプランは無作為（ランダム）に以下の4つ（それに加えてHMOプラン）の自己負担割合に設定されていました．そして，研究対象者は3〜5年間追跡され，受療行動や健康のアウトカムが評価されました．

- 自己負担0％プラン
- 自己負担25％プラン
- 自己負担50％プラン
- 自己負担95％プラン
- HMOプラン（自己負担はゼロだが受診できる医療機関が制限されます）

　さらには，年間の自己負担上限額が収入の5％，10％，15％と1,000ドルのいずれかより低いほうに設定されており，上記の自己負担割合と組み合わせられ各プランが作られていました．

　ちなみに自己負担100％（無保険）のプランに被験者を割り付けることは倫理的に問題があるということで設定することができませんでした．

2.　医療費の自己負担割合は人の受療行動をどう変えるのか？

　ランド医療保険実験によって，医療サービスに対する需要の価格弾力性が明らかになりました．一般的な医療サービスの価格弾力性はおよそ-0.2であると計算されました．一方で，精神科・心療内科関連の医療サービス（主に外来の心理療法）の価格弾力性はもう少し高く，-0.8と推定されました[27]．これらの推定値を

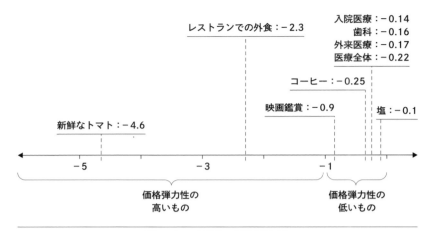

図 1-20　需要の価格弾力性

(出典：Newhouse, 1993；Gwartney, 2008 のデータを元に Bhattacharya, 2013 が作成)[24]-[26]

　医療以外の商品・サービスと比較すると，図 1-20 のようになります．

　受療行動への影響は自己負担 0％と 25％の間で最も顕著に認められました．人は金額の大小に関わらず，自分のお金を支払わないといけなくなると医療サービスを使うことを控えるようになると考えられました．自己負担 0％のプランと比較して，自己負担割合があるプランに割りつけられた人は年間受診回数は 1〜2 回ほど少なく(図 1-21)，入院は 20％減少しました．

　医療費に関しては，自己負担ゼロのプランと比較して，自己負担 25％のプランでは 20％，自己負担 95％のプランでは 30％の医療費削減がみられました(図 1-22)．

　医療サービス差し控えは体調が悪くなったときにそもそも受診するかどうか(経済学では外延[Extensive margin]と表現します)に顕著にみられ，いったん医療機関を受診した後にどれくらい多くのサービスを受けるか(内延[Intensive margin])にはあまりみられませんでした．これは病院を受診するかどうかは患者の意思が占める割合が大きいため自己負担が影響するものの，いったん受診した後どのようなサービスを受けるかは，医師と患者との相談のうえ決まることが多いので自己負担の影響は限定的であるためであると考えられています．

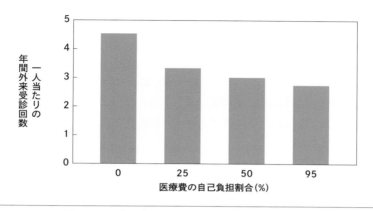

図 1-21　自己負担割合による年間外来受診回数

（出典：Newhouse[24] and the Insurance Experiment Group, 1993）

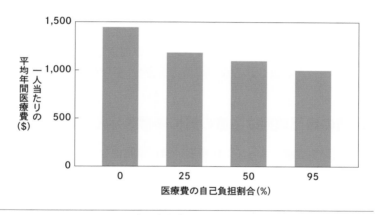

図 1-22　自己負担割合による年間医療費

（出典：Newhouse[24] and the Insurance Experiment Group, 1993）

3.　医療費の自己負担は健康に悪影響があるのか？

　全体としては，自己負担割合があるグループとないグループとの間には健康の
アウトカムに差はみられませんでした．しかしながら，最も貧困で健康状態の悪
い約6％の人たちにおいては，30個の健康指標のうち4つで，自己負担があるほ

うが健康状態が悪くなるという結果が認められました．その4つの悪影響が認められた健康アウトカムは以下になります．

---

① **高血圧症**：自己負担ゼロのプランのほうが血圧が低く抑えられていました（この結果約10％の死亡率抑制効果があると推計されました）．

② **視覚・視力**：自己負担ゼロのプランにいたほうがわずかによい視覚・視力が得られました．

③ **歯科ケア**：自己負担ゼロのプランの人のほうが適切な歯科ケアを受ける確率が高いという結果が得られました．

④ **重篤な症状**：自己負担ゼロのプランのほうが「重篤な症状」を経験する割合が低いという結果でした．この研究における「重篤な症状」とは，胸痛，出血，意識消失，呼吸困難，10ポンド(約4.5kg)以上の体重減少のことを指します．

　さらには自己負担ゼロのプランにいるほうが自分たちの健康に関して心配することが少なかったり，健康に関連して日常生活が制限される日数(病院を受診するために日常生活が制限されるなどの場合も含む)が少ないという好影響も認められました．

4.　医療費の自己負担は医療の質に影響を与えるのか？

　ランド医療保険実験によって，医療費の自己負担割合が高くなると，価値の高い(効果的な)医療サービスと価値の低い(効果のない)医療サービスの両方の消費量が，同じくらい低下することも明らかになりました．これは，患者には医療の価値を評価することが難しいことを示唆しています．また，全体を通して，エビデンスに基づく質の高い医療サービスは62％の場面でしか認められませんでした．

　ちなみに，その後の2000年代になって，ランド研究所(当時)のエリザベス・マクグリンらが行った研究でも，推奨される医療サービスは55％でしか認められませんでしたが[28]，それと似たような結果でした．最近行われた研究[29]でも過去10年で患者が推奨される医療サービスを受けられる確率はあまり改善しておらず，これらの研究結果は医療の質をもっと上げる必要があるという主張の根拠となっています．

5. 事前の (ex ante) モラルハザード，事後の (ex post) モラルハザード

　ランド医療保険実験では，自己負担割合の存在によって事後のモラルハザードは顕著に抑制されたものの，事前のモラルハザードにはほとんど影響はありませんでした[*26]．つまり，自己負担ありのプランに割り付けられると，受診回数や医療費は抑制されるものの，喫煙率や肥満度が低下するということはありませんでした．

　日本でも，医療費の自己負担を増やしたら国民が病気にならないように努力するようになるのではないかという議論がありますが，ランド医療保険実験の結果を見るとその効果は限定的かもしれません．そもそも病気にならないように動機づけることに関しては自己負担割合ではなく，その他の方法が必要なのではないでしょうか？

● ニューハウスとランド研究所

　経済学者であるニューハウスは，なぜ大学の経済学部の教員ではなくランド研究所の研究者になったのでしょうか？

　ニューハウスはまだハーバード大学の博士課程に在籍しているときに，年が近くて仲がよかったリザード・ゼックハウザー（19頁の「ゼックハウザーのジレンマ」を提唱した経済学者で，自身もハーバード大学の経済学部に在籍中に，ランド研究所で

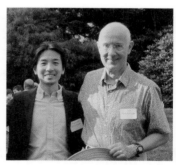

ニューハウス (右) と筆者

防衛に関するインターンをしていました）に勧められ，ランド研究所でインターンをしていました．博士課程を卒業する頃，ニューハウスはハーバード大学で経済学の博士号を取得したら，そのままハーバード大学の経済学部の教員として残ろうと考えていました．しかし，その年から経済学の世界では，同じ大学の卒業生は教員として雇用しないというルールが新たに作られ

[*26]　後述のオレゴン医療保険実験でも同様に，医療保険は事前のモラルハザードを抑制しないという結果が得られました．一方で，メキシコで行われた同様の実験では事前のモラルハザードの存在を認めており，事前のモラルハザードが本当に存在するかに関して結論は出ていません[9]．

ました．他の大学に就職するつもりがあまりなく，それほど積極的に就職活動をしていなかったニューハウスは困ってしまいました（クリスマスには実家に行くことが決まっており，その年は就職面接が行われるアメリカ経済学会にも参加できませんでした）．ニューハウスは実は数か月前にランド研究所から仕事のオファーをもらっていたのですが，それを辞退していました．それを思い出したニューハウスはランド研究所に電話して，まだ自分を雇用するつもりがあるかどうか聞いたところ，まだポジションが空いていたということで，ランド研究所で働くことになりました．

　当時のランド研究所には，大学には存在しないような最先端のコンピュータがありました（冷戦時代の防衛に関する研究のために用いられていました）．また，ランド研究所では，経済学者だけでなく，統計学者，心理学者，医師など分野横断的に研究を進める環境がありました．一方で，当時の大学の経済学部では，経済学者同士でしか共同研究を行わない傾向がありました．ニューハウスはこのように当時のことを振り返っています．「ランド研究所で働くことになったのは偶然だが，私がランド研究所に行っていなかったらランド医療保険実験は実現していなかっただろう．あの研究をするには，ランド研究所の最先端のコンピュータと，本当の意味での分野横断的な研究チームが必要不可欠だったのだから．後から振り返ってみると，きっと人生はすべてうまく行くようにできているのだよ」．

11 ｜ 無保険者に対する医療保険の影響を評価したランダム化比較試験「オレゴン医療保険実験」

　ランド医療保険実験では，研究倫理の問題から，自己負担100％（つまり無保険の状態）のグループを設定することができませんでした．よって，無保険者に医療保険を与えると受療行動や健康状態にどのような影響があるかに関しては，分かっていませんでした．この疑問を解決するために2008〜2010年に行われたのが，「オレゴン医療保険実験」です．

　メディケイドはアメリカの貧困層向けの公的医療保険です．実はそれまでの観察研究では，貧困層の人にメディケイドを与えることは彼らの健康に悪影響があ

ると報告されていました.

　しかしこれは研究が誤った方法論で解析されたために導き出された間違った結論であることが分かっています. それらの研究ではメディケイドを持っている人と持っていない人を比較していたのですが, メディケイドを持っている無保険者の多くは病気を持っている貧困者であったのに対して(病気であるため必要に迫られてメディケイドに加入した貧困層の人が多くいるため), メディケイドを持っていない無保険者は健康な若者(貧困層であるものの健康上の問題がないためメディケイドに加入する必要がない人たち)であったからであると考えられています.

　実はアメリカの無保険者の多くは健康な若者です. 彼らは, そもそも医療サービスを使う必要がないため保険料を払ってまで医療保険に加入していない人たちです. 一方で, 医療サービスを頻繁に利用している貧困者は, 病院側も持ち出しを減らすためにメディケイド加入を積極的に手伝うこともあり, メディケイドに加入している人は高い確率で何らかの併存疾患を持っています. この2つの群を単純比較すると, メディケイドを持っている人たちのほうが健康状態が悪いため, あたかもメディケイドが健康状態を悪化させているような間違った結論が導き出されてしまいます.

　研究の質に問題があったため多くの人はこの結果は信用していませんでしたが, 一方で, メディケイドが健康状態を改善させるという質の高いエビデンスもありませんでした. メディケイドに加入することで受療行動がどう変わるのかだけでなく, 健康状態がどのように変化するのかを評価するために行われたのが, オレゴン医療保険実験でした.

1. なぜオレゴン医療保険実験は実現できたのか？

　オレゴン州は2000年代前半は財政難のためメディケイドの対象者をあまり拡大していなかったのですが, 2008年頃に州の財政状態がよくなってきたため新規のメディケイド対象者を募ることにしました. 問題は, メディケイドの新規対象者がおよそ9万人ほどいるにもかかわらず, 州政府には約3万人分の予算しかなかったことです.

　そこで州政府はくじ引きでメディケイドに加入できる人を決めることにしました. このことを知った2人の医療経済学者が「これはRCTをするチャンスだ」と考えました. ハーバード大学(当時)のキャサリン・ベイカーと, マサチュー

セッツ工科大学のエイミー・フィンケルスタインです.

RCT とは研究参加者を無作為（ランダム）に介入群（この場合は，保険を与えるグループ）と対照群（保険を与えないグループ）に割り付ける研究方法ですが，割り付けがランダムであることで，2 つの群が介入以外の要素に関してほとんど同じになります．2 群で唯一違うのが介入を受けたかどうかだけになりますので，この 2 群のアウトカムを比較することで，介入の因果効果を評価することが可能になります．

実は，このランダムな割り付けとくじ引きで選ぶことはコンセプトとしては同じなので，どうせくじ引きで選ぶのであれば，この機会を利用して研究にしてしまおうということで実現したのがオレゴン医療保険実験です．2008 年に医療保険を与える群と与えない群にランダムに割り付け，2 年間追跡して様々なアウトカムを評価しました[*27].

2. オレゴン医療保険実験から得られた知見

無保険者が医療保険を入手することによって以下のような影響が認められました．

受療行動への影響：

- 入院治療を受ける確率が 30％上昇
- 外来受診が 35％増加，処方薬の使用が 15％上昇
- 未払いの医療費請求が 25％減少
- 救急外来を受診する確率が 40％増加[30]

健康への影響：

- 健康の自己評価で完璧もしくは良好と答えた人の割合が 25％増加
- うつ病と診断される人の割合が 30％低下（図 1-23）
- 糖尿病と診断される人の数は増加したものの，血圧，LDL コレステロール値，ヘモグロビン A1$_c$（HbA1c）（血糖値の指標）への影響は認められなかった[8]（図 1-23，図 1-24）

---

*27 2010 年から段階的にオバマケアによって各州でメディケイドの対象者が拡大され，オレゴン州のメディケイドもその影響を受けたため，オレゴン医療保険実験は 2 年間しか追跡調査ができませんでした．

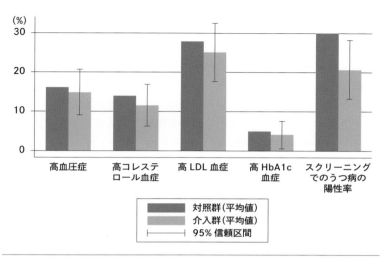

図 1-23　無保険者が医療保険を入手することの健康への影響(1)

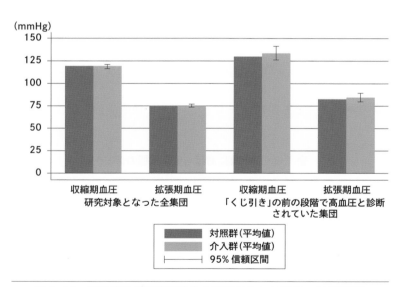

図 1-24　無保険者が医療保険を入手することの健康への影響(2)

　まとめると，メディケイドに加入することで，医療サービスの利用率は上昇し，医療費負担による経済的リスクからは守られ，うつ病になるリスクは低くなる一方で，身体的な健康のアウトカムに関する改善効果は認められないという結果でした．

　ここでみられた医療サービスの利用増加はモラルハザードの1つであると考えることもできますが，そもそもこの集団が貧困層であることを考慮すると，経済的に困窮していたために医療サービスを使うことができなかった人たちが医療サービスを使えるようになっただけである可能性もあります．

3. なぜ医療保険は健康状態の改善につながらないのか？

　糖尿病の薬を服用すれば血糖値は速やかに下がりますし，高血圧の薬を使えば血圧は下がります．医療保険が手に入れば，これらの治療へのアクセスが劇的に向上するはずです．では，なぜ医療保険は健康状態を改善しなかったのでしょうか？　おそらく，研究に参加した住民が比較的健康で，そもそも医学的な介入を必要とする人の割合が少なかったためであると筆者は考えています．

　表1-3をご覧ください．HbA1cの95パーセンタイル値（その値以下の人が全体の95%となるような値のこと）は6.5でした．これはつまり，例えばHbA1c値が6.5より高い値であった人は全体の5%以下しかいなかったことを意味しています．

　糖尿病のマーカーであるHbA1cは6.5%以上で糖尿病と診断され，治療が始

表 1-3　対照群における健康指標のデータ

	平均値	標準偏差	5パーセンタイル	25パーセンタイル	中央値	75パーセンタイル	95パーセンタイル
収縮期血圧	119	17	97	107	117	128	149
拡張期血圧	76	12	58	67	75	83	98
総コレステロール	204	34	154	180	201	224	263
HDL コレステロール	48	13	28.08	38.58	46.83	55.08	71.58
HbA1c	5.3	0.6	4.8	5.0	5.2	5.5	6.5
うつ病のスコア[Patient Health Questionnaire (PHQ-9)]	701	601	0	200	500	1100	1600

（出典：Baicker[31]，2013）

まった場合目標とされる HbA1c の値（治療目標）は 7.0％です．つまり 95％以上の人はそもそも治療の必要のないレベルであり，治療適応になって医療保険の恩恵を受けた人の割合は 5％よりもずっと低い割合であると考えられます．

　研究対象者の中で，あまりに治療を必要とする人の割合が少なかったため，医療保険の健康アウトカムへの影響がみられなかったのではないでしょうか．全体のサンプルサイズは約 12,000 と大きかったのですが，実際に医療保険の恩恵を受けている人の割合が小さいため，平均値の比較では統計的に有意な差がみられなかった可能性があります．

12 | 医療サービスの価値によって自己負担割合が変わる医療保険「価値に基づく医療保険（VBID）」

　アメリカでは近年，「価値に基づく医療保険」（Value-Based Insurance Design；以下，VBID）という医療保険が注目を集めています．

1．VBID とは？

　VBID はミシガン大学のマーク・フェンドリックらによって 2000 年代初めに提唱された概念です．VBID は，医療サービスがもたらす「価値（＝健康上のメリット）」によって自己負担割合を増減することで，患者の受療行動によい影響を与えるという特徴をもった医療保険のことを指します．

　例えばエビデンスに基づいている医療サービスのように，価値の高いと考えられる医療サービスに関しては自己負担割合を低くして，一方で，価値がそれほど高いとは考えられないけれども患者が希望することのある医療サービス（風邪に対する抗菌薬の処方など）に関しては自己負担割合は高く設定します．

　VBID は 2001 年に，「便益に基づいた自己負担モデル」（Benefit-based copayment model）という名前でミシガン大学で導入され，その後 VBID と名前を変えました．アメリカの医療保険会社の多くは VBID を取り入れていませんが，2007～2008 年に行われた研究によると約 8 割の保険者が導入を検討していました[32]．

2.　なぜ VBID が必要なのか？

　ランド医療保険実験において，医療費の自己負担割合を増やすと，（貧困層以外では）患者の健康状態に悪影響を与えずに消費される医療サービスの量が減り，医療費抑制に有効であることが明らかになりました．

　しかしながら，医療サービスに対する自己負担割合を上げると，患者は価値の高い医療サービスも価値の低い医療サービスも一様に抑制してしまうことも分かりました．モラルハザードを防ぐためには（少なくとも貧困者以外には）ある程度の自己負担を求めたほうがよいものの，よい医療サービスも悪い医療サービスも一律に抑制してしまうというのはあまり好ましいことではありません．

　そこで出てきたのが VBID であり，エビデンスに基づいていて価値が高いと考えられている医療サービスに関しては選択的に自己負担割合を低めに設定することで，受療の促進を目指します．

3.　2 種類の VBID

　VBID には，①患者の疾患や特徴にかかわらず価値の高い医療サービスの自己負担割合を一律に低く設定するデザインと，②患者の疾患や特徴によってターゲットを絞って，その医療サービスの恩恵を受けられる患者集団でのみ自己負担割合を低くするデザインの 2 種類があります．

　例えば，前者のデザインであれば β ブロッカー（心筋梗塞後の患者が服用すると予後がよくなることが報告されている薬）を処方する場合には，患者に心筋梗塞の既往があろうがなかろうが，一律に自己負担が安くなります．一方で，後者であれば心筋梗塞後の患者でのみ β ブロッカーの処方料や薬代の自己負担が安くなり，心筋梗塞の既往のない高血圧の患者は通常通りの自己負担を支払う必要があります．

　もちろん後者のデザインのほうがより大きなメリットが期待できるのですが，ターゲットとなる患者集団の同定などに高度なデータ処理が必要とされ，システムの導入コストも高くなってしまいます．アメリカで前者のアプローチを使っている例として，Pitney Bowes や ActiveHealth Management という組織があります．後者のアプローチの例としては，前述のミシガン大学やノースカロライナの Asheville Project があります．

4. VBID の効果

　VBID の効果に関してはどのようなエビデンスがあるのでしょうか？　アメリカでは，MI FREEE（Post-Myocardial Infarction Free Rx Event and Economic Evaluation）Trial と呼ばれる心筋梗塞患者を対象とした大規模な RCT が行われいます．心筋梗塞から退院した患者 2,845 人を保険で薬代（スタチンや β 遮断薬などの医学的に効果が認められているもの）が全額カバーされるプラン（自己負担ゼロ）に，3,010 人を通常の自己負担があるプランにランダムに割り付けました [33]．その結果，薬代が無料のグループでは医師の指示通りに服薬した確率が 4〜6 ポイント高く，心筋梗塞を再発するリスクが低いことが明らかになりました．しかし，心筋梗塞の再発率低下による医療費低下と，薬代をカバーすることによる医療費増が相殺されたため，2 群間で総医療費は変わらないという結果でした．

　13 の VBID の評価を検証したシステマティックレビューによると，VBID 導入によって医師の指示通りの服薬が平均 3% 上昇したものの，医療費削減効果は認められませんでした [34]．

　VBID の研究はまだ始まったばかりで，まだまだ分かっていないことも多いというのが現状です．

5. VBID の日本の医療システムへの示唆

　VBID は日本でも導入することができ，適切に制度設計されていればメリットも大きいと思われます．日本の診療報酬制度は医療の価格を規定しているのですが，医療の価格には二面性があることが問題を複雑にしています．

　ある医療サービスの消費量を抑制しようとして価格（単価）を下げると，病院やクリニックは利幅が少なくなるのでサービスを提供量を少なくするインセンティブが働きますが，一方で，患者側から見れば自己負担額も安くなるので需要量が多くなってしまう可能性があります．

　例えば，日本では紹介状を持たずに大病院を受診すると初診料がかかります．これは患者にとってはお金がかかるので受療抑制の効果が見込まれますが，病院サイドから見ると収入が増えるという逆方向のインセンティブが生じます．2018年に社会的問題となった妊婦加算にも同じ問題がありました．妊婦の診療をする医療機関に対する報酬を引き上げることで，医療体制の充実化を図ったのですが，これは同時に妊娠中の患者の自己負担増を意味していたため，国民からの批

判が高まり，その結果として凍結されました．

　診療報酬制度と異なり，VBID では医療提供者サイドと患者サイドの片方だけにインセンティブを与えることが可能です．日本でも，エビデンスに基づいた医療や費用対効果が高いことが科学的に証明されている医療サービスに関しては，自己負担割合を現行の 1〜3 割からもっと低くするという制度も検討してもよいのかもしれません．逆に，普通の風邪に対する抗菌薬や，医学的に必要のない高額な検査(CT，MRI など)の自己負担はもっと高くしてもよいかもしれません．

　この場合，Post-MI FREEE trial がやっているような科学的なインパクト評価が必要となるので，厚生労働省が大学などの研究機関とコラボレーションしてエビデンスを作りながら，一番効果的な制度設計を明らかにしていくというアプローチが必要になってきます．

13 | 医師誘発需要

　医師誘発需要(Physician induced demand；以下，PID)[*28] とは，患者・医師間の医学知識に対する情報の非対称性を利用した医師の裁量的行動によって誘発される医療サービスの過剰な需要のことを意味します[*29]．

　1970 年にハーバード大学のマーティン・フェルドステインがはじめて実証研究で医師数と(医師が提供する医療行為によって発生する)医療費に正の相関があることを発見し[37]，スタンフォード大学のヴィクター・フュークスがこれを説明する理論として PID を発展させました[38),39)]．今までに行われた実証研究では PID は存在するというものと，存在しない(もしくは存在するがその影響は極めて小さい)とするものが混在しています[40),41)]．

---

*28　PID は供給者誘発需要(Supplier induced demand)とも呼ばれます．

*29　PID の定義に関しては議論のあるところです．PID は，情報の非対称性を利用することで，医師が患者の需要を操作し，引き上げているという，医師に対してネガティブな意味合いで定義されることがあります．その一方で，PID は(その良し悪しにかかわらず)患者の需要曲線を右に動かすことのできる医師の裁量のこと[35)]のようにニュートラルな定義が用いられることもあります．一般的に経済学では，PID は患者の需要のみを評価しますが，ラベル，ストダート，ライスは，PID は医師と患者が同じ情報を持っていても患者が希望するかという観点だけでなく，それによって提供された医療サービスが健康上のメリットをもたらすかまで評価するべきだと主張[36)]しています．しかしこの点(PID の評価に健康に対する影響まで含めるべきか)に関してもまだコンセンサスは得られていません．

　ちなみに PID の研究の難しい点として，PID と患者自律的需要(Patient initiat-ed demand)を区別することが困難であるという問題があります．患者自律的需要とは，例えば人口当たりの医師数が増えた場合に，今まで医療機関へのアクセスが悪いために受診できなかった人がアクセスが向上して受診できるようになり，その結果として需要が増大する現象のことを指します．これは潜在的な需要が元々存在していて，患者がアクセス向上に反応して自分の意思で需要を増大させているので，医師による誘発ではありません．

　PID が重要な研究テーマであるということの理由の 1 つに，これが存在しているのと存在していないとで，人口当たりの医師数が医療サービス価格に与える影響が変わってしまうということが挙げられます．

　正常に機能している自由市場においては，供給者の増加は競争を促進し，価格を低下させます．よって，もし市場原理が機能しているのであれば，その地域における医師の数が増えれば，競争が激化して医療サービスの価格は低下すると考えられます(これはアメリカのように医療サービスの価格が市場で決まっていると仮定した場合であり，日本の場合はもちろん診療報酬制度で決まっているので医療の価格への影響はありません)．一方で，もし PID が実在しているのであれば，地域の医師数を増やすことで，医師によって医療に対する需要が誘発され，総医療費は増加すると考えられます．

　もちろん，アメリカの多くの医師や日本の開業医のように，医療サービスの提供量が多くなるほど医師個人の収入が増加する場合と，日本の勤務医のように給与制で，医療サービスの提供量にかかわらず収入が一定の場合とでは，インセンティブの強さは変わってきます．しかし，日本の勤務医のような給与制であっても，経営者からの期待(プレッシャー)という間接的な形で PID が影響を与えている可能性があると筆者は考えています．

　例を用いて説明します．ある若手の医師がアルバイトで夜間の救急当直をしていたところ，その病院の夜間の救急外来に若い男性が発熱，咳，痰を主訴に救急車で来院しました(もちろん本来ならば救急車を使うべきではありませんがこれは実際にありうるケースだと思います)．問診で基礎疾患もなく胸部レントゲン写真で軽度の肺炎と診断され，経口薬の抗菌薬で外来治療できることが分かりました．話を聞くと仕事を休んで家で休養することもできるようであり，外来治療がこの患者にとって最善であると医師は判断しました．

　しかしながら，このアルバイトを引き受けたときに，病院の院長から「ベッド

が空いているので，救急車で来た患者はできるだけ全例入院させるように」との指示をもらっていました（実際に，救急車の台数や入院件数に応じてボーナスが支払われるアルバイトもあるようです）．この医師は悩んだあげく，「一応外来でも治療可能かと思いますが，入院して点滴の抗菌薬を使ったほうが確実だと思います．念のため数日入院しておきますか？」と患者に相談しました．

　ここでは，情報の非対称性を利用して，（説明やアドバイスを通じて）患者の医療サービスに対する需要を誘導していることになるので PID に該当します．

　また，CT を持っているクリニックで，これらの稼働率が低いと赤字になってしまうという理由で，検査への閾値を下げてできるだけ幅広い症例でこれらの検査器機を使うことも，PID の実例の1つです．

　PID は医師の効用関数（人の幸福度を説明する数式のこと）を，①医師が患者の健康状態を改善することによって得られる達成感と，②医師自身の経済的な合理性の2つの組み合わせで説明されるシンプルで美しい理論なのですが，残念ながらそれを支持する実証研究は十分ではありません．

　最近の研究結果[42]によると，医師が医療サービスの提供量を決める際，実は医師自身の経済的なインセンティブはあまり重要ではなく，臨床的エビデンスによって支持されていない医師の治療方針に関して「信じていること」が一番重要であると報告されています．現時点では，具体的に PID がどれほど医療サービスの提供量や医療費に影響を与えているかに関してはまだ結論が出ていません．

●日本でも医師誘発需要は問題なのか？

　PID は，適切な医師数の設定や地域医療構想を計画するにあたっても，とても重要なコンセプトです．

　もし PID が存在していないのであれば，患者の医療サービスに対する需要は一定のままです．この状態で医師数を増やしていけば，いずれ患者の数に対して医師の数が多くなり，医師の仕事がなくなるので，医師は他の地域に行くか，もしくは他の診療科に変わるかしないと十分な給与をもらえなくなります．この場合，総医療費は変わりません．

　一方で，PID が存在しているのであれば，医師数を増やしていくのと平行して医療サービスに対する需要も増加していきますので，当初予定していた医師数を達成することができても「医師不足感」は解消されず，医師はへき地に行かなくても診療科を変えなくても仕事があり，十分な給与をもらい続けることができま

す．この場合，医師数を増やしていくと総医療費は増加してしまいます．

　PIDはアメリカでは昔からよく研究されているテーマですが，果たして日本にもPIDは存在しているのでしょうか？

　2014年に発表された世界銀行による日本の医療制度のレポートの中に興味深いデータがあります．2002年に日本でMRIの診療報酬点数が30％ほど引き下げられたときのMRIの撮影回数の変化を評価しています．

　医療サービスの単価が下がった場合，3割を負担する患者にとっては経済的負担が小さくなり，（患者が価格の低下を知っていると仮定すると）患者の需要は上がると考えられます．これはランド医療保険実験のエビデンスからも明らかです．つまり，医学的にはMRIを撮影してもしなくてもよい状況のときに，自己負担額が安いのであれば「じゃあ，念のため撮っておいてください」という患者が増えると理論上は考えられます．

　一方で，医療提供者側にとっては，MRIの単価が下がれば，医療サービスあたりの収入が減ってしまい，よってMRIを撮影するインセンティブは小さくなる（MRI撮影に必要なリソースを他のことに再配分するようになる）と考えられます．

　以上より，もしPIDが存在していないのであれば，MRIの単価が下がれば患者の需要増によってMRIの需要は増加する（もしくは患者は価格の変化を知らないのでMRIの需要は変化しない）と考えられます．その一方で，PIDが存在しているのであれば，需要量の変化は「PID減少による需要量の低下」と「価格低下による患者側の需要増」との差ということになります．

　では実際のデータを見てみましょう．図1-25で横軸は年度，左側の縦軸はMRIの撮影回数，右側の縦軸は医療費を示しています．2002年にMRIの診療報酬点数が30％カットされた直後に，日本全体で撮影されたMRIの回数が減少していることが分かります．

　このタイミングでMRIを必要とする病態が急激に減ったとは考えられません．患者から見ると，MRI撮影にかかる費用が安くなったにもかかわらず，MRIに対する需要が下がることも考えにくいです．

　そうなると，MRIを撮影してもあまり儲からなくなったために，医師が患者に積極的にMRIを勧めなくなったという説明が一番しっくりきます．医師が患者にMRIを勧めなくなることでMRIの撮影回数が減少するというのは，日本でもPIDが存在していることの状況証拠だと筆者は考えています．

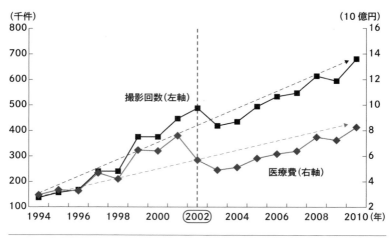

図 1-25 MRI：撮影回数と医療費（1994～2010 年）
（出典：池上直己 [43]．2014）

　これは観察研究のデータですので，もちろん強いエビデンスとは言えません．しかし，PID が日本でも存在していて，医療費や医療サービスの提供量に影響を与えているということを示唆しているデータであると考えられます．

　実は，2003 年に（単純）MRI の撮影回数が減少したのと同じタイミングで，特殊MRI（MR アンギオグラフィなど）が倍増しています．2002 年に単純 MRI は診療報酬点数が引き下げられましたが，特殊 MRI の点数は据え置きでした．今まで単純 MRI を撮影されていた患者が，特殊 MRI を撮影されるようになった可能性があります．2002 年前後に単純 MRI が必要となる病態が減って特殊 MRI が必要となる病態が増えたという説明は考えにくいですし，患者が急に特殊 MRI を希望するようになったという可能性も低いでしょう．よっておそらく価格変動に伴って医師が単純 MRI から特殊 MRI に切り替えた（患者に説明して誘導した）と考えるのが現実的です．

　日本国内でも PID に関する研究は昔から行われています [44]．PID はあるという研究結果 [45]-[48] と，あっても限定的であるという研究結果 [49] が共に存在しており，結論は出ていません．

14 | プリンシパル・エージェント・モデル

プリンシパル・エージェント・モデルとは，行為の主体である人（プリンシパル）が，自らの利益のための労務の実施を，他の人や組織（エージェント）に委任することを指します．

プロのスポーツ選手が海外で契約するときにしばしばエージェント（代理人）を雇いますが，それをイメージして頂くと分かりやすいと思います．プリンシパルはエージェントと契約をして，エージェントがプリンシパルの利益を最大化するように活動します．

プリンシパルとエージェントの間に情報の非対称性が存在しているときにこのモデルは有用になります．プリンシパル自身が情報を十分に持っていて合理的な判断ができるのであれば，エージェントは必要ありませんが，プリンシパルが情報を少ししか持っていないときには，より詳しいエージェントと契約をすることにはメリットがあります．

医療においては，プリンシパルは患者（もしくは保険者）であり，そしてエージェントは医師になります．話をシンプルにするため，ここではプリンシパルは患者であるとします．

例えば，小さな男の子が公園で転倒して頭を打って，親に連れられて近くのクリニックを受診したとします．親は子どもの頭のことが心配ですのでクリニックの先生に「どうしたらよいでしょうか？　頭のCTを取ったほうがよいでしょうか？」と相談したとします．

親には医学の知識がないのでどうしたらよいか分かりません．そこで医学の情報をより多く持っている医師に判断を委ねます．もしくはどうするべきか相談します．これがプリンシパル・エージェント関係（principal-agent relationship）の契約が結ばれたと考えます（図1-26）．

問題は医療において医師が「不完全なエージェント」であることです．医師が常に患者の利益を最大化できる「完全なエージェント」であれば問題はありません．しかし現実には，医師は①患者の利益を最大化するという目的と，②自分の経済的な利益を最大化するという目的の，2つの時に相反する目的があります．

実際には患者の健康上の利益を犠牲にしてまで自分の利益を最大化しようとする医師はあまりいないと思いますが，医学的にはそれほど重要ではなく，さらに

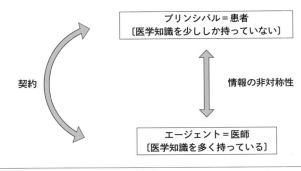

図 1-26 プリンシパル・エージェント・モデル

は唯一の正解が存在しないグレーゾーンの領域（医学的にはどちらでもよい場合）に関しては判断に影響を与える可能性があります．先ほどの転倒した男の子を医師が適切に診察したところ，大きな問題はないので帰宅して様子を見るのが患者にとって最良の決断であると判断したとします．それを医師が親に説明すると「先生，心配だから念のため頭の CT を撮ってください．」と言われたとします．

　ここで念のため頭部 CT を撮影することは，子どもの将来のがんのリスクを増やす可能性があるという研究結果もあり，不必要な頭部 CT は避けたいものです．しかしこのクリニックには CT があって，ある程度使わないとクリニックが赤字になってしまうとしたら，親を安心させるためという理由で正当化して CT を撮影する医師もいるかもしれません．

　医療機関に対して報酬がどのように支払われるのかによっても，この医師の判断は変わってくると思われます．包括支払い方式（医療機関に定額のお金が支払われ，高額の検査をすると医療機関の利益が減るような支払い方式のこと）であれば，クリニックにとって赤字になるので CT を撮影しないものの，出来高払い（検査をすればするほど医療機関の収入が高くなる仕組み）であれば CT を撮影するハードルが下がると考えられます．

　医師は患者の利益と，自分の経済的利益の両方を最大限にしようとします．もしこの患者の利益と，自分の利益が相反したときには，トレードオフが必要になります．これが医師が「不完全なエージェント」であると言われるゆえんです．これは医師がプロフェッショナルであるかどうかという問題ではなく，構造上の問題です．

15 | 医療財源と医療機関への支払い制度

1. 保険料と税金の違い

　医療に必要なお金を集めるプロセスのことを医療財源(Financing)と呼び，その集めたお金を医療機関に報酬として支払うことで医療サービスに変えるプロセスのことを医療機関への支払い方式(Provider payment mechanism)と呼びます．

　この2つをきちんと分けて考えるだけで，医療に関するお金の流れに対する理解が深まると思われます．医療財源の調達方法には，税金や保険料があります．日本，ドイツ，フランスのように保険料を主な財源として，不足分を税金で補っているシステムもあれば，英国やカナダのように税金を財源としている国もあります．

　原則として，保険料を財源とする社会保険制度では，保険料は払った人が給付を受ける権利(Entitlement)を得られますが，保険料を支払っていない人は医療サービスを受けることができません．つまり，保険料の支払いと医療サービスを受ける権利が結びついています．一方で，税金を主とするシステムでは，一般的に誰でも医療サービスの給付を受けることができ，税金の支払いと医療サービスを受ける権利は結びついていません．

　国際保健の領域では最近，ユニバーサル・ヘルス・カバレッジ(UHC)が注目を集めていますが，UHCを達成するにあたっては，保険料と税金を区別することはあまり重要ではないと考えられています．(強制徴収される)保険料も税金も名称は違うものの(そして徴収される国民のこれらに対する印象は違うものの)，機能的には大差ないため，大きなくくりで医療財源であるととらえるほうがよいと考えられるようになってきています．

2. 医療財源

　医療システムを構成する主な関係者を図1-27に示します．医療システムの関係者は大きく分けて患者(Patient)，保険者(Payer)，医療提供者(Provider)の3つのPによる三角形の構造によって成り立っていると考えることができます．

　先進国の多くでは医療財源に税金も投入されているため，この三角形に政府を

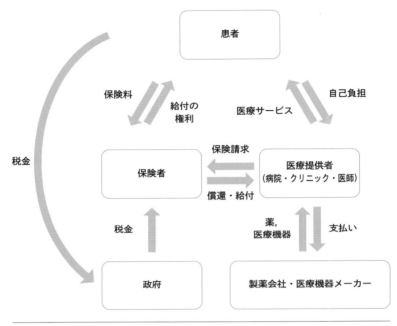

図 1-27　医療に関係する人・組織

加えることでより正確に表現できます．保険者とは保険料を徴収して医療機関に
償還・給付する組織のことで，日本だと健康保険組合，全国健康保険協会（協会け
んぽ），国民健康保険（国保），後期高齢者医療広域連合などのことを指します．

　この図を見ると，保険料も税金もともに，医療財源という大きなプールに投入
され，その後，再分配されているのが分かると思います．社会保険も税金も社会
において，①富める者から貧しい者に，そして②健康な人から病気の人に財源を
再分配する仕組みですので，公平な形でみんながこのプールにお金を投入すると
いうことが必要になります．

　ちなみに，公的医療保険にはこの富の再分配効果がありますが，民間医療保険
にはほとんどないと説明する人もいます．しかし実際には，保険プラン間での再
分配（Cross-subsidization）やリスク補正（Risk-adjustment）を組み合わせること
で，民間医療保険にも富の再分配効果を持たせることができます．アメリカのオ
バマ前大統領が導入した新しい医療制度では，これらの再分配の仕組みが用いら
れました．

3.　医療機関への支払い制度

　歴史的に昔はすべての国で医療提供者に対する報酬は出来高払い制度（Fee-for-service）で支払われてきました．日本の外来の診療報酬制度は現在でも多くの場合この仕組みをとっていますが，医療サービスを患者に提供すると，一回あたりいくらという形で医療機関に報酬が支払われます．これの一番の問題点は，報酬が「価値」ではなくて「量」に対して支払われているということです．医療サービスを提供すればするほど（提供量が多くなるほど）医療機関の収入が増えるようにできているのです．

　これは医療機関に，より多量の医療サービスを提供するようにという歪んだインセンティブを与えてしまいます．ちなみにこの仕組みでは，最適な量よりも多くなってしまった医療サービスに対する経済的なリスクを医療機関は負わずに，保険者および患者が負うことになります．つまり，必要以上の医療サービスが提供されても医療機関は損をすることなく（むしろ収入が増えて得をします），損をするのは保険者と患者になります．

　図1-27からも明らかであるように，保険者が負担した医療費は保険料と税金を通じてすべて国民に返ってきますので，結局は国民がみんなで支払っているということになります．この質ではなくて量に対して支払う出来高払い制度は問題があるということで代わりに開発されたのが，包括支払い方式（Bundled payment）や人頭払い方式（Capitation）と呼ばれる支払い方式になります（図1-28）．

　図1-28では右に行けばいくほど大きな経済的リスクを医療提供者が負う（そして保険者および患者の経済的リスクは小さくなる）ということを示しています．多くの先進国では，どんどんと右側の支払い方式に移ってきており，入院診療に関してはエピソードごとの支払い方式（アメリカのDiagnosis-Related Group［DRG］など），外来診療に関しては人頭払い方式というのが主流になってきています（もしくは政府がそちらの方向に移行させようとしています）．

　これら包括支払い方式や人頭払い方式は，医療費抑制を目的としているということで，多くの国で医療者から強い反発を受けることがしばしばあります．しかしここで注意しなくてはならないのは，これらの支払い制度は，必ずしも医療費抑制と結びつかないということです．

　包括支払い方式の支払い額の設定が十分高ければ，医療機関の経済状態を圧迫することなく，インセンティブを「より多い量の医療サービスを提供すること」か

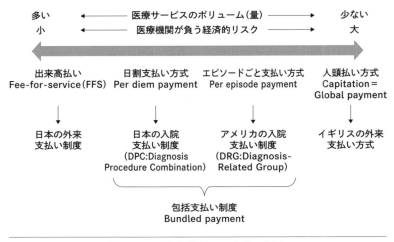

図 1-28　医療機関への支払い制度

ら「より少ない量の医療サービスを提供すること」に転換させることができます.

　もちろん医療サービスの量は少なければ少ないほどよいということではありませんが, 包括支払い方式では, 少なくとも予防医療を提供するインセンティブは働きますし(出来高払い制度の下では, 予防医療を提供して病人が減ると医療機関は治療を提供することによって得られる収入が少なくなるというジレンマがあります), 少ない外来受診回数で同じ健康上のアウトカムを達成するなどの効率的な医療提供を押し進めるインセンティブにもなります.

　アメリカでは医療の価格を政府が設定していないので, 出来高払いでは医療費のコントロールができないのに対して, 包括支払い方式ではある程度コントロールできるという点において, 医療費抑制の意味合いが強いのが現実です.

　しかし, 日本においては診療報酬制度の下で医療サービスの単価を下げることで, 出来高払いでも医療費のコントロールができます(そして歴史的にそのようにしてきています). ただし出来高払い制度のままで医療費抑制を行うと, 医療サービスの提供量が高止まりしてしまうという問題があります.

　日本では, 外来受診の頻度も入院日数もアメリカの2〜3倍であり, 医療サービスの提供量が多いことが特徴的です. 諸外国のデータを見ると, これらがもっと少なくてもおそらく同じアウトカムが達成できると考えられます. もし日本で本格的な包括支払い方式(DPCの形ですでに一部導入されていますが)や人頭払

い方式が将来導入されたとしても，それなりに高い医療機関への支払額を維持することができれば，医療機関は収入を大きく減らすことなく，不必要な医療サービスを減らし，もっと予防医療や効率的な医療に専念することができるようになると，理論上は考えられます.

16 製薬産業

1. 高い研究開発コスト，安い限界費用

　高い研究開発（Research and development；以下，R&D）コストと安い限界費用（Marginal cost；以下，MC）が製薬産業を理解するうえで重要な特徴です. R&Dコストとは，新しい薬剤を開発するのに必要な費用のことです.

　研究開発中の薬のうち，臨床試験を通過して市場に出回るものはごくわずかですし，一説によると薬のために新しい分子を開発するのにおよそ800億円ほどかかるとも言われています（R&Dコストに関しては様々な推定値があります）.

　そして，薬が実際に製品化されて市場に出回ったときには，この研究開発にかかったコストを薬価に上乗せすることで回収する必要があります.

　限界費用とは，生産量を一単位だけ増加させたときの総費用の増加分のことです. これはつまり，最後の一錠（点滴薬なら最後の1アンプル）の薬を生産するのに必要なコストのことになります.

　薬の開発には莫大なお金がかかりますが，実際に生産体制に入ると，その生産コストは非常に安いのが特徴です. もちろん生物学的製剤のように限界費用が高い薬もありますが，スタチンや降圧薬など今最も多く使われている薬の限界費用は1錠あたり数十円しかしないような非常に安いレベルになります[30].

　テレビやパソコンなど，通常の自由市場で取り引きされる商品の場合には，商品の価格が限界費用よりも少しでも高ければ（価格＞MCである限り）利益が生まれます. そして，「価格≒限界費用」のときに市場で取り引きされる量は最大化さ

---

[30]　近年，バイオ新薬と呼ばれる非常に高額な医薬品が注目を集めています. 日本でも承認されているキメラ抗原受容体T細胞（CAR-T）療法の白血病治療薬の「キムリア」や，海外で使用されているリンパ腫治療薬の「イエスカルタ」，網膜疾患の治療薬「ラクスターナ」などがあります. これらの薬は，バイオテクノロジーで遺伝子を組み換えたり，細胞を増殖させたりするため，従来の低分子医薬品に比べて製造工程は非常に複雑で，限界費用も高いと考えられています.

れ，多くの売り手が利益を上げ，多くの買い手が自分の買いたい値段で商品を購入することができるようになります．

　その一方で，新薬にはパテント（特許）があるため，薬価は自由市場で決まらず，他の業界と比べて製薬会社側が価格に対して大きな影響力を持っています．そして，研究開発コストが薬の価格に上乗せされるため，薬剤の価格は限界費用よりもかなり高く設定されています．

2. 静的効率的な薬価と動的効率的な薬価

　では「薬価＝限界費用」にしたらすべてはうまくいくのでしょうか？　問題はそれほど単純ではありません．薬の適正価格を理解するには，静的効率的な薬価（Statically efficient price）と動的効率的な薬価（Dynamically efficient price）の2つの違いを理解する必要があります．

　静的効率とは，「薬価＝限界費用」となった状態のことです．この場合，薬の購入者は安い価格で薬が購入できるため消費者（患者）の幸福度は上がり，総医療費は低くなりますが，製薬会社はR&Dコストを回収することができなくなり，新しい薬の研究開発に財源を回すことができなくなります．

　一方で，動的効率とは「薬価＞限界費用」の状態であり，限界費用に適切なR&Dコストを上乗せした薬価を設定することで達成できます．動的効率的な価格とは，「薬価が十分高く設定されており，R&Dに使用された最後の1円が他の用途で用いられた場合と比べて同等か，それ以上のメリットをもたらす価格」のことを意味します．

　一番の問題は，この「動的効率的な価格」は正確に計算する方法がないということです．適正価格はわれわれには分からないので，われわれが値段を決めるよりも，製薬会社にパテントという権利を渡して，市場の中でこの動的効率的な価格を決めてもらおうというのがアメリカでの薬価の決めかたです．一方で，日本では診療報酬制度で決まっているので薬価は市場では決まりません（上市後に卸売価格調査を行い，市場決定価格を参考に診療報酬点数を変えているという点では，不完全ながらも動的効率的な価格設定をしているととらえることもできます）．

　動的効率（薬価＞限界費用）と静的効率（薬価＝限界費用）のどちらを採用するかは，現役世代と将来の世代との間のトレードオフになります．静的効率的な価格を採用すれば，現役世代は安い薬価，ひいては安い医療費という恩恵を受けることができます．その一方で，薬の研究開発のスピードが減退するので，将来の世

代はわれわれが体験したような医療の発展による恩恵を受けることができなくなります.

　動的効率的な価格を採用すれば，未来の世代は医療の発展による恩恵を受けることができますが，現役世代は薬に高いお金を支払う必要があります．さらには，製薬会社には株主がいて利益を出さないといけないので，動的効率的な価格よりもさらに薬価が高く設定されてしまう可能性もあります．そうなると製薬会社にとっては好都合なのですが，患者や国民は必要以上に薬にお金を支払うことになり不幸になってしまいます．つまり，R&D，イノベーションを過度に抑制しない範囲で，いかに薬価を低く抑えるかバランスが重要になってきます．

3. パテント(特許)と医療保険による二重の市場のゆがみ

　新薬の開発には，予期せぬ副作用などの不確定要素が多くあるため，莫大な予算と時間が必要になります．そのため，新薬の開発にたどり着いた開発者の権利（知的財産権）を守るため，パテントが認められています．

　日本では，特許庁に特許出願した日から20年間がパテント期間になります．医療用医薬品の場合は研究開発に要した期間のうち，治験に要した期間と新薬の承認審査に要した期間が「特許期間の延長」の対象となり，最長で5年間延長されます．

　このパテント期間が終わるとジェネリック医薬品（後発品）が市場に参入してくるため，薬の価格が大きく下がってしまいます．一方で，パテントで保護されている期間中は他の企業が同じ薬を製造することができないので，独占市場[*31]になります．競争原理が働かないので，売り手である製薬会社が薬価に大きな影響力を持つことになります．これが薬価の設定に関して自由市場が機能しない1つの理由です．

　これに加えて，医療保険の存在によって市場はさらに歪んでしまっています．医療保険のため買い手（患者）にとっての薬の値段（自己負担額）は実際の値段よりもずっと低いものになります．そのため，患者は実際の薬価よりもかなり安い値段で薬を購入することになり，モラルハザードが生じて，最適な水準よりも多くの薬が消費されてしまいます．これは製薬会社にとっては好ましいことなのですが，国の医療費が必要以上に増加する（そして保険料や税金が高くなる）原因とな

[*31] 実際には，先発品はパテントで守られているものの，多くの場合で同一薬効クラスに複数の医薬品が存在しているため，それらは競争関係にあると考えられます．

ります. 医療保険は, 予期せぬ病気や怪我によって高額な医療費負担が発生し, それによって経済的に困窮するリスクを減らすために必要不可欠なものなのですが, その一方で, 市場をゆがめてしまい自由市場がうまく機能しない原因にもなっています.

ちなみに, 日本では薬価が自由市場で決められているわけではありません. 日本では薬価は, 中央社会保険医療協議会(中医協)における, 支払い側(保険者など), 診療側(日本医師会など), 公益代表(大学教員など)による交渉の末に決まっており, その結果として診療報酬点数表において薬価は定められています. 薬価を自由市場で決めさせたら競争が活発になって価格が下がるのではないか, という議論を時々耳にしますが, 上記のような理由により自由市場はうまく機能しないと考えられ, 規制緩和を進めると, 実際には独占市場によって薬価が今よりも高くなり, 患者と保険者が損をする可能性があります.

パテント制度は, 薬価が「動的に効率的な価格」を近似させることを目的として導入されている制度なのですが, 必ずしもこの近似がうまくいっているとは限りません. 薬価を社会にとって最適な価格に近付けるためのさらなる研究, 知見の集積が望まれます.

4. 研究開発コストが上昇しても, 薬の価格は上がらない

医療経済学では, R&D コストは固定費用のため, R&D コストが上昇しても, 理論上は薬価は上昇せずに, 開発される新薬の数が減るとされています.

薬などの商品を作るのに必要なコストには, 工場や機械の代金など薬の生産量にかかわらず一定額かかる固定費用(FC)と, 電気代や人件費など薬の生産量によって変化する費用である変動費用(VC)の2種類があり, この2つを組み合わせることで総費用(TC)が計算できます. 薬の生産される量を Q とすると, TC＝FC＋VC[32] の関係が成り立ちます. そして, R&D コストは薬の生産量にかかわらず一定であるので, FC の1つです. 前述の限界費用(MC)とは最後の1つの製品を作るのに必要なコストのことですが,

- MC＝ΔVC/ΔQ

表すことができます.

Δ(デルタ)とは変化量を表し, ΔVC/ΔQ はグラフの傾きを意味します(微分方

*32　前述の平均変動費用(Average fixed cost；AVC)は VC を Q で割ることで計算できます. つまり, VC＝AVC×Q の数式が成り立ちます.

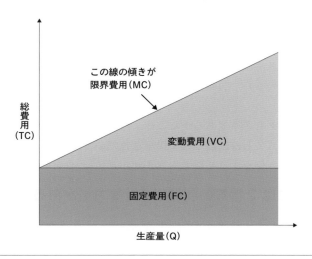

図 1-29　変動費用と限界費用の関係

程式で求めます). TC を縦軸に,生産量(Q)を横軸に描くと,そのグラフの傾きが,最後の一錠の生産コストである MC となります(図 1-29).

　この式を見ていただくと分かるように,MC の計算式には FC は含まれていませんので,FC が上がろうが下がろうが MC には影響を与えません.そして,以前の項でも説明したように,MC よりも少しでも価格が高ければ利益が出るので,製薬会社は「価格>MC」である限り薬の生産を続けると考えられています.

　よって「価格>MC≒ΔVC/ΔQ」となり,この式にも FC は含まれないので,固定費用である R&D コストは薬価に影響を与えないと考えられています.よって研究開発コストが上昇しても薬価が高くなるわけではなくて,代わりに開発される薬の数が少なくなると考えられています.逆に研究開発コストを下げても薬価は下がらずに,開発される新薬の数が増えると考えられています[33].

---

[33]　これはニューハウスをはじめとする多くの医療経済学者の考えですが,筆者は少し違う考えかたを持っています.この考えかたには,①薬が自由市場で取り引きされているということと,②市場がうまく機能しているという,2つの仮定が存在しています.実際にはほとんどの先進国では薬は自由市場では取り引きされていません.また仮にアメリカのように薬が自由市場で取り引きされているとしても,パテントと医療保険による市場の歪みにより市場はうまく機能しないことが分かっています.よって,実際には,製薬会社が高くなってしまった R&D コストを薬価に転嫁しており,よって R&D コストが減ると薬価が下がるということはあり得ると考えています.

5. 製薬産業は高リスク産業である

　製薬産業は高リスク産業です．ヒトへの投与を始める第Ⅰ相試験までたどり着くことができた薬のうち，実際に商品化されて市場に出回るのはわずか1/5だと言われています．

　これほど高リスクな産業であるからこそ，パテント制度によって開発した薬から十分な利益を得ることが制度として保証されています．低リスクの産業であれば，これほど手厚く保護する必要もありません．

6. 製薬業界には2種類の利益率の計算方法がある

　製薬会社には一般市民に向けて公開する利益率と，株主や投資家に説明する利益率の2種類があると言われています．前者のことを経済学的な利益（Economic profit：以下，EP），後者を会計上の利益（Accounting profit：以下，AP）と呼びます．計算方法に関する詳細な説明は省きますが，実際の利益率が一定だったとしても，EPは低めに，APは高めになる（株主や投資家からみて業績が良好であるように見えるように）ような計算方法を採用しています．

　製薬会社はAPが高いため，しばしばメディアなどから利益を上げ過ぎであるという批判を受けることがありますが，EPのほうをみてみると他の業界と変わらない（1〜3%くらい）のが特徴です．

　これは利益の計算式でR&Dをどうやって用いるかによって変わってくるのですが，われわれは製薬会社は儲けすぎという話を聞いたときには鵜呑みにせずに，APのことを言っているのかEPのことを言っているのかを確認する必要があります．

17 | 医師不足問題の考えかた

　日本における医師数はその時々の政策によって増減を繰り返してきました．医学部定員は1960年代には3,000人弱だったものの，1973年には一県一医大構想のもとで定員増が図られるようになり（1979年の琉球大学医学部の設立によりこの構想は実現しました），1981年には8,280人に達しました．1980年代に入ると医療費適正化政策の1つとして，医師数を減らす方向に舵が切られ，医学部定員は

7,625 人まで減少しました．そして 2008 年になると，いわゆる「医療崩壊」への解決策の 1 つとして，再び医学部定員増に方向転換され，2016 年には過去最高の 9,262 人になっています[50]．

　将来，日本の医師数が過剰になるのか不足になるのかという議論は両論を支持するデータがあり，何が正しくて何が正しくないのかはっきりしません．実際のところどうなのでしょうか？

1. 将来の適正な医師数の予測モデルはあてにならない

　アメリカでは何十年も前から適正な医師数の予測に関する研究が数多く行われており，実際に政策にも影響を与えてきています．その数十年にわたる歴史の中で分かったことは，適正な医師数の予測モデルは「あてにならない」ということです．ハーバード大学のジョセフ・ニューハウスも，プリンストン大学の故ウヴァ・ラインハートも，予測モデルの結果はあてにならないと述べています．

　適正な医師数の予測モデルには大きく分けて 2 つの方法があります．①疫学・必要数（Epidemiologic/Need）をもとに推定するモデルと，②需要（Demand）をもとに推定するモデルです．

①疫学・必要数をもとに推定するモデル

　このモデルでは，以下の数式で必要な医師数を推定します．

　　必要な医師数＝（人口 1 人当たり必要な受診回数）×（将来の人口）
　　　　　　　　　÷（医師 1 人当たりの受診回数）

　まず「人口 1 人当たり必要な受診回数」を推定するのが難しいという問題があります．今の時点でみられている受診回数を使ってもよいのですが，それが本当に適切な水準なのかは分かりません．医師誘発需要によって，「人口 1 人当たり必要な受診回数」が適切な水準よりも高くなっている可能性があり（実際に日本の国民 1 人当たりの外来受診回数がアメリカの 2〜3 倍であることもこの可能性を示唆しています），そのデータを元に計算すると間違った推定をしてしまうという可能性があります．

②需要をもとに推定するモデル

　このモデルでは，需要は GDP のレベルによって決まり，そして供給＝需要という数式が成り立つと仮定します．下記の数式で f() とはカッコの中の GDP の

数値で数式の左側の需要の値が規定されているということを意味しています.

需要 = f(GDP)
供給 = 需要

2002 年に発表された論文[51]によると,GDP が 1%増加すると,0.75%医師に対する需要が増加すると推定されています.こちらのモデルでは患者の需要をもとに必要医師数を推定しているので,疫学・必要数モデルと比べると,医師誘発需要によって誤った推定値になってしまうリスクは少ないと考えられます.

ただし,「供給 = 需要」が成り立つのは市場原理が成り立っていることが前提ですし,上記の GDP と医師に対する需要の関係が変わってくると推定値も変わってきてしまうため,このモデルがどれくらい信頼できるのかに関してはまだまだ議論のあるところです.

2. アメリカにおける医師数予測モデルの変遷

アメリカでも医師数は将来的に過剰になるので医学部の定員を減らすべきである,もしくは医師数は不足になるので早めに医学部定員増に向かうべきである,という議論が昔から活発に行われてきました.あるものは政策に影響を与え,あるものは無視されてきました.

1927～1932 年には医療コストに関する委員会(Committee of the Cost of Medical Care)が疫学・必要数モデルを用いた研究で,医師数は不足すると予測しましたが,当時は医師数増加に反対していたアメリカ医師会(AMA)の力が強かったこともあり,政策にはほとんど影響を与えませんでした.

1967 年には国の医療従事者の労働力に関する委員会(National Health Manpower Commission)が需要モデルを用いて,医師数が将来的に不足すると予測しました.これは政策に大きな影響を与え,1970 年には年間約 8,000 人であった医学部卒業生の数が,1980 年にはおよそ 16,000 人へと倍増しました.

1979 年にはジョンズ・ホプキンス大学の GMENAC(General Medical Education National Advisory Committee)が,再び疫学・必要数モデルを用いて解析したところ,将来的に医師数は過剰になると推定しましたが,これは政策にほとんど影響を与えませんでした.

1996 年にはジョナサン・ワイナーが医師に事務作業をあまりやらせずに医療

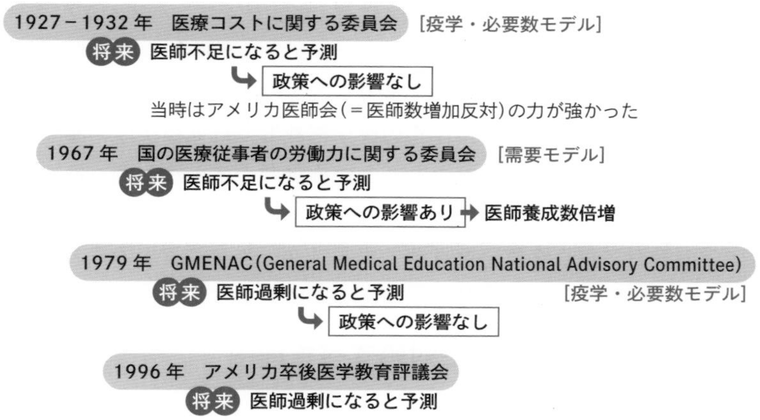

図 1-30　アメリカにおける必要医師数の予測の変遷

サービスの提供に集中させることで，適正な医師数は少なくできると報告しました．この影響を受けて，1996 年にはアメリカ卒後医学教育評議会(Council of Graduate Medical Education)は医師数は将来的に過剰になると報告しました．アメリカでみられたこれらの紆余曲折をまとめると図 1-30 のようになります．

　以上のことからも分かるように，適正な医師数の予測モデルはあまりあてになりません．よって，医師養成数に関する政策を決めるにあたっては，これらの研究結果にあまり依存せずに，たとえ予測があたらなくても柔軟に対応できるような政策にしておくべできであるとニューハウスやラインハートは主張しています．

　仮に，政府が将来の医師数が足りなくなると推定したとして，もし医学部を新設してしまうと予測が当たらなかったときに医師養成数を減らすことは容易ではありません．1 校当たりの医学部入学者数を減らしてもよいのですが，あまりに減ってしまうと施設や教員が有効活用できない状態になってしまう可能性があります．

　一方で，医学部新設と比べると，医学部の定員増は柔軟なシステムです．必要医師数の予測モデルが当たっていないことが判明した場合でも，いったん増やしていた医学部の定員を減らせば対処できます．

　もちろん教員数と生徒の数のバランスが悪くなってしまうかもしれないリスクはありますが，施設などの固定費用の部分は影響を受けないので，予測モデルが当たらなかったときの損失は，医学部新設と比べてはるかに少ないと思われます．

　筆者は個人的には，今まで通りの「医学部」ではなくて「メディカルスクール」（アメリカのように4年代の大学を出た後に入学する，医師を養成する専門職大学院のことで，臨床医学の教育に重点を置いている）であれば新設する意義もあるのではないかと考えています．従来の医学部教育では基礎医学に重点が置かれており，臨床医学の教育が不十分であるという批判がありました．臨床能力の高い医師の養成は患者や社会にとっても大きなメリットがありますので，そのために臨床医学の教育に重点を置いたメディカルスクールを設置することは，日本の医療のレベルを上げるというメリットがあると考えます．

3. 日本では医学部定員増で対処すべき理由

　一方で，必要医師数の予測モデルがあてにならないことや，より柔軟に医師養成数を調整できるというメリットがあることより，筆者は日本の医師不足には医学部新設よりも医学部定員増で対処するべきだと考えています．この他にもいくつかこのように考える理由があります．

①医学部新設よりも医学部定員増のほうがコストを抑えられる

　医学部を医師を生産する「養成所（もしくは工場）」だと見立てて経済学の考えかたを当てはめます．

　そうすると，固定費用は，医学部の校舎や事務方のスタッフの人件費（医学部の学生数が多かれ少なかれ，教務課など事務のスタッフは最低限必要になるため）になります．

　一方で，変動費用は，医学部であれば，定員が増えると増やさないといけないもの，つまり教員数や光熱費になります．

　この2つを見ていただければ分かるように，医学部の定員増であれば固定費用は変わらず，可変費用が増加するだけです．しかし，医学部新設であれば固定費用も可変費用も両方コストがかかります．すでに100名の医学部生を教育しているのであれば，それが10人増えてもコストはそれほど変わりません（もちろん現場の負担が増えないように教員数などをきちんと増やす必要はありますが）．

　しかし医学部を新設するとなると，教員数を増やすだけでなく，校舎を新設するなどしてコストが高くなります．医学部の教育費用は授業料ですべてカバーされているわけではないので，少なくともこのコストの一部は税金でカバーされます．

②いったん増えてしまった医師数は政策で減らすことができない

　前述のように，必要医師数の予想はあまりあてになりません．足りなくなった

と思って医師の養成数を増やしたら，10年後にやっぱり医師は過剰になったということが起こりえます．よってそれらを考慮したうえでの政策が必要になります．

　医学部の定員や卒業生の数は政策でコントロールすることができますが，医学部を卒業して社会で医療サービスを提供するようになった臨床医の数はコントロールすることができません．日本の医師免許には更新制度も定年制度もないので，いったん医師になった人の数を減らすことはできません．

　コントロールが効くのは医師が医師免許を取るまでですので，医師の養成数は微調整が必要であると考えられます．医学部の定員増のほうが医学部新設よりは細やかに人数調整ができますので，その点でも医学部定員増のほうがよい政策だと考えられます．

③医師は需要を誘発するので医療費が増えてしまう（もしくは医療従事者全体の平均給与が下がる）

　もし医師誘発需要（PID）が存在すると仮定すると，医師数が増えれば増えるほどかかる医療費が増えると考えられます．もちろん，日本では医療費の総額が政策的に決められているので，総医療費は増えないという意見もありますが．

　確かに日本では政府の意向で国の総医療費が決まっているので，医療費が増えすぎて教育や防衛に税金を回せなくなるという事態は起こりにくいと思われます（実はこれは他の国では起こりうる事態です）．しかし，総額が決まっている中から，医師・看護師・コメディカル・事務スタッフの給与を捻出する必要があります．

　単純に医師の数が増えた場合，医師の一人当たりの給与が減るというのが1つ起こりうる可能性です．医師が余って職にありつけないような状態になれば，需要と供給のバランスが変わり，病院側も高い給与を出さずとも雇えるようになるからです．給与が安くなれば優秀な高校生が医学部を目指さなくなり（医師になる代わりに，より所得や勤務環境が良好な職に就く人が増えると予想されます），医療の質が全体的に下がってしまうというリスクがあります．

　もしくは，医師の給与は変わらずに，その他の職種（看護師・コメディカル・事務スタッフ）の給与が代わりに下がるというシナリオも考えられます．医師は患者の医療需要を誘発できますし，医療サービスを提供することを通じて病院の収入に貢献できるため，今まで通りの給与を提示しておき，その一方で，その他の職種の給与を引き下げることで病院の収益を維持するというシナリオです．いずれにしても病院で働いている医療従事者は不幸になってしまう可能性があり

ます.

④医師を養成するよりもナースプラクティショナーなどの職種を養成するほうが
コストを抑えられる

日本の財政をみれば,医師の数を増やすために,際限なく国の財源を投入でき
る状況ではないことは明らかです.よって,医療従事者を増やすにあたっても費
用対効果を考える必要があります.

医師を養成するのにかかる費用に関しては正確なデータがありませんが,医師
1人を養成するよりも看護師1人を養成するほうが費用が安いことは知られてい
ます.アメリカのように,簡単な医療行為を行うことができるナースプラクティ
ショナー(NP)やフィジシャンアシスタント(PA)を養成することができれば,医
療の質を落とさずに養成にかかるコストだけ下げることが可能になると考えられ
ます.

NPとは高度な教育,臨床トレーニングを受けた認定看護師のことであり,医
師の監督の下,医療行為を行うことを許可された専門職です.日本語では「診療
看護師」と訳されます.一方で,PAは医師の監督の下,医療行為を行うことを許
可された医療専門職です.NPがそのバックグランドを看護に置いているのに対
して,PAは1965年にベトナム戦争から帰還した衛生兵に大学での教育と臨床ト
レーニングを与え,医師の助手として雇用したのがはじまりであるとされていま
す.NPには開業権があること,PAは外科手術の助手をつとめることなどの差は
あるものの,両者は機能的にはオーバーラップする部分も多いとされています.

過去の研究結果によると,NPやPAによって提供される医療の質や患者満足
度は医師と変わらず[52)-60)],(主に人件費が安いことにより)NPやPAが行う医療
のほうが医療費が安いと報告されています[61)-63)].ちなみに,アメリカではNP・
PAが行った診療報酬,処方料は,医師が同じ医療行為を行った場合,同じ薬剤
を処方した場合の85%(州によっては同額)支払われます.したがって,日本で
も医師からその他職種への権限移譲を進めることで,業務の効率化を図ることが
可能であると考えられます.

[参考文献]

1) Ikeda N, Saito E, Kondo N, et al:What has made the population of Japan healthy? Lancet. 2011;
378:1094-1105

2) Baum F, Popey J, Delany-Crowe T, et al:Punching above their weight;a network to understand
broader determinants of increasing life expectancy. Int J Equity Health. 2018;17:117

3) Cutler DM：Your money or your life；strong medicine for America's health care system. Oxford University Press, 2005

4) Grossman M：On the Concept of Health Capital and Demand for Health. J Political Econ. 1972；80：223-255

5) Phelps CE：Demand for reimbursement insurance；The role of health insurance in the health services sector. National Bureau of Economic Research. 1976；115-162

6) Cropper ML：Health, investment in health, and occupational choice. Journal of Political Econ. 1977；85：1273-1294

7) Acton JP：Nonmonetary factors in the demand for medical services；some empirical evidence. Journal of Political Econ. 1975；83：595-614

8) Baicker K, Taubman SL, Allen HL, et al：The Oregon Experiment — Effects of Medicaid on Clinical Outcomes. N Engl J Med. 2013；368：1713-1722

9) Spenkuch JL：Moral Hazard and Selection among the Poor；Evidence from a Randomized Experiment. J Health Econ. 2012；31：72-85

10) Cutler DM and Reber SJ：Paying for Health Insurance；The Trade-Off between Competition and Adverse Selection. The Quarterly Journal of Economics. 1998；113：433-466

11) Cutler DM and Zeckhauser RJ：Adverse selection in health insurance. In：Garber AM：Frontiers in Health Policy Research, volume 1. ed：p1-32, MIT, 1998

12) Cutler DM：The Quality Cure；How Focusing on Health Care Quality Can Save Your Life and Lower Spending Too (first edition). University of California Press, 2014

13) Chernew ME, Hirth RA, Cutler DM：Increased spending on health care；how much can the United States afford? Health Aff. 2003；22：15-25

14) Cutler DM, Sahni NR：If slow rate of health care spending growth persists, projections may be off by $770 billion. Health Aff. 2013；32：841-850

15) OECD：OECD Health Statistics 2016, 2016

16) Smith S, Newhouse JP, Freeland MS：Income, insurance, and technology；why does health spending outpace economic growth? Health Aff. 2009；28：1276-1284

17) 川上　武：技術進歩と医療費—医療経済論．勁草書房，1986

18) 二木　立：医療技術進歩は医療費増加の主因か—『社会医療診療行為別調査』等による実証的検討．医療と社会．1995；5：1-26

19) Fuchs VR：Major trends in the U.S；health economy since 1950. N Engl J Med. 2012；366：973-977

20) 二木　立：日本の医療費．医学書院，1995

21) 二木　立：現代日本医療の実証分析．医学書院，1990

22) Martín JJ, González MP, García MD：Review of the literature on the determinants of healthcare expenditure. Applied Economics. 2011；43：19-46

23) World Health Organization：World Health Report 2010, 2010

24) Newhosue JP and the Insurance Experiment Group：Free for all? Evidence from the RAND Health Insurance Experiment. Harvard University Press, Cambridge, 1993

25) Gwartney J, Stroup R, Sobel R, et al：Economics；private and public choice (12th edition). South-Western College, Mason, 2008

26) Bhattacharya J, Hyde T, Tu P：Health economics. Macmillan International Higher Education, London, 2013

27) Manning WG, et al：Effects of Mental Health Insurance；Evidence from the Health Insurance Experiment. RAND, Santa Monica, 1989

28) McGlynn EA, Asch SM, Adams J, et al：The Quality of Health Care Delivered to Adults in the United States. N Engl J Med. 2003；348：2635-2645

29) Levine DM, Linder JA, Landon BE：The quality of outpatient care delivered to adults in the United States, 2002 to 2013. JAMA Intern Med. 2016；176：1778-1790

30) Taubman SL, Allen HL, Wright BJ, et al：Medicaid Increases Emergency-Department Use；Evidence from Oregon's Health Insurance Experiment. Science. 2014；343：263-268

31) Baicker K, Taubman SL, Allen HL, et al：The Oregon Experiment ― Effects of Medicaid on Clinical Outcomes. N Engl J Med. 2013；368：1713-1722
32) Choudhry NK, Rosenthal MB, Milstein A：Assessing the evidence for value-based insurance design. Health Aff. 2010；29：1988-1994
33) Choudhry NK, Avorn J, Glynn RJ, et al：Full coverage for preventive medications after myocardial infarction. N Engl J Med. 2011；365：2088-2097
34) Lee JL, Maciejewski ML, Raju SS, et al：Value-based insurance design；quality improvement but no cost savings. Health Aff. 2013；32：1251-1257
35) Richardson J：The inducement hypothesis；That doctors generate demand for their own services. In：J. van der Gaag and M Perlman, eds., Health, economics and health economics. p189-214, Elsevier, Amsterdam, 1981
36) Labelle R, Stoddart G, Rice T：A re-examination of the meaning and importance of supplier-induced demand. J Health Econ. 1994；13：347-368
37) Feldstein MS：The rising price of physician services；Review of economics and Statistics. 1970；52：121-133
38) Fuchs VR, Kramer MJ：Determinants of expenditures for physicians' services in the United States. 1948-1968, National Bureau of Economic Research, New York, 1972
39) Fuchs VR：The supply of surgeons and the demand for operations. Journal of Human Resources. 1978；13：suppl. 35-56
40) van Dijk CE, van den Berg B, Verheij RA, et al：Moral hazard and supplier-induced demand；empirical evidence in general practice. Health Econ. 2013；22：340-352
41) Hennig-Schmidt H, Selten R, Wiesen D：How payment systems affect physicians' provision behavior ― an experimental investigation. J Health Econ. 2011；30：637-646
42) Cutler D, Skinner JS, Stern AD, et al：Physician beliefs and patient preferences；a new look at regional variation in health care spending. Am. Econ. J. 2019；11：192-221
43) 池上直己：日本の診療報酬改定による医療費の抑制（第5章）. 池上直己（編著）：包括的で持続的な発展のためのユニバーサル・ヘルス・カバレッジ―日本からの教訓, 世界銀行グループ, 2014
44) 西村周三：医療の経済分析. 東洋経済新報社, 1987
45) Iizuka T：Experts' agency problems；evidence from the prescription drug market in Japan. The Rand journal of economics. 2007；38：844-862
46) 安達太郎：日本の医師誘発需要―2段階モデルによる分析. 経済学論叢. 1998；50：336-358
47) 泉田信行, 中西悟志, 漆　博雄：医師の参入規制と医療サービス支出―支出関数を用いた医師誘発需要仮説の検討. 医療と社会. 1999；9：59-70
48) 山田　武：国民健康保険支払業務データを利用した医師誘発需要仮説の検討. 季刊社会保障研究. 2002；38：39-51
49) 鈴木玲子：外来医療費と医師密度. 老人医療レセプトデータ分析事業1996年度研究報告書, 財団法人公衆衛生振興会. 1997；p19-34
50) 印南一路（編著）：再考・医療費適正化―実証分析と理念に基づく政策案. 有斐閣, 2016
51) Cooper RA, Getzen TE, McKee HJ, et al：Economic And Demographic Trends Signal An Impending Physician Shortage. Health Aff. 2002；21：140-154
52) Mundinger MO, Kane RL, Lenz ER, et al：Primary care outcomes in patients treated by nurse practitioners or physicians；a randomized trial. JAMA. 2000；283：59-68
53) Costopoulos MG, Mikhail MA, Wennberg PW, et al：A new hospital patient care model for the new millennium；preliminary Mayo Clinic experience. Arch Intern Med. 2002；162：716-718
54) Hoffman LA, Tasota FJ, Zullo TG, et al：Outcomes of care managed by an acute care nurse practitioner/attending physician team in a subacute medical intensive care unit. Am J Crit Care. 2005；14：121-130
55) Roy CL, Liang CL, Lund M, et al：Implementation of a physician assistant/hospitalist service in an academic medical center；impact on efficiency and patient outcomes. J Hosp Med. 2008；3：361-368
56) Kleinpell RM, Ely EW, Grabenkort R：Nurse practitioners and physician assistants in the intensive

care unit ; an evidence-based review. Crit Care Med. 2008 ; 36 : 2888-2897
57) Mafi JN, Wee CC, Davis RB, et al : Comparing Use of Low-Value Health Care Services Among U.S. Advanced Practice Clinicians and Physicians. Ann Intern Med. 2016 ; 165 : 237-244
58) Horrocks S, Anderson E, Salisbury C:Systematic review of whether nurse practitioners working in primary care can provide equivalent care to doctors. BMJ. 2002 ; 324 : 819-823
59) Martínez-González NA, Djalali S, Tandjung R, et al : Substitution of physicians by nurses in primary care ; a systematic review and meta-analysis. BMC Health Serv Res. 2014 ; 14 : 214
60) Wilson IB, Landon BE, Hirschhorn LR, et al : Quality of HIV care provided by nurse practitioners, physician assistants, and physicians. Ann Intern Med. 2005 ; 143 : 729-736
61) Roblin DW, Howard DH, Becker ER, et al:Use of midlevel practitioners to achieve labor cost savings in the primary care practice of an MCO. Health Serv Res. 2004 ; 39 : 607-626
62) Chenoweth D, Martin N, Pankowski J, et al:Nurse practitioner services;three-year impact on health care costs. J Occup Environ Med. 2008 ; 50 : 1293-1298
63) Naylor MD, Kurtzman ET : The role of nurse practitioners in reinventing primary care. Health Aff. 2010 ; 29 : 893-899

2章 統計学

1 | 医療政策と統計学

　2つの事柄の関係性が原因と結果の関係にあるのか，ないのかを見分ける方法のことを「因果推論」と呼びます．たとえビッグデータがあっても，正しい因果推論の手法で解析しなければ，そこから意味のある情報を得ることができません．因果関係と相関関係を取り違えてしまい，その結果を信じて政策立案してしまうと，期待されたような効果を得ることはできません．これは税金の無駄遣いになるだけでなく，それに関わる人たちに不必要な変化を強いることによって悪影響を及ぼしてしまう可能性もあります．

　統計学者，経済学者，疫学者が全く別の話をしていると思ったら実は同じ話をしていた，などという話もあるように，専門分野が異なると，使われる専門用語も違えば，因果推論のとらえかたも変わってきます(図2-1)．
　しかしながら，各専門分野で教えられている因果推論の基本的な考えかたを理解することで，各分野で独自に定められた慣習やルールにとらわれることなく，正しく因果推論を行うことができるようになるでしょう．

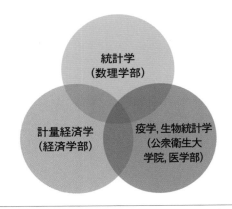

図 2-1　専門分野によって用語の使いかたが異なるが，基本的な考えかたは同じ

2 | まずは研究の目的をはっきりさせよう

　研究をその目的によって，①因果推論，②予測モデルの構築，③記述統計の3つのカテゴリーに分けることで，そもそもその研究で「何を達成したいのか？」ということを理解しやすくなります．ちなみにこれは，いわゆる大学や研究機関でやっている研究だけでなく，ビジネスで行われるビッグデータの解析でも，政府が行う調査や統計の解釈においても考えかたは同じです．ほとんどのデータ解析は，この3つのいずれかに当てはまるはずです．

1. 因果推論

　2つの事象に何らかの関係がある場合，この2つには「相関関係」があると表現します．1つの値が大きくなるともう1つの値も大きくなる場合，「正の相関」，1つの値が大きくなるともう1つの値が小さくなる場合には「負の相関」と表現します（図 2-2）．

　そして，相関関係[*1] は，「因果関係」と「疑似相関」の2つに分けることができます（図 2-3）．2つの事柄の関係が，原因と結果の関係にあるときには，「因果関係」

---

*1　話をシンプルにするために，ここでは線形の相関関係のみ想定していますが，実際には2者の相関関係が非線形（例：U字型の関係）の場合もあります．

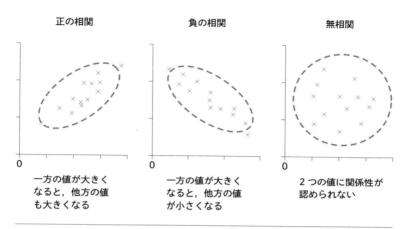

図 2-2　2 つの事柄の間に何らかの関係がある場合を「相関関係」と表現する

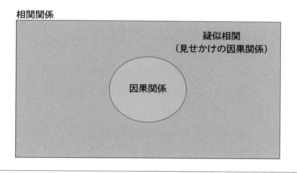

図 2-3　相関関係は，因果関係と疑似相関に分けられる

と呼びます．一方で，この 2 つの事柄が原因と結果の関係にないときには，「疑似相関」と呼びます（図 2-4）．

　「因果推論」とは，2 つの事象が因果関係なのかそうでないのかを評価するための手法です．例えば，「降圧薬を飲んだら脳梗塞になる確率が下がったか？」や「医療費の自己負担を上げたら国民の健康状態が悪化したか？」といった問いが正しいのかどうかを検証します．

　一方で，「相関研究」とは，2 つの事象が因果関係にあるのかまでは分からない（そこまでは詳細に評価しない）ものの，何らかの関係性（＝相関関係）が成り立つ

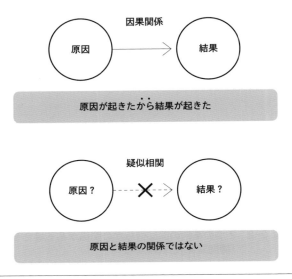

図 2-4　因果関係と疑似相関
(出典：中室牧子，津川友介，2017)[1]

のかどうかを評価する研究です．相関関係を元に政策立案すると，期待されていた効果が得られない可能性があるため，一般的に，相関研究から得られた知見を元に政策立案するべきではないとされています．

　ではどのようにして因果関係と疑似相関を見分けることができるのでしょうか？　一般的に，「交絡因子」や「逆の因果関係」がない場合，もしくはこれらが適切に対処されている場合，因果関係であると解釈することが可能になります[*2]．

1）交絡因子

　交絡因子とは，「原因と想定される因子と，結果と想定される因子の両方に影響を与える第 3 の因子」のことです．つまり「第 3 の因子が原因と想定されている因子に影響を与える」かつ「第 3 の因子が結果と想定されている因子に影響を与える」という 2 つの条件が成り立つ場合に，この第 3 の因子のことを交絡因子と呼びます．交絡因子がなぜ問題なのかというと，交絡因子が存在している場合には，実際には 2 つの事柄の間に因果関係がなかったとしても，見かけ上，因果関

[*2]　疫学では，ここで挙げた交絡因子と逆の因果関係以外にも，数多くのバイアスを引き起こす要因（選択バイアス，情報バイアスなど）があるとされていますが，ここでは筆者が最も重要だと考える（そして研究を行ううえでしばしば問題となる）2 つのみを紹介します．

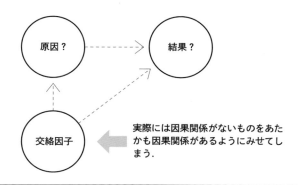

図 2-5 交絡因子
(出典：中室牧子，津川友介，2017)[1]

係があるように見えてしまうからです(図 2-5)．この場合，交絡因子を適切に補正[*3] することで，交絡因子の影響を取り除くことができます．

　例を用いて説明します．メタボ健診を受けている人と受けていない人を比較すると，メタボ健診・指導を受けている人たちのほうが体重，血糖値，血圧が低いという報告があります(図 2-6)．この結果を見て，メタボ健診・指導は糖尿病や高血圧などの生活習慣病の予防に役立っていると解釈するのは正しいのでしょうか？　メタボ健診・指導を受けている人は受けていない人と比べて，一般的に健康への意識が高いので，食事も気をつけているでしょうし，運動もしている可能性が高いと考えられます．そうすると生活習慣病を発症するリスクも低くなります．つまり，ここでは比較可能ではない2つの集団を比較している可能性があります．

　この場合，「健康意識」が交絡因子になりえます．健康意識は，メタボ健診を受けるかどうかの決め手になりますし(健康意識→健診受診)，生活習慣病にかかるかどうかの原因にもなります(健康意識→生活習慣病の発症)．よって，たとえメタボ健診受診と生活習慣病発症の間に因果関係がなかったとしても，健康意識が交絡因子として存在することで，見かけ上は健診受診したほうが生活習慣病発症のリスクが下がるように見えてしまいます．この結果をもってメタボ健診に国が補助金を出すと，税金の無駄遣いになってしまう可能性があります．

[*3] 交絡因子の影響を取り除くために「補正」する方法には，回帰分析で統計的に補正する方法，層別化する方法，マッチングする方法など複数の種類があります．

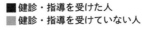

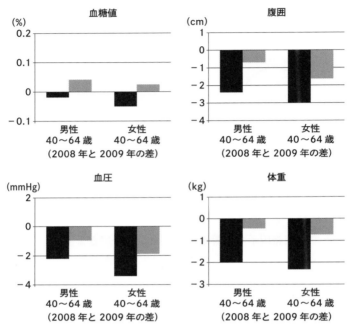

(注) メタボ健診の結果，生活習慣病のリスクが高いと判断された人に対して，
保健指導が行われる．指導には，動機づけ支援（原則 1 回きりの指導）と
積極的支援（定期的・継続的な指導）の 2 つがある．ここでは積極的支援
参加者のことを「健診・指導を受けた人」，不参加者のことを「健診・指導
を受けていない人」と表現している．血糖値は HbA1c，血圧は収縮期血
圧の値を示す．

図 2-6　メタボ健診を受けることで健康になれる？
(出典：厚生労働省，2015)[2]

　その財源を例えば教育や他の公共サービスに使うことで，多くの日本人がより
健康で豊かな暮らしを送ることができるようになるかもしれません．因果関係を
評価する研究では，データに含まれる因子（研究においてこのような因子のこと
を変数［Variable］と呼びます）の多くを以下の 3 つのグループに分けることがで
きます．解析する前にそれぞれがどの変数なのかをしっかりと見極めることが重
要です．

① **原因となる変数**(介入)：経済学・医学では介入や処置(Treatment)，疫学では曝露因子(Exposure)と呼びます．心理学などの分野では，独立変数(Independent variable)もしくは説明変数(Explanatory variable)と表現されることもあります．

② **結果となる変数**(アウトカム)：心理学などの分野では，従属変数(Dependent variable)や被説明変数(Explained variable)と呼ぶこともあります[*4]．

③ **交絡因子**(原因と結果の両方に影響を与える第3の因子のこと)：疫学では交絡因子，経済学では欠落変数と呼びます[*5]．

ちなみに，交絡因子という言葉は疫学や医学研究で用いられます．経済学では，交絡因子の代わりに欠落変数という用語を使い，欠落変数をきちんと考慮しないことで誤った因果関係を導き出してしまうことを，欠落変数バイアス(Omitted variable bias；OVB)と呼びます[5][*6]．

研究を始めたばかりの方にしばしば見られるのが，手元にある変数をすべて調べてみて，「どれか統計的に有意になるものがないかな？」と手探り状態で探索するパターンです．しかしこれでは変数を，①原因，②結果，③交絡因子の3つに明確に区別できていないことより，因果推論としては誤ったアプローチになります[*7]．

ちなみに，統計解析における仮説検定では，関連のない2つの事柄の間に偶然

[*4] 独立変数もしくは説明変数と表現した場合には，一般的に回帰分析モデルの右辺に含まれるすべての変数のことを意味します．この場合は，原因となる変数と交絡因子の両方を含み，この2つを厳密には区別しません．

[*5] 交絡因子を同定する方法(＝どの変数を回帰分析などで補正すべきか)に関しては複数の見解があります．例えば，原因となる変数よりも前に存在する因子で，結果となる変数に影響を与えるものはすべて交絡因子であるとみなし，統計的に補正するべきであるという考えかたもあります[3]．ハーバード大学の疫学者・生物統計学者タイラー・ヴァンダーウィールは，以下のような方法を推奨しています[4]．①まず原因と結果の両方もしくはいずれかに影響を与えるものすべてをリストアップし，②その中から操作変数(詳しくは110頁)を除き，③そして最後に，原因と結果の両方に影響を与える因子の代理変数(原因と結果の両方に影響を与える因子と相関する変数)を加えます．この方法でリストアップされた変数を回帰分析などを用いて補正するべきだと主張しています．

[*6] 経済学では，欠落変数や逆の因果関係など，因果関係の評価にバイアスを生じさせる問題のことをすべてまとめて「内生性(Endogeneity)」と表現します．

[*7] このように探索的にデータ解析を行い，たまたま統計的に有意になる関係を見つけ出すことは，英語ではチェリーピッキング(サクランボ狩りのこと)やフィッシング(魚釣りのこと)と表現し，ご法度とされています．

関係があるように見えてしまう確率[*8] が 1/20 未満であるときに，慣習的に「統計的に有意な関係がある」と解釈します．これは検定が 1 回しか行われないことを想定した概念ですので，例えば，手元に 20 個の変数があり，どれが原因でどれが交絡因子かを明らかにしないまま，手当たり次第に解析したら，少なくとも 1 つの変数は（実際には何の関係もないにもかかわらず）たまたま統計的に有意な結果が出てしまうと考えられます[*9].

2) 逆の因果関係

逆の因果関係とは，因果の流れが逆であるような状況のことを表します．つまり，原因だと思っていた変数が実は結果で，結果だと思っていた変数が原因であるような状況のことです．例えば，飲酒者のほうがお酒をやめた人よりも，収入が高いという研究結果があります．しかし，これは飲酒することで収入が増加しているのではなく，収入が高い人ほど経済的に余裕があるため（生活必需品ではない）お酒を買って飲む傾向があるだけである，つまり逆の因果関係であると考えられます[*10].

2. 予測モデルの構築

研究の中には予測モデルを組み立てることを目的とした研究もあります．例えば，肺炎の患者が救急外来に来たときに，その患者の入院が必要になる確率を計算する予測式（予測モデル）があります．

予測モデルに関しては，原因となる変数と交絡因子を区別する必要もなければ，交絡因子が補正されずに残っていても問題はなく，あくまでどれだけ高い精度で結果となる変数を予測できるかが至上命題になります．

肺炎患者の中で，女性のほうが入院になる確率が高いとします．そうすると性別は予測モデルに含めるべき変数になります．一方で，性別は肺炎の重症化の原因ではないと考えられます．男性に性転換手術を受けてもらい，ホルモンなども含めて完璧に女性化させることに成功しても肺炎が重症化しやすくなるとは考えにくいからです．このように因果推論では，性別のように介入によって変えるこ

[*8]　正確には，P 値とは「真に差がない場合に，観測されている以上に極端な差が観測される確率」のことを意味します．

[*9]　これは多重比較検定の問題と呼ばれ，この問題を統計的に処理する方法（多重比較補正）はありますが，本書ではその説明を省略します．

[*10]　因果推論に関するもっと基本的なコンセプトを勉強したい方は，中室牧子，津川友介著の『「原因と結果」の経済学』（ダイヤモンド社，2017 年）をご参照ください．

とができない因子は（因果効果の推定を行ってもあまり意味がないため）原因として用いないほうがよいという考えがありますが[*11]，予測モデルに性別を含めることは全く問題なく，予後予測に有用なのであればむしろ積極的に含めるべき変数になります.

近年，AI（人工知能）の一種として注目を集めている機械学習が得意なのがこの予測モデルの構築です．私たちがどの因子を予測モデルに含めるべきかを細かく指示しなくても，機械学習がデータから最適な因子を選択してくれます．機械学習を用いてどのように因果推論を行うべきかに関してはまだコンセンサスは得られていませんが，予測モデルの構築において機械学習が有用であることは確かだと思われます.

3. 記述統計

記述統計研究とは，現実に起きていることをデータを用いて「説明」する研究です．例えば，西日本のほうが東日本よりも人口当たりの医師数が多い，もしくは，心停止で倒れて病院に運ばれたときに麻痺がなく歩いて病院から出てこられる確率は住んでいる地域によって大きく異なる，といった今の現状をシンプルに説明する研究です.

西日本のほうが東日本よりも人口当たりの医師数が多いことは分かりました，ではなぜそのような違いがあるのでしょうか？ 西日本のほうが医学部の数が多いからでしょうか？ というところまで突っ込んでいくと，データ解析の目的が「原因→結果」の関係にあるのか評価することになるので，前述したような因果推論になります．記述統計研究はあくまでいまどのようなことが起こっていて，どのようなパターンがあるのかをざっくりとみる研究であり，因果関係を評価することはできません.

スマホをみている時間が長い子どものほうが成績が悪いという報告があります（図2-7）．こういった場合，メディアや読者は，スマホが成績低下を引き起こしているのではないかという論調になりがちです．しかし，スマホを見ている時間が長い子どものほうが成績が悪いというのは，記述統計です．事実をありのままみているだけですので，因果関係をこの結果から論じることはできません.

「スマホが成績を低下させる」という表現は因果関係を示唆していますが，この

[*11] これに関しては因果推論を専門とする研究者の間でもコンセンサスは得られておらず，介入によって変えることのできない因子を原因として用いても問題ないという見解もあります.

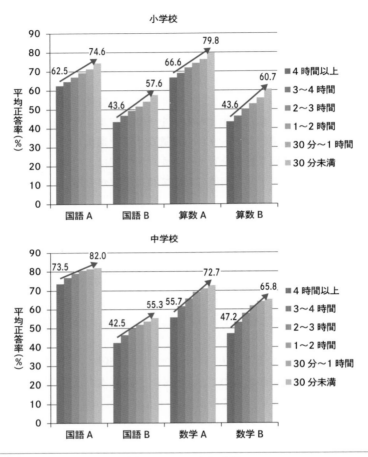

図 2-7 スマホと成績

普段(月～金曜日)，1日あたりどれくらいの時間，携帯電話やスマートフォンで通話や
メール，インターネットをしますか(携帯電話やスマートフォンを使ってゲームをする時
間は除く)と聞いた時間

(出典：国立教育政策研究所，2014)[6]

データからは言うことができません．勉強が嫌いな子どもほどスマホを見ている
時間が長いというのは十分考えられるメカニズムだと思います(この場合「勉強が
嫌い」であることが交絡因子になります)．その場合，仮にスマホばかりみている
子どもからスマホを没収したとしても，勉強嫌いな子は，余った時間を勉強以外
のことに費やすため，成績は悪いままです．

3 │ 因果推論の３つの学派

因果関係を理解したり，証明したりするには体系的なフレームワークが必要です．どんな条件を満たせば因果関係にあると証明することができて，何が足りないと因果関係を述べることができないのかを理解する必要があります．学問の分野によって考えかたに違いがありますが，ここでは，(1)統計学と経済学(ルービン)，(2)心理学(キャンベル)，(3)疫学(パール*12/ロビンス/グリーンランド)の３つの分野における因果推論を順番に説明し，必要に応じて対比させます．

1. 統計学・経済学における因果推論(ルービンの因果モデル)

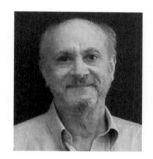

ドナルド・ルービン

因果推論の中でも最も広く使われているものの１つが「ルービンの因果モデル(Rubin's causal model)」です．これはハーバード大学の統計学者ドナルド・ルービンが1970年代半ばに開発した方法論です．

ルービンはこの因果モデル以外にも，データに欠損値があるときに用いられる統計解析方法である多重代入法(Multiple imputation method)や，そのままでは比較可能ではない観察データから比較可能な２群を作り出すプロペンシティスコア法(Propensity score method)を開発したことでも有名です．

ルービンの因果モデルは，イェジ・ネイマンとロナルド・フィッシャーという２人の偉大な統計学者の業績の上に成り立っています．

1923年にネイマンは，「潜在的な結果(Potential outcomes)」*13 という考えかたを概念化し，数学的な表記法を開発しました[7](18世紀の哲学者デイビッド・ヒュームや経済学者ジョン・スチュアート・ミル[8]も類似するコンセプトの存在を示唆していましたが，体系的に概念化したのはネイマンであると言われています)．ネイマンの考えの中には，因果推論を行うためには，無作為(ランダム)割

---

*12　パールは，疫学者ではなくコンピューターサイエンスの専門家ですが，パールの開発した因果推論の手法は，その後，ジェームズ・ロビンスやサンダー・グリーンランドら疫学者によって疫学の世界に広く取り入れられたため，ここでは「疫学における因果推論」と分類します．

*13　「潜在的結果変数」や「潜在的なアウトカム」と訳されることもあります．

り付けが必要だということが暗示されていましたが，それは明確には説明されていませんでした．

1925年にフィッシャーは，因果推論を行うためには無作為割り付けが必要不可欠であることを提唱し，RCTを用いた因果推論を体系化しました[9]．

この時点で実験（RCT）における因果推論の手法は体系化されたのですが，観察研究において系統立てて因果推論を行うフレームワークはまだ存在せず，後述する回帰分析を用いて相関関係を評価する方法が主流でした．

1974年になりルービンが，「潜在的な結果」を用いた因果推論のフレームワークを一般化し，RCTだけでなく観察研究でも使用できるようにしました[10]．ルービンは，「潜在的な結果」と「割り付けメカニズム（Assignment mechanism）（＝どの人が介入群に割り付けられ，どの人が対照群に割り付けられるかを規定するメカニズムのこと）」を組み合わせることで，RCTでも観察研究でも因果推論を行うことができる統一のフレームワークである「ルービンの因果モデル」を開発しました[*14]（図2-8）．

ルービンの因果モデルは，その後，経済学者のグイド・インベンス（当時はハーバード大学，現在はスタンフォード大学）やジョシュア・アングリスト（マサチューセッツ工科大学）によって経済学の世界に紹介され，今では経済学の因果推論のフレームワークとしても使われています．

ルービンの因果モデルを理解するうえで最も重要なコンセプトは「潜在的な結果」と「割り付けメカニズム」です．ルービンの因果モデルの基本的な考えかたは，各個人において，介入を受けた場合と受けなかった場合の両方の結果（潜在的な結果）が観察できれば，その差を取ることで個人レベルでの介入効果（Treatment effect）[*15]が推定できるというコンセプトから始まります．そしてその個人レベルの介入効果の平均値を取ることで，「サンプルに含まれる人すべてが介入を受けた場合」と「サンプルに含まれる人すべてが介入を受けなかった場合」の差を評価することができ，これが集団レベルでの介入効果（平均介入効果）であると考え

---

*14　ルービンの因果モデルが広く知られるようになったきっかけは，1986年にポール・ホーランドの論文[11]であるとされています．潜在的な結果やルービンの因果モデルをより詳しく学びたい人には，グイド・インベンス（経済学者）とドナルド・ルービン（統計学者）の共著の教科書[12]をお薦めします．この2名はハーバード大学の同僚であった時代があり，長年ハーバード大学の経済学部と統計学部で統計的因果推論の授業を受け持っていました．その授業の内容をまとめたものがこの教科書であると言われています．

*15　経済学ではTreatment effectはしばしば「処置効果」と訳されます．

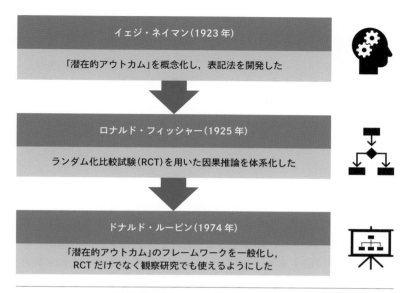

図 2-8 「潜在的アウトカム」の歴史

ます.

　例を用いて説明します．日本では2014年4月1日より消費税が5%から8%に増えました．そして2014年7〜9月の四半期GDP成長率は実質−0.4%（名目−0.8%）でした．新聞やテレビでは，有識者や政治家は消費税引き上げがマイナス成長の原因であるという議論を展開していますが，これはまさに因果推論の話になります．

　4月に消費税を引き上げた場合のGDP成長率と，引き上げなかった場合のGDP成長率の両方を観察することができれば，その差が消費税引き上げの介入効果になります．実際には消費税は引き上げられたのですが，もしタイムマシンを使って2014年3月まで戻って，どうにか消費税引き上げを思いとどまらせて，そしてその後のGDP成長率を見て，その差を取ることができれば，真の介入効果を計算することができます[16]．

---

[16] これは1つの国（日本）における1つの政策（2014年の消費増税）の影響の評価ですので，集団レベルの平均介入効果を評価することはできません．消費増税の集団レベルの平均介入効果を推定するためには，消費増税を実施した複数の国のデータを用いるか，もしくは日本の異なる時代における複数の消費増税のデータを解析する必要があります．

　この消費税引き上げがあった場合となかった場合の，それぞれのパターンにおける結果(この場合は GDP 成長率)のことを「潜在的な結果」と呼びます．潜在的な結果に近い概念として，経済学や疫学で用いられる，事実(Factual)と反事実(Counterfactual)があります．事実とは，実際に観察されたほうの結果(上記の例では，消費増税した場合の GDP 成長率)のことを指し，反事実とは，実際には観察されなかったほうの結果(消費増税しなかった場合の GDP 成長率)を表します．潜在的な結果とは，この 2 つを包括した概念であるととらえることができます．

　ここで問題になるのは，現実にはタイムマシンが存在しないということです．そのため，実世界では潜在的な結果のうち，片方(実際に起こったほう)の結果しか観察することができず，もう片方の結果は常に欠損データとなってしまうことです．つまり，ルービンは，**因果推論とは根本的に欠損データの問題である**と考えました．これを理解すると，なぜルービンが欠損のあるデータの解析方法である多重代入法も開発したのかを理解できると思います．

　潜在的な結果の概念を理解し，データを解析するために，ルービンは「科学表(Science)」と呼ばれる表を使います(表 2-1．2-2)．

　ここでは別の例を使って説明します．降圧薬(介入)を飲んだ人と飲んでいない人を比べて，その収縮期血圧(結果)を見たデータがあるとします．ここでは降圧薬を飲んでいた場合には介入＝1，飲んでいない場合には介入＝0 となります．そして降圧薬を飲んだ場合と，飲まなかった場合の血圧の値をそれぞれ $Y(1)$ と $Y(0)$ とします．この $Y(1)$ と $Y(0)$ は潜在的な結果となります．

　理想的には，**表 2-1** のように，各人において降圧薬の有無の両パターンにおける血圧の値が観察できれば，被験者 1 人ひとりにおける降圧薬の効果を判定することができます．これを集計して平均を取れば，降圧薬は，収縮期血圧を平均20 mmHg 下げることが分かります．

　しかし実際には，潜在的な結果をすべて観察することはできません．1 人目の患者さんは実際に降圧薬を飲んだので $Y(1)$ しか観察できませんし，2 人目の患者さんは降圧薬を実際には飲んでいないので $Y(0)$ しか観察できません．そうなると現実世界で観察できるのは，**表 2-2** のように欠損値(？で示してあります)だらけの表になってしまいます(表 2-1，2-2 において青字で示されているところは実際には観察できない結果になります)．逆に言うと，この欠損している部分のデータさえ入手できれば，被験者 1 人ひとりの真の介入効果を測定することが

表2-1 各人で介入を受けた場合と受けなかった場合の両方の
結果が観察できた場合の科学表

個人 ID	実際に介入を 受けたかどうか	介入を受けた場合の 結果　Y(1)	介入を受けなかった 場合の結果　Y(0)	2つの結果の差 Y(1) − Y(0)
1	1	110	128	110 − 128 = − 18
2	0	90	110	90 − 110 = − 20
3	0	140	162	140 − 162 = − 22
4	1	150	170	150 − 170 = − 20
5	1	134	150	134 − 150 = − 16
6	0	120	140	120 − 140 = − 20
7	1	126	150	126 − 150 = − 24
8	0	130	150	130 − 150 = − 20
平均		125	145	125 − 145 = − 20

(注)青字のデータは実際には観察されない.

表2-2 実際に観察できる結果

個人 ID	実際に介入を 受けたかどうか	介入を受けた場合の 結果　Y(1)	介入を受けなかった 場合の結果　Y(0)	2つの結果の差 Y(1) − Y(0)
1	1	110	?	110 − ? = ?
2	0	?	110	? − 110 = ?
3	0	?	162	? − 162 = ?
4	1	150	?	150 − ? = ?
5	1	134	?	134 − ? = ?
6	0	?	140	? − 140 = ?
7	1	126	?	126 − ? = ?
8	0	?	150	? − 150 = ?
平均		?	?	?

できるようになります.

　実際には，各人で降圧薬を飲んだ場合と，飲まなかった場合の両方の結果を両方とも観察することはできないため，被験者1人ひとりの個人レベルの介入効果を評価することはできません．そのため，研究では色々と工夫をして「集団レベ

ルでの介入効果(平均介入効果)」を推定しようとします.

RCTのときのように介入を受けた群と受けなかった群において,血圧に影響を与えるすべての因子が同じ分布をしていたら,たとえ？だらけの表であっても(集団レベルでの)真の介入効果を推定することができます.なぜならば,2つのグループで,血圧の規定因子の中で唯一の違いが降圧薬服用の有無であれば,単純に観察された結果の平均値の差を取ることで,真の介入効果を正しく(バイアスなく)推定することができるからです.

一方で,結果に影響を与える因子が2群間でバランスが取れていなかった場合,観察された結果の平均値の差を取っても,真の介入効果を推定することはできません.

例えば年齢の分布が違っていたとしましょう.一般的に,年齢が上がるほど血圧は高いことが知られています.降圧薬を服用したグループの平均年齢が50歳,服用しなかったグループの平均年齢が70歳であったとします.そうすると,降圧薬を服用しなかったグループの血圧の平均が介入群よりも高いのは,降圧薬の効果なのか年齢の影響を見ているだけなのかが分からなくなってしまいます(この場合,年齢は交絡因子になります).

参加者を無作為(ランダム)に介入群と対照群に割り付けるRCTが優れているのは,測定されているとしても,測定されていないとしても,すべてのアウトカムの規定因子が2グループ間で同じ分布をしていることが期待できる(サンプルサイズが十分大きい場合には確率は低いですが,不運なことに結果の重要な規定因子が2群間で異なってしまう場合があり,これをランダム化の失敗[Randomization failure]と呼びます)という点です.観察研究[*17]ではこのバランスが崩れていることが多いので,交絡因子の影響を統計的に取り除く(補正する)ことが必要になります.

これはしばしば誤解されていることなのですが,因果効果を推定するためには必ずしもRCTを行わなくてはいけないというわけではなく,交絡因子がすべて測定されていれば観察研究データでも正しく因果推論を行うことができます.

[*17] 研究は大きく「観察研究」と「介入研究」に2つに分けられます.観察研究は,研究者による積極的な介入は伴わず,被験者の日常的な行動を調査する研究です.これに対し介入研究は,本書でも紹介しているRCTのように,研究者が対象集団を2つ以上のグループに分け,それぞれ異なる介入を行う研究のことを指します.

ルービンの因果モデルを用いて平均介入効果を推定するためには，SUTVA
(Stable Unit Treatment Value Assumption)[12]と呼ばれる条件を満たす必要があ
ります．SUTVA は次の2つの条件からなります．

　1つ目は，ある被験者に対する介入の有無は，他の被験者の潜在的な結果に影
響を与えないという条件です(No interference)．つまり，データに含まれる被
験者がお互いに独立している(周囲の被験者への波及効果・外生性がない)という
ことを意味します．

　2つ目は，受ける介入の詳細(用量や種類など)のばらつきが存在しないという
条件です(No hidden variations of treatments)．例えば，ある薬の介入効果の評
価をしていた場合，状況によって薬の用量や種類が変わるといったことがないと
いうことを意味します(介入が明確に規定されていてばらつきがなければ，被験
者によって介入の用量や種類が異なることは問題ありません)．

2. 心理学における因果推論(キャンベルの因果推論)

　心理学者であったキャンベルは1950〜1970年代
に因果推論に関する仕事をたくさん行いました．
1967年に執筆した教科書[*18]はその後何度も改訂さ
れ，その後トマス・クックとの共著になり，これは
「クックとキャンベルの教科書」と呼ばれる因果推論
の世界ではバイブルとも言える有名な教科書になっ
ています．「内的妥当性(Internal validity)」，「外的
妥当性(External validity)」という言葉をはじめて
使ったのはキャンベルであると言われています．

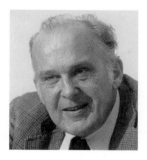

ドナルド・キャンベル

　内的妥当性が高いということは，すなわち相関関係から因果関係を導くことが
できるということを意味します．つまり内的妥当性とは，因果推論の質を評価す
る指標であるととらえることができます．一方で，外的妥当性とは，一般化可能
性(Generalizability)とも呼ばれ，あるサンプル(集団，時代など)で得られた知
見が，他の集団でも同じように得られるかどうかを評価する指標です．

　因果推論においては，キャンベルは「内的妥当性を脅かすもの(Threats to in-
ternal validity)」つまりバイアスを引き起こすものをリストアップして，研究を

---

*18　1967年に出版されたものはジュリアン・スタンレーとの共著で，タイトルは "Experimental and
　　quasi-experimental designs for research" でした．

始める段階で1つひとつ予防策を講じておくことで正しい因果推論を行うことができると考えました.

キャンベルの「内的妥当性を脅かすもの」には以下のようなものがあります.

① **原因と結果の逆転**(Ambiguous temporal precedence):原因が結果を引き起こしているのではなく,結果と想定されるものが逆に原因を引き起こしている状況,つまり前述の「逆の因果関係」のこと.

② **選択**(Selection):介入群と対照群の2つのグループが重要な点において異なっている状態.その場合,この2つのグループは比較可能な状態ではないので,推定される介入効果は,介入そのものの影響ではなく,その他の因子(2群間で異なる因子)の影響である可能性があります.

③ **歴史**(History):介入と同時期(前測定と後測定の間)に起こった介入以外の因子が結果に影響を与えており,(介入そのものではなく)その因子の影響を見てしまっている状況のこと.

④ **成熟**(Maturation):自然経過で起こった結果の経時変化(自然変化)を介入効果のように解釈してしまうこと.

⑤ **回帰**(Regression):あらゆるデータにおいて,測定を繰り返していくと極端な値は次第に平均値に近づいていくことが統計学的法則として知られており,これを「平均への回帰」と呼びます.例えば,1つのグループは標準血圧(平均値に近い血圧)のグループ,もう1つのグループは高血圧(平均値からより離れた血圧)のグループである場合,たとえ介入そのものに効果がなくても,高血圧のグループのデータは血圧測定を繰り返すとともに平均値に近づいていくため,高血圧のグループのみが介入を受けていた場合,あたかも介入に血圧を下げる効果があるように見えてしまいます.

⑥ **脱落**(Attrition):もしサンプル集団の一部でアウトカムが観察されず,そのデータ欠損のパターンが介入群と対照群で異なっていた場合,見かけ上の介入効果は真の介入効果とは異なったものになってしまう可能性があります.これはRCTであっても起こりうる数少ない問題の1つです.疫学の世界では「追跡不能者(Lost to follow-up)」と呼ばれます.

⑦ **テスト効果**(Testing effects):テストを受ける行為そのものに学習効果があるため,コントロール群がない単純な前後比較を用いて介入の効果を見ている場合,あたかも2回のテストの間に実施された介入に効果があっ

たように見えてしまうこと.

⑧ **測定方法の変更**(Instrumentation)：何かを定量化するときに，そのデータを取るために用いた手段(測定機器など)が変わっている(例：IQ テストで1回目は紙でテストし，2回目はコンピューターでテストした)と比較不能になってしまうこと.

⑨ 上記の因子の組み合わせ：上記①〜⑧の問題は2つ，3つが組み合わさってより複雑な問題になることもあります. 例えば，そもそも2群が比較可能ではなくて，そのうえでさらに片方のグループにのみに介入以外の(前測定と後測定の間に)別のイベントが起こってしまっている場合，これは「選択 × 歴史」の問題となります.

　ルービンがデータを集めた後の段階で，どのように統計解析すれば正しい因果推論を行うことができるのかを考えたのに対して，キャンベルはデータを集める前の段階で，どのような研究デザインを計画すれば正しく因果関係を導くことができるかを重要視しました. 正しく因果推論するためには，研究デザインと解析方法は両方とも重要です. よって，ルービンとキャンベルの因果推論に関する考えかたは対立するものではなく，補完的な意味合いを持っています.

3. 疫学における因果推論(因果ダイアグラム)

　疫学における因果推論で用いられる「因果ダイアグラム(Causal diagram)」は，ジュデア・パールが1995年に提唱した手法です.

　因果ダイアグラムはDAG(Directed Acyclic Graph＝非巡回有向グラフ)とも呼ばれるので，本書ではDAGという略称を使います. ハーバード大学のジェームス・ロビンスやカリフォルニア大学ロサンゼルス校(UCLA)のサンダー・グリーンランドたちはコンピューターサイエンスの世界で開発されたDAGを，疫学の世界に広めたと言われています[19].

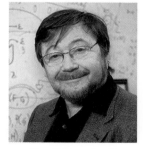

ジュデア・パール

[19] パールと，ロビンスやグリーンランドといった疫学者はDAGに対する考えかたが異なります. パールはDAGを提唱し，それを用いて直接的に因果推論を行うことを推奨しました. 一方で，ロビンスやグリーンランドは，反事実を考えることで因果推論を行うというアプローチを取りますが，そのプロセスの中で交絡因子を同定するために必要な条件を明らかにするためにDAGを利用することを推奨しています.

DAG ではまず矢印を用いたグラフで因果関係を「図示」します．その図の中では，時間の流れは常に左から右で表現されますので，矢印の向きは必ず右向きになります[20]．そのため，矢印が左側に戻ってきて矢印のループが閉じることがありません．これが「非巡回（Acyclic）」と呼ばれる理由です．一方，「有向（Directed）」とは「向きがある」ということを意味していますので，矢印を使ってその矢印が因果関係を表していることを表現しています．つまり「原因→結果」という意味で矢印が使われます．

最もシンプルな DAG が図 2-9 になります．ここでは X は原因，Y は結果，そして C は交絡因子を表しています．

交絡因子とは「原因と結果の両方に影響を与える第3の因子」[21] のことですので，C から X に矢印を引くことができ，さらに C から Y にも矢印を引くことができると，はじめて C は交絡因子となります．交絡因子の影響を取り除かずに解析をすると，X と Y の因果関係を正しく推定することができません．たとえ X と Y が無関係であっても，C のせいで見かけ上因果関係があるようにみえてしまうことがあります（疑似相関）．

逆に X と Y に因果関係があっても，C の影響で無関係のようにみえてしまうこともあります．いずれのパターンにおいても，C の影響のことを「バイアス（真の値と推定値との差）」と表現します．C の影響を除くためには，C で補正[22] します．そうすると C の影響を取り除いた状態で，X と Y の正しい（バイアスのない）関係性を評価することができるようになります．

X から C を経由して Y に行く道筋が，裏口を通っているようにも見えるため，この C によるバイアスを「裏口経路（Backdoor path）」と呼びます（図 2-10）．そして，補正すること（アルファベットを四角で囲うことで図示します）によって C の影響と取り除くことを，「裏口経路を閉じる」と表現します（図 2-11）．

前述のように，C が交絡因子となるためには，C は X と Y の両方に影響を与える第3の因子である必要があります．逆にもし C が X か Y のいずれかにしか影響を与えていない場合には，C は交絡因子ではありません（図 2-12）．その場合

---

[20] これは疫学で DAG を使う場合のルールであり，コンピューターサイエンスでは矢印の方向は必ずしも右向きとは限りません．

[21] 疫学では，交絡因子は正確には「条件づけることによって後述の『裏口経路』をブロックすることができる因子」と定義されます．

[22] 補正の仕方に関しては，後述する回帰分析で補正する方法以外にも，層別化する方法，マッチングする方法など複数の方法があります．

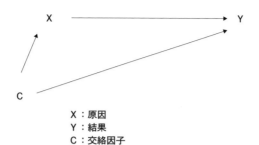

図 2-9 因果ダイアグラムの例(交絡因子あり)

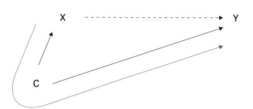

X は C を経由して Y に影響を与えているだけだが，
見かけ上，X が Y を引き起こしているように見えて
しまう

図 2-10 交絡因子による「裏口経路」

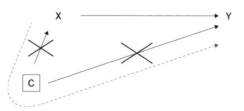

DAG ではアルファベットが四角で囲われている場合，
それは補正されていることを意味する．C で補正する
ことで，「X→C→Y」の裏口からの因果経路は閉じて，
X と Y の真の関係(X→Y)を評価することができるよ
うになる

図 2-11 補正することで「裏口経路」を閉じること
ができる

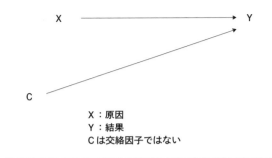

X：原因
Y：結果
C は交絡因子ではない

図 2-12　X と Y の片方にしか影響を与えていない
場合，C は交絡因子ではない

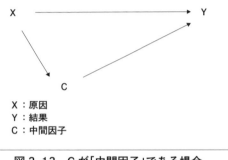

X：原因
Y：結果
C：中間因子

図 2-13　C が「中間因子」である場合

は，C で補正しなくても X と Y の因果関係を正しく評価することができます.

　X が C を引き起こし，そして C が Y を引き起こしている場合，C は中間因子 (Intermediate variable)と呼ばれ，C が交絡因子のときと異なり C で補正するべきではないとされています（図 2-13）．もし間違って C で補正してしまうと，X と Y の関係（の推定値）を弱めてしまい，本来だったら因果関係のあるものを，関係がないと誤って評価してしまう可能性があります.

　「裏口経路」は矢印がつながっているからといって必ずしも生じるわけではなく，矢印の向きが重要になります.C から X と Y の両方に 2 つの矢印が伸びていれば，C は交絡因子であり，裏口経路は開いていることになります．一方で，2 つの矢印が逆に C の方向を向いている場合には裏口経路は閉じていますので（この場合は C は「合流点(Collider)」と呼ばれます），バイアスの心配をする必要は

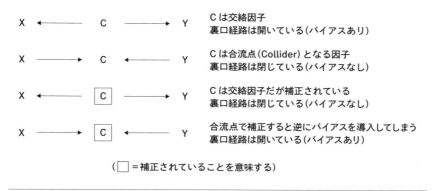

図 2-14　補正するべき因子と，補正してはいけない因子がある

なく（図 2-14），この場合には C で補正する必要がありません．C が合流点となる変数である場合に補正すると，逆に裏口経路を開けてバイアスを導入してしまうことになります．

　つまり，C が交絡因子であれば補正することでバイアスを取り除くことができる一方で，C が合流点となる変数である場合には，補正することで逆にバイアスを導入してしまうことになります．よって矢印の向きを明らかにし，交絡因子なのか合流点なのかをきちんと識別することが重要になります．

4 ┃ 実験と疑似実験

　因果関係を評価する研究手法として，実験（Experiment）と疑似実験（Quasi-experiment）という 2 つの方法があります．実験とは，研究者がどの被験者が介入を受けるのかを決める（割り付ける）研究手法で，介入の因果効果を（バイアスのない形で）正確に評価することができます．疑似実験とは，観察研究のデータを使いながらも実験に近い状況を作り出すことで，因果関係を評価する研究手法のことを指します．

1. 実験

1) ランダム化比較試験（RCT）

　臨床医学や経済学の世界では，実験とは多くの場合，RCT のことを指します．この研究方法は，どのグループがどの介入を受けるかを研究者がくじを引いたり乱数表を使って無作為（ランダム）に割り付ける研究方法のことを指します[*23]．介入を受けるほうに割り付けられたグループのことを介入群，受けないほうに割り付けられたグループのことを対照群（コントロール群）と呼びます．

2) RCT の前身

　RCT ほど洗練されていない，より原始的な実験はかなり昔から行われていました．1747 年にはスコットランドの外科医ジェームス・リンドが，壊血症（ビタミン C 不足によって出血しやすくなる病気）に対して柑橘類が有効であるという実験を論文にしています．1900 年代には，患者を交互に介入群と対照群に割り付ける Alternate-allocation study という手法が用いられるようになりました．1931年にはジェームス・バーンズ・アムバーソンがコインを投げて表になるか裏になるかで結核患者に対してサノクリシンという薬を投与するかどうかを決めたことが記録に残っています[13]．

　しかし，重症な患者は優先的に介入群に割り付けられるなど，対象者を決めるときに無作為に割り付けられていないことが明らかになり，医師や患者が介入群に割り付けられたのか対照群に割り付けられたのか分からなくすることが必要であるとされました．そこで治療を行う医師は，目の前の患者がどちらのグループに割り付けられたのか分からないようにされるようになりました（このことを「盲検化」と呼びます）．さらにはその後，医師だけでなく，患者もどちらのグループに割り付けられたのか分からなくするために，プラセボ（偽薬とも呼ばれる，見た目は本物の薬のように見えるが薬として効く成分が入っていない偽物の薬のこと）が用いられるようになりました．このように医師と患者の両者ともが，各被験者が介入群と対照群のいずれに割り付けられたのか分からなくする方法のことを「二重盲検化」と呼びます．

　二重盲検化には，割り付け時に起こる問題を予防するという意図だけでなく，

---

*23　くじ引きや乱数表など，偶然に頼る方法で割付けを行うと，介入群と対照群のどちらか一方のグループに被験者が偏ってしまう危険性があります．そのため，実際には（治験などでは），ランダム化を保ちつつほぼ均等になるように割り付ける手法（ラテン方格法など）が一般的に用いられます．

割り付け後に起こる問題を防ぐという目的もあります．たとえRCTで割り付けが無作為に行われたとしても，研究者や臨床現場で治療にあたっている医師が割り付け結果を知っているがために，割り付け後に，2群間で異なる介入が行われてしまうリスクがあります（例えば，介入群だけ追加の治療が行われるなど）．また，被験者が自分の割り付け結果を知っているために，行動を変えることもあり，そうすると介入の因果効果を正しく評価できなくなってしまいます．二重盲検化することで，これらの問題を未然に防ぐことが可能になります．

3）RCTの誕生

1935年にロナルド・フィッシャーが，肥料などを評価する農業実験に関する「実験計画法（The design of experiment）」という本の中ではじめてRCTを提唱しました．1948年には，英国医学研究審議会による結核患者に対するストレプトマイシンの研究にRCTが用いられ，その成功によって臨床試験においても方法論としての有用性が認められるようになったと言われています[14]．そしてルービンの因果モデルの登場によって，なぜRCTが因果推論を行うのに最適な方法であるかが数学的に説明できるようになったとされています．

4）RCTの強み

あらゆる研究デザインの中でRCTが最も内的妥当性の高い（＝因果関係があるかどうかを最も正確に評価できる）研究デザインであると考えられています．この方法の最大の強みは，介入群と対照群の間で，測定された交絡因子の分布も，測定されていない交絡因子の分布もともにバランスが取れているということであり，2群間で唯一違うのは，介入を受けているかどうかだけであることが期待できます．ここでカギになるのは，後者の「測定されていない交絡因子」です．測定された交絡因子の影響を補正する方法はいくつもありますが，測定されていない交絡因子が存在する場合に，因果効果を正しく推定できる方法は，①RCT，②（完璧にデザインされた）操作変数（Instrumental variable；以下IV）法，③回帰不連続デザイン（および分割時系列デザイン）などに限られます．実際には完璧な条件で操作変数法や回帰不連続デザインの研究を行うことは難しいため，「測定されていない交絡因子」によるバイアスを最も確実に排除する方法がRCTであるとされています．

5）RCTの弱点

一見すると理想的にみえるRCTにも，いくつかの弱点があります．1つ目は，RCTを実施するには多額の財源（研究費）が必要であるということです．実際に

患者に被験者になってもらい病院でRCTをやるとすると莫大なお金がかかります．ランド医療保険実験のように一般市民にランダムに医療保険を提供するというのも莫大なお金がかかります．いずれにしても観察研究に比べるとはるかに多くの財源が必要になります．

2つ目は，外的妥当性の問題です．上述のとおりRCTは最も内的妥当性の高い研究デザインですが，その一方で，外的妥当性に関しては問題があります．例えば，ある薬の効果を判定するためのRCTを行ったとします．RCTはお金がかかりますので，確実に期待された結果が得られるように，高齢者を除外したり，合併症がたくさんある人も除外され，健康的な人だけが研究参加者になっていることがしばしばあります．そうすると，たとえRCTで薬が効果的であると評価されたとしても，実際に世の中にその薬が出回って，高齢者や合併症を持っている人が使ったら，RCTで観察されたような効果は認められないかもしれません．実験の状況下での効果を「効力（Efficacy）」，実臨床で認められる効果を「有効性（Effectiveness）」と呼びますが，この2つは必ずしも一致しません．そしてRCTでは効力は適切に評価することができますが，多くの場合，有効性は評価できません．

3つ目は，「脱落」の問題です．RCTは優れた研究手法なのですが完璧ではなく，キャンベルの因果推論のフレームワークにおける脱落があると，正しい因果推論ができなくなります．つまり，RCTから脱落して追跡できなくなった被験者がいて，追跡できた被験者と脱落した被験者がシステマティックに異なった場合，そのRCTの解析の結果得られた因果効果はバイアスがかかってしまいます．よって，RCTで脱落者が発生した場合には，その中の一部の集団でもよいのでがんばって追跡を行い，残った被験者と脱落者がどのように異なるのか評価する必要があります．

4つ目は，RCTは高額であるため，膨大な数の被験者をリクルートしたり，長期的に追跡を行うことは困難です．そのため，発生頻度の低いアウトカム（例えばまれな副作用）や長期的な追跡を行わないと観察できないアウトカムの評価には適さないという問題があります．

最後に（これは必ずしも弱点ではありませんが），RCTでは一般的に介入の「割り付け」に基づいて2群間を比較します．そしてこの比較で評価できるのは介入そのものの因果効果ではなく，割り付けの因果効果（Intention to treat effect；ITT effect）になります．実際には，介入群に割り付けられた人が自分の意志で

介入を受けなかったり，逆に対照群に割り付けられた人が介入を受けてしまうことがあります(ノンコンプライアンス問題)．しかし，RCTのデータを用いて，実際に介入を受けた人と受けなかった人を比較する方法(Per protocol analysis)は，バイアスのかかった形で因果効果を推定してしまうため推奨されていません．RCTから正しく介入そのものの因果効果(Treatment on the treated effect；ToT effect)を推定するためには，後述の操作変数法という手法を用いる必要があります．

2. 疑似実験

1) すべての交絡因子が測定できれば，観察研究でも正しく因果推論できる

手元にすでに観察研究から得られたデータがあって，それを解析することで何か分かるかもしれないという状況もあるでしょう．その場合，RCTのほうが内的妥当性が高いからと言って，手元にあるデータを利用しない手はありません．実験至上主義者(Experimentalist)と呼ばれる人たちの中には，RCT以外では因果関係を述べることができないという主張をする人たちもいますが，そんなことはありません．

因果推論の原則を理解して頂ければ分かるように，RCTの最大かつ唯一の強みは「測定されていない交絡因子」の分布に関して，比較している複数の集団の間で差がないということです．もしすべての交絡因子が測定されていれば，観察研究のデータでもRCTと同じように因果関係を述べることができます．「ありとあらゆる情報がすべて測定されていれば」という条件を満たすことは現実的ではないかもしれませんが，「すべての重要な交絡因子が測定されていれば」という条件は満たしうるものだと思われます．

交絡因子とは「原因と結果の両方に影響を与える因子」です．つまり原因に影響を与えるものをすべて列挙するか(誰がどのような介入を受けるかのメカニズムを明らかにする)，もしくは結果に影響を与える因子をすべて列挙できれば，この条件は達成されます．例えば，結果が心筋梗塞であれば，その規定因子は比較的よく研究されており，それらのデータをすべて集めることは不可能ではありません．すべての交絡因子に関するデータが測定されていれば，後述するプロペンシティスコア(Propensity score；PS)などの方法を用いて因果関係を明らかにすることができます．観察研究のデータを用いながらも，実験に近い状況を作り出すことで因果推論を行う研究手法のことを「疑似実験」と呼びます．

2) 疑似実験の研究デザイン

疑似実験の研究デザインには以下のようなものがあります.

① 操作変数法
② プロペンシティスコア(PS)
③ 回帰不連続デザイン・分割時系列デザイン
④ 差分の差分分析

これら①〜④はいずれも内的妥当性の高い優れた解析方法であり,正しい方法で用いれば質の高い因果推論を行うことができます.

①操作変数法

測定(観察)されていない交絡因子に関しても対処することができる方法論として,RCT, 操作変数(Instrumental variable；IV)法,回帰不連続デザインの3つがあります.

操作変数(IV)とは,介入となる変数には影響を与えるものの,アウトカムには介入となる変数を通してしか影響を与えない変数のことを指します.このIVを利用することで,介入と結果の因果関係(IVと結果の因果関係ではないことに注意して下さい)を評価する方法がIV法になります.

医学の領域では,心血管カテーテル治療のできる設備を有する病院から自宅までの距離がIVとしてしばしば用いられています.そのような病院からの距離が近いほど心血管カテーテル治療を受けられる確率が高くなり,遠いほどその確率は低くなります.一方で,自宅から病院までの距離は直接的には心筋梗塞患者の予後に影響を与えないと考えられます.もしこれらの仮定が成り立てば,心血管カテーテル治療ができる病院からの距離をIVとすることで,心血管カテーテルの患者の死亡率への影響を評価することが可能になります.IV法を用いることで,測定された交絡因子と測定されていない交絡因子の両方に対応することが可能です.

この話だけ聞くとIV法が素晴らしく優れた研究デザインのように聞こえると思いますが,IV法が成り立つためには下記の5つの条件を満たす必要があります.この中でも特に重要なのは(1)除外制約と(2)IVと結果の交絡因子が存在しないことの2つになります.

IV 法が成り立つための条件[*24]

(1)　除外制約(Exclusion restriction)：IV が直接結果となる変数に影響を与えることはなく，IV は原因となる変数を通してしか結果となる変数に影響を与えない．「操作変数の外生性(Instrument exogeneity)」とも呼ばれる．

(2)　IV と結果の交絡因子(Instrument-outcome confounder)が存在しないこと：IV と結果となる変数の両方に影響を与える因子(交絡因子)が存在しない

(3)　IV の関連性(Instrument relevance)：IV は原因となる変数に影響を与える(IV が原因となる変数の値を強く予測する)

(4)　単調性(Monotonicity)：IV が原因となる変数に対して逆効果になる人たち(Defiers と呼ばれる人たち)がいない

(5)　SUTVA(Stable Unit Treatment Value Assumption)[*25]：ある被験者に対する介入の有無は，他の被験者の潜在的な結果に影響を与えず，受ける介入の詳細(用量や種類など)のばらつきが存在しない

　このうち3つ目の条件の「IV の関連性」に関しては，IV と原因となる変数との間の相関関係を計算することで簡単に評価することができます．この場合，統計学的に有意かどうかに加えて，相関の強さが重要です．IV が介入を予測する力が弱い場合(Weak instruments と呼ばれます)，仮に(観察されていない交絡因子などによる)バイアスが残っていた場合にそのバイアスの影響を増幅してしまうことが知られています．一般的に，F 統計量と呼ばれる関連性の強さを表す指標が10未満であると，IV と原因となる変数の関連性が弱過ぎるため問題であるとされています[15)]．

　4つ目の条件の「単調性」とは IV が原因となる変数(介入)に対して逆効果にな

[*24]　疫学の世界では，この5つの条件に加えて，同質性(Homogeneity)，つまり IV が，原因と結果の関係性を変えないことも満たすべき条件であると最近では考えられるようになってきています．疫学の世界では，遺伝子多型を IV として利用する(例えばアルコールに強い遺伝子を IV として利用することで，飲酒と健康の関係を評価します．多くの場合では遺伝子に影響を与えるような因子が存在しないため，遺伝子は理想に近い IV であると考えられています)ことで因果関係を明らかにしようとするメンデルランダム化解析(Mendelian randomization)と呼ばれる研究手法があります．この手法を用いた研究の中で，原因となる因子と関連する遺伝子によって，原因と結果の関係性が変わってしまうことがあることが明らかになっています．

[*25]　SUTVA に関しては詳しくは99頁を参照してください．

表 2-3　操作変数法で推定できるのは Complier における介入効果

	IV=0 の場合	IV=1 の場合	名称と説明
原因となる変数(介入)(X)	X=0	X=1	Complier(IV と X が一致する従順な人たち)
	X=1	X=0	Defier(IV と X が逆となるあまのじゃくな人たち)
	X=0	X=0	Never-taker(IV にかかわらず常に X[介入]を拒否する人たち)
	X=1	X=1	Always-taker(IV にかかわらず常に X[介入]を受ける人たち)

るような人たちがいないという条件のことを指します．表 2-3 のように4つの
グループの人たちに分けることができます．この中で Complier とは IV の設定
通りに原因となる変数(介入)を受けるかどうか決める従順な人たちです．一方
で，Defier とは一般的に IV から期待される介入(X)の有無とは逆の行動パターン
を取る(IV=0 なら X=1，IV=1 なら X=0 と逆の値を取る)あまのじゃくな人たち
のことです．そして，単調性と呼ばれる IV が成り立つ条件とは，この Defier が
いないことになります．

　IV 法で推定することのできる介入効果は LATE(Local average treatment ef-
fect)もしくは CATE(Complier average treatment effect)と呼ばれ，日本語では
「局所平均介入効果」と訳されます[*26]．グループ全体が治療を受けた場合と，グ
ループ全体が治療を受けなかった場合との差で推定される介入効果のことを，限
界介入効果(Marginal treatment effect)と呼びます．一方で，IV 法で推定される
介入効果は，グループ全体ではなく，上記のテーブルの割り付けと介入が一致す
る Complier における介入効果になります．よって，IV 法で得られる LATE と呼
ばれる介入効果と，RCT などで得られる限界介入効果とでは推定しているものが
異なるため，比較することはできません．一般的に，(たとえ実際の効果が同等で
あったとしても)LATE の推定値は限界効果よりも絶対値が大きくなることが知
られています．

　IV 法の一番の問題は，IV が成立するために満たす必要のある条件のうちのい
くつかが，手元にあるデータからは評価することができないという点です．その
中でも(1)と(2)が最も問題です．この(1)と(2)を組み合わせて(広義の)除外制約

---

*26　「局所平均処置効果」と訳されることもあります．

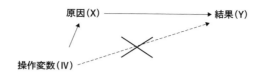

図 2-15　除外制約(IV は介入を通してのみ結果となる変数に影響を与える)

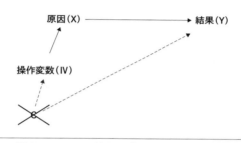

図 2-16　IV と結果の交絡因子(図中の C)

と表現することもあります.

　除外制約の条件を図示すると, 図 2-15 のようになります. IV と結果の交絡因子は図 2-16 のようなイメージになります. この場合, 図中の C は IV と結果となる変数の両方に影響を与える交絡因子となります.

　仮に IV が直接結果に影響を与えていないと信じるだけの十分な根拠があるとしても(これはデータでは確かめることができないのでメカニズムから考察する必要があります), 図 2-16 のように第 4 の因子が IV と結果となる変数の両方に影響を与える因子(交絡因子)になっているときにも IV の妥当性は崩れてしまいます. 実際には巷にある IV を使っている研究の多くがこの IV と結果の交絡因子をきちんと考慮されていないという研究結果があります [16].

　ちなみに経済学者は RCT における介入の割り付けも一種の IV であるととらえています. この場合には, 介入の割り付けはランダムに行われていますので, IV は結果に直接影響を与えなく, IV・結果間の交絡因子が存在しないという条件をきちんと満たしており, 理想的な IV であるということができます.

②プロペンシティスコア

プロペンシティスコア(Propensity score；PS)を用いた解析方法は疑似実験の中でも近年ますます使われるようになってきています.

PS とは 1983 年にドナルド・ルービンとポール・ローゼンバウムの 2 人の統計学者が開発した解析方法です.

PS の利用法には,マッチングや層別化などがありますが,ここではマッチングを中心に説明します.ルービンの因果モデルの説明(93 頁)を読んで頂ければ分かるように,基本的なコンセプトとしては,とてもよく似た 2 つの群を作り出し,その 2 群間での唯一の違いは原因となる変数(介入)を受けたか受けていないかであるという状況を作り出すことが目的です.この「その 2 群間での唯一の違いは介入を受けたかどうか」である 2 群のことを,「比較可能」な 2 群と表現します.そうすればあとはこの 2 群間で結果の差を取れば,その差を生みだしているのは介入であると解釈することができます.

交絡因子および結果となる変数に影響を与える因子(これらを合わせて共変量[Covariate]と表現します)が複数あるとします.これら共変量の分布が介入群と対照群で異なっていた場合,これら 2 つの群の結果を単純に比較することで推定された平均介入効果はバイアスを含んでいます.よって正しい平均介入効果を推定するためには,まず比較可能な 2 群を作ることが必要となります.共変量が 1 つの場合には,その値が近い人同士をマッチングすることで問題が解決します.しかし共変量が複数になった場合,それらの組み合わせが近い人を探すことが困難になります.PS とは,複数の共変量をまとめて 1 つのスコアにしたものです.そのスコアでマッチングをすると,そのスコアの計算に用いられた複数の共変量の分布が,2 群間でバランスが取れる(比較可能な 2 群になる)ことが期待されるということが数学的に証明されています.

ちなみにこのようにあるスコアでバランスを取ると,そのスコアの計算に用いられた変数においてもバランスがとれるようなスコアのことをバランシングスコアと呼びます.PS はそのバランシングスコアの 1 つです.バランシングスコアの中で最も粗い(多くの情報をまとめることができる)のが PS であり,最も細かいのが個々の共変量を用いてマッチングする方法になります.

コンセプトとしての PS とは複数の共変量をまとめて 1 つのスコアにしたものですが,実際の計算方法としては,PS とは各人が介入群に割り付けられる確率になります.つまり,PS＝0.3 とは 30％の確率で介入群に割り付けられるというこ

とを意味します．仮に，PS＝0.3の人を20人連れて来たとして，そのうち10人が介入群，残りの10人が対照群に割り付けられたとします．そうするとこの20人の中では，介入群に割り付けられる確率と対照群に割り付けられる確率は同じですので（全員，介入群に割り付けられる確率は30％と同じであるため），RCTと同じ状況であると考えることができます．そして，介入群と対照群の結果の平均値を比較すると，それは平均介入効果であるということになります．幅広い値のPSにおいて，同じようにPSが近い人をマッチングしていくと，バイアスのない形で平均介入効果を推定することができます（PSの計算に用いられた共変量の影響を取り除いたうえで，2群間の結果となる変数の平均値を比較することができます）．

PSを開発したローゼンバウムとルービンはPSをRCTと同じ手順で行うことを推奨しています．つまり，まずは連結可能な形で結果となる変数が含まれるデータを他のデータ（こちらには原因となる変数や交絡因子などが含まれる）と切り離して2つのデータセットを作成します．そして結果となる変数の情報が含まれないほうのデータを用いてPSを計算して，マッチングを行い，共変量のバランスのとれた2群を作り出します．そうすることでPSを計算するために用いられる回帰モデル（PSモデル）を決めている段階で結果となる変数の値を見て，一番都合のよいものを恣意的に選ぶということが予防できます．この段階は，RCTでいうところの無作為割り付けを行っており，まだ参加者の結果のデータを集めていない段階に相当します．

PS[27]を用いてマッチングしたら，PSモデルに含まれている共変量が本当に2群間で同じような分布をしているかを確認します．もし分布が同じでなければ，二次関数，三次関数，対数変換，交互作用などを含めてPSモデルを作り直します．PSモデルに含まれている変数が2群間でバランスが取れるようになるまでこの作業を繰り返します．

そして，最終的に2群間でバランスが取れたら，最後に結果を含むデータセットと突合し，2群間で結果となる変数の平均値を比較します．これがRCTにおいて結果のデータを集める段階に相当します．上記のような手順を踏むことがPSマッチングが「疑似RCT」と呼ばれるゆえんです．

---

[27] 現実には，結果となる変数が含まれたままPSモデルを構築するためのデータ解析を行っても問題ないのですが，（共変量のバランスから）PSモデルが決定するまでは，結果となる変数のデータは見ないようにして下さい．

PSマッチングを行ううえで, 2つの注意点があります. 1つ目は, PSモデルに含めることができるのは介入の割り付け(介入群になるか対照群に入るか決まる)タイミングよりも前に測定された変数("Pre-treatment variable")に限られるということです. 割り付けよりも後に測定された変数は, PSモデルには含めることができません. PSモデルで2群間のバランスを取っている段階がRCTでの無作為割り付けのプロセスを模倣していると考えれば, その時点で有している情報でのみ2群の比較をすることができるというのは理解できると思います.

2つ目は, すべての変数において2群間で共変量の分布のバランスが得られるかどうか分からないので(そしてそのバランスの程度にもばらつきがあるので), 変数の中で優先順位を付ける必要があるということです. どうしても2群間で分布のバランスを達成する必要がある重要な変数(つまり結果となる変数に大きな影響を与える因子)から, それほど重要ではない変数まで順番を付けます. そして, 重要な変数において2群間で分布のバランスが得られるようなPSモデルを作成します. 場合によっては最重要な1〜2個の因子でまず直接マッチングや層別化を行い, そのマッチング・層別化の範囲内でPSマッチングをすることも行われます.

実際のデータ[17),18)]を用いて説明します. 1976年に行われた職業訓練プログラムによって, 1978年の収入(結果)が上がったかどうかの解析を行いたいとします. 交絡因子および結果となる変数の予測因子は以下のようになります.

- 二値変数(0か1の値しかとらない変数):結婚しているかどうか, 高校を卒業しているかどうか, 人種(黒人 vs その他の人種), 1974年・1975年で収入がゼロかどうか(U74, U75)
- 連続変数:教育を受けた年数, 年齢, 1974年, 1975年の収入(RE74, RE75)

もちろん職業訓練プログラムを受けに行く人は, 受けに行かない人たちに比べると色々な面において異なります. 例えば1975年の収入(RE75)を比較してみると, 図2-17のように職業訓練プログラムを受けた人は, 受けていない人と比べて収入が低いことが分かります. おそらく, プログラムを受けていない人たちの中には, 収入がそれなりにあるため職業訓練プログラムを受ける必要がない人たちが含まれている可能性があります. この状態では2群の1978年の収入を比べても, 2群間が比較可能ではないため, 職業訓練プログラムの効果を評価してい

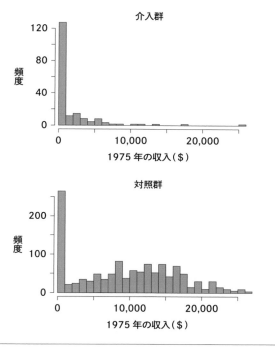

図 2-17　1975 年の収入の分布の比較

ることにはなりません.

　そこで PS マッチングを使うことで職業訓練プログラムの収入に与える因果効果を評価してみましょう. まずは以下のような「PS モデル」と呼ばれる数式(ロジスティック回帰分析を用いてスコアを計算します. 回帰分析に関して詳しくは次項で説明します)を用いて各人の PS を計算します.

$$\text{logit}^{*28}(\text{Pr}[\text{Treatment}_i = 1 \mid X])$$
$$= \beta_0 + \beta_1 \text{Age}_i + \beta_2 \text{Black}_i + \beta_3 \text{Married}_i + \beta_4 \text{Educ}_i + \beta_5 \text{RE74}_i + \beta_6 \text{RE75}_i$$

---

*28　確率 p で起こるある事象について, その事象が起こる確率と起こらない確率の比 p/(1−p)をオッズと表現します. そして, オッズの対数をとったもの を対数オッズと呼び, それを関数とみなしたものをロジット(logit)関数と言います. 本文中の数式では, 左辺の期待値がロジット変換されていることを意味します.
　　Pr[Treatment=1│X]とは, X で条件付けしたうえでの, Treatment=1 となる確率を表します. 縦線(│)の後に記載されたものが条件付けの「条件」となります.

　まずはこれで各人（その人の ID が上記の i に入ります）の PS を計算して，そのスコアを用いてマッチングをします．この段階では結果（1978 年の収入）のデータは見ることができません．マッチングが終わったらこれら PS モデルに含まれた共変量の分布を 2 群間で比較します．2 群間で共変量の分布のバランスが達成されなかったとします．そうしたら，年齢の 2 乗まで含んだ次のような PS モデルを使ってみます．

$$\mathrm{logit}(\mathrm{Pr}[\mathrm{Treatment}_i = 1 \mid X])$$
$$= \beta_0 + \beta_1 \mathrm{Age}_i + \beta_2 \mathrm{Age}_i^2 + \beta_3 \mathrm{Black}_i + \beta_4 \mathrm{Married}_i + \beta_5 \mathrm{Educ}_i + \beta_6 \mathrm{RE75}_i + \beta_7 \mathrm{RE78}_i$$

　これでもバランスが取れない場合には 3 乗（Age_i^3）まで含めてみたり，対数変換［$\log(\mathrm{Age}_i)$］したり，交互作用（$\mathrm{Black}_i \times \mathrm{RE75}_i$）を含めてみます．そして，最終的に PS モデルに含まれた変数すべてにおいて 2 群間でバランスがとれるまでこれを繰り返します．PS モデル作成のプロセスはこのような反復作業です．そして最終的に 2 群間で共変量のバランスが取れることで PS モデルが決定し，それを用いて，マッチングをすると，図 2-18，図 2-19 のように 2 群は元の状態よりもずっと比較可能な 2 群となります．

　もう 1 つ重要な手順があります．それはコモンサポート（Common support）の外にいる人たちを解析対象から除外するというプロセスです．コモンサポートとは，介入群，対照群ともにデータに含まれる PS の範囲のことを指します．PS は 0 から 1 の間の値をとりますが，仮に 0.3～0.8 は両群ともデータが存在していて，PS＜0.3 は対照群のみ，PS＞0.8 は介入群のみしか観察されなかったとします．その場合，コモンサポートは 0.3～0.8 となり，この範囲の外にいる人たち（PS＜0.3 および PS＞0.8 の人たち）は解析すべきデータから除外します．PS のコモンサポートの中ではマッチングの相手がいますし，その相手が反事実を推定することができます．一方で，コモンサポートの外の人たちは何をどうやっても介入群（もしくは対照群）に含まれる人かもしれませんし，（マッチングする相手がいないので）その人たちがもし介入を受けなかったらどうなっていたかという反事実は，少なくともその PS の計算に用いたデータでは推定することができません．RCT だった場合，例えば，年齢が高すぎて RCT の参加基準を満たさず，被験者に含まれない人たちをイメージすると分かりやすいかもしれません．図 2-20 はコモンサポートの概念図になります．横軸が PS，縦軸が各 PS におけるサンプルの数を表しています．そして右側の青色の実線が介入群の PS の分布，左側の黒色

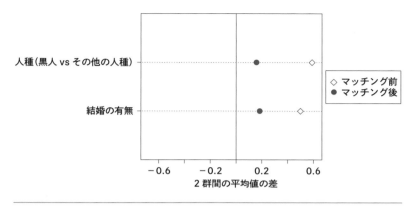

図 2-18　PS マッチング前後での 2 群間の共変量の平均値の差（二値変数）

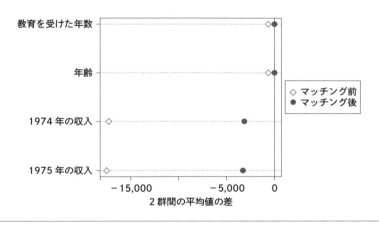

図 2-19　PS マッチング前後での 2 群間の共変量の平均値の差（連続変数）

の破線が対照群の PS の分布になります．この図の中で，斜線でカバーされていない中心の 2 群の PS がオーバーラップする部分がコモンサポートになります．両サイドの斜線部分はコモンサポートの外側ですので，ここに含まれる人たちは解析対象から除外します．

　ここまできたら，あとは結果となる変数（1978 年の収入）を 2 群間で比較するだけです．このデータでは，2 群間で異なるのは職業訓練を受けたかどうかだけですので，ここで得られた結果の差が，職業訓練プログラムの平均介入効果にな

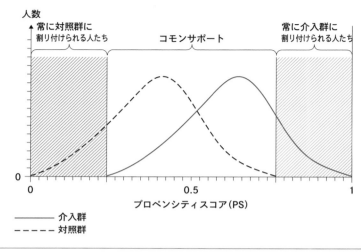

図 2-20　プロペンシティスコアのコモンサポート

ります.

　ここでは PS マッチングを前提にお話しましたが，PS を用いた層別化(Subclassification)がルービンとローゼンバウムが推奨しているもう 1 つの解析方法です. これは PS を元にいくつかのグループに分けて，同じグループ内で介入群と対照群の比較を行います. 彼らの論文によると，5 つの層を用いることで，バイアスの 90％を取り除くことができると報告されています[19]. ここで述べられているバイアスとはあくまで PS モデルに含まれている変数によるバイアスのことですので，測定されていない交絡因子によるバイアスに対しては, PS は何の対処もしていないことになるので，その点には注意が必要です.

　巷には PS マッチングに関する誤解がたくさんありますので，次項ではそれらに関して説明します.

PS マッチングに関する 4 つの誤解

(1) PS は観察されていない交絡因子の影響も減らすことができる？

　×　PS を使うことでありとあらゆるバイアスを取り除ける
　○　PS マッチングは PS モデルに投入された因子のみ対処できる

PS でマッチングするとありとあらゆるバイアスを取り除けるという誤解があ
りますが，実際には PS は観察された交絡因子しか調整できません．それどころ
か，PS マッチングでは PS モデルに投入された因子しか対処せず，観察されてい
て測定されていても，PS モデルに含まれていなければ何もしていないのと同じこ
とになります（バイアスが残ります）.

　PS マッチングの前提条件として，すべての交絡因子が測定されておりデータ
として手元にあり，PS モデルにはすべての交絡因子が含まれている必要がありま
す（これは Ignorable treatment assignment assumption[29] と呼ばれる重要な前
提条件になります）．もし重大な交絡因子が測定されておらず，データとして入
手することができないのであれば，PS マッチングは適切に用いることができま
せん．

(2)PS マッチングも重回帰分析も結果はほとんど変わらない？

　　×　PS マッチングも重回帰分析も得られる結果はほとんど変わらない
　　○　PS マッチングは重回帰分析よりも優れた点がいくつかある

　PS マッチングと重回帰分析[30] はほとんど変わらないと誤解している人がいる
ようですが，それは正しくありません．少なくとも 2 つの点において PS のほう
が優れている方法であると考えられています．1 つ目は，PS マッチングでは PS
のスコアがオーバーラップする部分であるコモンサポートにある人のデータしか
使いません．つまり，いかなる状態でも必ず介入群に含まれる人，そしていかな
る状況でも必ず対照群に含まれる人は解析から除外されます．

　これらの人たちに反事実（介入群に含まれた人だったらもし仮に介入を受けな
かったら結果となる変数がどうなっていたか，そして対照群の人だったらもし仮
に介入を受けていたら結果となる変数はどうなっていたのか）が存在しない（少な
くともデータには含まれない）ためです．PS マッチングではこのコモンサポート
の外にある人たちのデータは使わないので，反事実の存在しない人たちも含めて
解析する回帰分析よりもより RCT に近い形で因果推論を行うことができるとさ

*29　PS モデルに用いられた共変量が同じ人においては，介入は RCT のように無作為割り付けされて
　　いるという仮定のこと.
*30　重回帰分析に関しては 137 頁で詳しく説明します.

れています．重回帰分析ではこのようなコモンサポートの外にいる人もあたかも反事実があるかのように扱い，その他の人たちと同じように解析するデータに含まれてしまい(これを「外挿の問題」と表現します)，これは好ましくないことであるとされています．

2つ目は，PSマッチングでは2群間で変数のバランスが得られるまでPSモデルを作り直し続けるため，間違った回帰モデル(Model misspecification)が用いられる可能性が低いとされています．例えば結果となる変数が血圧であり，説明変数は年齢と性別であり，線形回帰分析が用いられたとします．年齢を連続変数で用いた場合には，血圧と年齢が線形の相関にある(縦軸を血圧，横軸を年齢としてグラフを書くとこの2つの因子の関係は直線で表現される)ことを仮定しています．また，年齢と性別の交互作用を含めていない場合には，年齢と性別の間には交互作用がないことを仮定しています．しかし，これらの仮定が正しいかは分かりません．

PSマッチングを用いる場合，PSモデルに含まれる共変量の分布が2群間でバランスが得られるまでPSモデルを作り直し続けます．その過程の中で年齢の2乗，3乗が必要であることが分かるかもしれませんし，交互作用が必要になるかもしれません．2群間で共変量の分布のバランスが得られるということ自体が，そのPSモデルが正しいということの(間接的な)証明になっています．そのため，回帰分析と比べると，用いられた回帰分析モデルが間違っているリスクは低いと考えられます．

(3)PSモデルには交絡因子だけ含まれていればよい？

- × PSモデルには交絡因子だけ含まれていればよい
- ○ PSモデルには交絡因子だけでなく結果となる変数の予測因子も含めるべきである

ルービンによるとPSモデルには交絡因子だけではなく，交絡因子を含むすべての結果となる変数の予測因子(結果に影響を与えるすべての因子)が含まれている必要があるとされています．確かにPSモデルに交絡因子がすべて含まれていれば，交絡は取り除くことができ，RCTと近い状況を作り出すことができるかもしれません．しかしながら，無作為割り付けの失敗(Randomization failure)と同

じような状況になってしまうリスクがあります.

　PSモデルに交絡因子のみを含んだ解析を100万回行い,平均を取れば,比較可能な2群を作りだすことが期待できます.しかしその一方で,自分の目の前にある1つのデータセットにおいては,たとえ交絡因子は適切に処理されていたとしても,たまたま不運なことに2群が比較可能ではないというリスクがあります.

　原因となる変数をある降圧薬の服用,結果を脳梗塞の発症だとします.交絡因子であるためには,原因(降圧薬の服用)と結果(脳梗塞の発症率)の両者に影響を与える因子である必要があります.仮に年齢が,その人が降圧薬を服用しているかに全く関係がないとします(実際には関係ありますが,ここでは関係がないと仮定します).そうすると,年齢は降圧薬服用に影響を与えないため,交絡因子ではありません.しかし,PSモデルに年齢を含めなければ,高い確率で年齢の分布は2群間でバランスが悪くなります.この結果,降圧薬を飲んでいるグループの平均年齢が40歳,飲んでいないグループの平均年齢が60歳になったとします.この場合,交絡因子が2群間でバランスが取れていれば,この2つのグループを比較して,降圧薬の効果であると考えてもよいのでしょうか? この場合降圧薬の効果を見ているのか,年齢の影響を見ているのか評価不能になってしまいます.このように,無作為割り付けの失敗のような場合がありうるため,交絡因子の分布が2群間でバランスが取れているだけでは不十分であるとされています.

　この例からも分かるように,PSマッチングでは,RCTの記述統計の表の場合と同様に,(交絡因子だけでなく)結果に影響を与えるすべての変数の分布が2群間でバランスが取れていることを示す必要があります.

　ちなみに,交絡因子や結果の予測因子以外の変数をPSモデルに含める必要はあるのでしょうか? まず注意が必要なのは,少なくとも操作変数のような変数はPSモデルに含めないほうがよい(逆にバイアスを導入してしまったり,存在しているバイアスを増幅させてしまう可能性がある)とされています[20)-22)]*31.それでは交絡因子や結果となる変数の予測因子ではなく,操作変数でもないようなその他の変数はどうでしょうか? こちらに関してはバイアスを減らすことも,

---

*31　操作変数をPSモデルに投入することや,操作変数を回帰分析で補正することで導入されるバイアスを,疫学では「Zバイアス(Z-bias)」と呼びます[23),24)].

推定の精度も高める(推定の信頼区間を狭くする)こともなく,そのメリットはほとんどないと思われるので,一般的に必要ないとされています.

(4)介入の割り付けを予測できるのが優れた PS モデル?

    ×   よい PS モデルとは介入の割り付けを正確に予測することのできるモデルである

    ○   よい PS モデルとは 2 群間の変数の分布のバランスが得られるモデルである

  PS の定義が介入群に割り付けられる確率であるということがこの誤解の原因であると思われます.前述のように,PS モデルに含まれた変数の分布を 2 群間で似かよったものにすることが PS の最終的な目標です.そのため,PS モデルの介入の割り付けの予測能力はそれほど重要ではありません.ルービンら [25] は論文の中で,下記のようにこのことを説明しています.

  『重要なのは,プロペンシティスコアがいかによくデータに適合するかや,プロペンシティスコアがいかによく介入の割り付けの意思決定のプロセスを説明するかで評価するべきではないということである.プロペンシティスコアを計算することは,マッチングや層別化をするためのプロセスの一部であり,最高のプロペンシティスコアとは共変量の分布が 2 群間で最もバランスが取れた形にするもののことを指す.』

③回帰不連続デザイン(および分割時系列デザイン)

  回帰不連続デザイン(Regression discontinuity design,以下 RDD)はシスルワイトとキャンベルが 1960 年に初めて報告 [26] した研究デザインです.RDD とは,ある連続変数(Z)の値が特定のカットオフ値よりも高いか低いかによって介入群($X=1$)に割り付けられるか,対照群($X=0$)に割り付けられるかが決まっているような世の中にある事象を利用することで,原因と結果の因果関係を評価する方法です.この連続変数 Z に沿って結果を見ていくと,カットオフ値の近くでは,Z の値はほとんど変わらないにもかかわらず,カットオフ値の片側では介入群,もう片側では対照群に割り付けられているという現象が発生します.このカット

オフ値のすぐ両脇の人たちを比較すると，唯一違うのは介入を受けたかどうかだけですので，この 2 群間で結果を比較すると，その差は原因となる変数(介入)の因果効果であるということができます．

図 2-21 では横軸は介入(X)の割り付けの規定因子である「割り付け変数」(前述の Z)であり，縦軸は介入を受けるかどうかの確率$[Pr(X=1)]$になります．ここでは血糖値の指標である HbA1c 値を Z として用いて説明します．現在の診断基準では，HbA1c が 6.5 以上の人は糖尿病と診断され，何らかの治療(介入)が開始される可能性が上がります(糖尿病と診断されてもすぐに治療が開始されるとは限りませんが，少なくとも糖尿病の治療を受ける確率は上がります)．この例では Z が 6.5 未満であれば対照群に，6.5 以上であれば介入群に割り付けられるようになっていることが分かります．このようにカットオフ値のどちら側にいるかで介入群に入るか対照群に入るかが確実に決まるものを「明瞭な回帰分断(Sharp regression discontinuity)」と呼びます．一方で，ある値を境に明確に決まるので

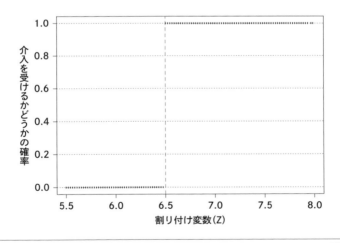

図 2-21 割り付け変数の値によって介入を受ける確率が変わる[32]

---

[32] この例では完璧なコンプライアンス(介入群に割り付けられた人は 100% 介入を受けており，対照群に割り付けられた人は 1 人も介入を受けていない)を想定していますが，実際にはコンプライアンスは不完全(介入群に割り付けられても，介入を受ける確率は 100% ではない)なことがしばしばあります．RDD の場合，閾値さえ明確であれば，たとえコンプライアンスが不完全であっても正しく因果効果を推定することができます．

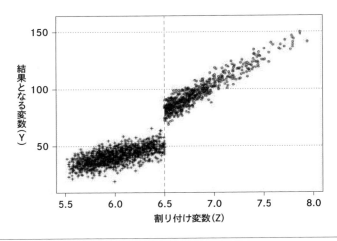

図 2-22　カットオフ値の左右で結果を比較する

はないものの，介入群に割り付けられる確率が大きく変わるもの（ただし閾値は不明瞭なもの）を「不明瞭な回帰分断（Fuzzy regression discontinuity）」と呼びます．ここでは前者に関して説明します．

　図 2-22 では横軸に割り付けの規定因子である連続変数 Z を，縦軸に結果となる変数（Y）を示しています．**図 2-21** で分かるように，Z＝6.5 の点線の左側の人たちは全員対照群，右側の人たちは全員介入群になります．例えば，Z の値が 6.4 の人（Z＜6.5）は介入を受けていないのですが，Z の値が 6.5 の人（Z≧6.5）は介入を受けています．この Z＝6.5 にものすごく特別な意味があるわけではなく，ある程度恣意的に決められたものですので（糖尿病の合併症のリスクは HbA1c≧6.5％で急激に上昇するわけではないので），この 2 人はかなり似通った 2 人であることが分かると思います．このデータが RDD に適したものであれば，2 人の唯一の違いは介入を受けたかどうかであると言っても過言ではない状態になります．そうなると，上記のグラフでデータの点に沿って線を引いていくと，Z＝6.5 のところで連続性がなくなっていますが，この（縦軸方向の）「ギャップ（不連続）」もしくは「ジャンプ」が，推定される介入の因果効果になります．

　別の考えかたをしてみましょう．例えば Z の値に誤差があり，測定するごとに 0.1〜0.2 くらいの測定誤差があるとします．そうすると，Z の値が 6.5 前後の人がこの点線（Z＝6.5 の縦線）の右側に含まれるか，左側に含まれるかは無作為（ラ

ンダム)に決まると言ってよいでしょう．そうすると，これは実際には観察デー
タであり RCT ではないのですが，少なくとも Z＝6.5 の周辺においては無作為割
り付けが行われているととらえることができます．

　1つ注意しないといけないのは，この Z＝6.5 の左右で人々を比較しているの
で，集団全体を比較する RCT とは見ているものが違うということです．RDD で
はこの Z＝6.5 周辺の人たちへの介入効果であり，これは操作変数法によって推
定されるものと同じ LATE(局所平均介入効果)と呼ばれる推定値になります(詳
しくは112頁をご参照ください)．そもそも推定しているものが違うため，集団対
集団の比較をした場合の介入効果(限界介入効果)とは比較することはできま
せん．

　RDD からバイアスのない形で介入効果を推定するためにはいくつかの重要な
条件がありますが，その中で最も重要なのが Z のカットオフ値において結果に
影響を与えるその他の因子が大きく変わることはないという条件です．例えば Z
＝6.5 の時点において，第3の因子(例えば年齢)の値も同様に大きく変化してい
たとします．この第3の因子が結果の規定因子であった場合，上記のギャップが
介入の影響を見ているのか，それとも第3の因子の影響を見ているのかが分から
なくなってしまいます．RDD が成り立つためにはこれを含めて合計4つの条件が
あります．

● **RDD が成り立つための条件**
　　(1) Z のカットオフ値周辺において結果に影響を与えるその他の因子が大きく
　　　　変わることはない
　　(2) 介入の割り付けのルール，および Z のカットオフ値が明確に分かっている
　　(3) Z はカットオフ値の周辺で連続的な(スムーズな)変化をする
　　(4) カットオフ値の周辺で潜在的なアウトカムは，連続的な(スムーズな)変化
　　　　をする

　RDD は IV 法と同様に，測定された交絡因子だけでなく，測定されていない交
絡因子の影響も取り除くことができるとされています(それらの交絡因子がカッ
トオフ値の周辺で連続的に変化する限り)．よって，プロペンシティスコア法や
後述する回帰分析のように，「測定されていない交絡因子が存在しない」という強
い仮定を置く必要がありません．

　IV 法のときと同様に，適切な割り付け変数 Z を探すことが一番のカギになり

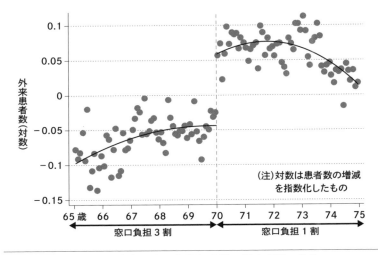

図 2-23 **患者の窓口負担と病院の外来者数の変化**
(出典：Shigeoka, 2012)[27]

ます．カナダ・サイモンフレーザー大学の重岡仁は，日本において70歳を超える
と医療費の自己負担割合が下がることを利用して（日本では医療費の自己負担割
合は69歳以下は3割ですが，70歳以上になると多くの人で1割に下がります），
医療費の自己負担割合によって医療サービスの利用頻度や健康状態が変わるかど
うかの研究を行いました[27]．その結果, 69歳11か月の人と70歳0か月の人を比
べると外来患者数は約10%増加していることが分かりました（図2-23）．RDDを
用いた研究では，低出生体重児の診断基準が1,500 gであり，それを下回ると多
くの医療サービスが投入されることを利用して，集中的な医療サービスが健康の
アウトカムにどのように影響を与えたかという研究[28]も有名です．臨床医学で
は糖尿病や高血圧の診断基準のように明確な（そして時に恣意的な）カットオフ値
が定められていることも多いので，RDDを用いて介入効果を推定することもでき
ると考えられます．

● **分割時系列デザイン（Interrupted time-series analysis：ITS）**

　介入割り付けのための連続変数 Z を「時間」にしたものが ITS になります．ITS
が成り立つためには，「目的とする政策が導入されたのと同時期に，結果に影響を
与えるような他の政策変更が導入されていない」という条件が必要となります．

もしこの条件が満たされないと，観察された介入効果が，目的とした政策による
ものなのか，同時期に導入されたその他の政策の影響を見ているだけなのか分か
らなくなってしまいます．

　例えば，オバマケアは 2010 年に成立し，多くの政策は 2014 年頃に施行されま
した．これらの政策の健康への影響を評価する場合，2014 年を Z のカットオフ値
だとして，それよりも前の時点での結果のトレンドをモデルして，それよりも後
の結果のトレンドもモデルして，2014 年の段階でギャップ（不連続）が発生してい
るかどうかを解析します．RDD と ITS の違いの 1 つは，もし ITS で同じ集団の
アウトカムを繰り返し測定していた場合，自己相関（autocorrelation）を考慮する
必要が生じるという点です．

　自己相関とは，前年の結果と次年の結果の間に相関があることを示していま
す．例えば自分の体重を毎年測っていたとすると，昨年度の体重の情報はかなり
強力に今年度の体重を予測しますが，これが自己相関です．RDD の場合には多く
の場合，Z のカットオフ値の両サイドは違う人を比べていることになりますので，
自己相関は問題になりません．一方で，ITS ではしばしば同じ集団を追跡してい
きますので，自己相関をきちんと考慮したうえでの解析が必要になります[29]．

④差分の差分分析（Difference-in-differences design：DID）

　ある政策が導入され，その前後で結果が測定されていた場合に，政策導入の前
後の結果の値を比較して，その差が政策の因果効果であるとつい考えたくなりま
す．例えば，ある病院で医療の質改善のプロジェクトを立ち上げることになった
とします．プロジェクト導入前の診療の質の点数が 8 点（点数が高いほど医療の
質がよいことを意味します）で，導入後の診療の質の点数が 12 点であったとしま
す．この差である +4 点はこのプロジェクトの介入効果なのでしょうか？　それ
とも，たとえプロジェクトが導入されてなかったとしても，診療の質は 12 点ま
で改善していたのでしょうか？　このように，介入前の結果と介入後の結果を単
純に比較する研究デザインのことを「前後比較デザイン（Pre-post test design）」
と呼びます．前後比較デザインでは，もし仮に介入が導入されなかった場合，結
果の値は全く変わらない（上がりも下がりもしない）という仮定が必要になりま
す．図 2-24 のように，もし仮に介入がなければ，結果は右の白い四角のよう
に，介入前の結果と同じレベルであるという仮定です．

　しかし，現実には介入前から，結果は改善し始めていることも多いと思われま

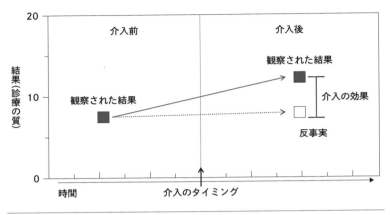

図 2-24　前後比較デザイン(Pre-post test design)の仮定

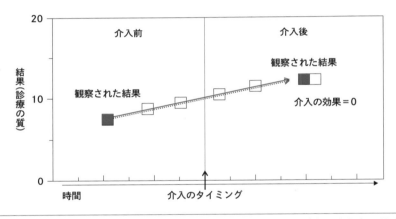

図 2-25　前後比較デザイン(Pre-post test design)の仮定が成り立たない場合

す.図 2-25 で示すように,介入がなかったシナリオでは,白い四角の軌道のようなトレンドを描く場合もあります.その場合,本当は介入には効果が全くなかったとしても,解析結果は見かけ上,介入が何らかの改善をもたらしているように見えてしまいます.これは 99 頁で紹介したキャンベルの内的妥当性の脅威の「成熟」(もしくは「歴史」)に該当し,つまり,前後比較デザインではバイアスのかかった介入効果を推定してしまうという問題があります.

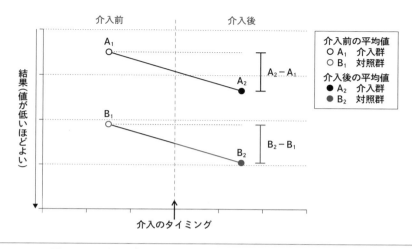

図 2-26　介入が結果に影響を与えない場合（差分の差分分析）
（出典：Dimick, Ryan[33]を参考に筆者作成）

　このような問題があるため，前後比較デザインは疑似実験の中でも最も弱い（バイアスのない推定をするのが難しい）デザインの1つであると考えられています（前後比較デザインを疑似実験に含まないと考える研究者も多くいます）.

　この前後比較デザインを改善したものが差分の差分分析（DID）になります. 前後比較デザインでは自然経過のトレンドを補正することができず，誤って政策の影響であるかのように見えてしまうことが問題でしたが，この自然経過のトレンドの影響を取り除くことができるのが DID になります.

　DID は心理学や教育学では昔から用いられていた解析手法[*33]ですが，経済学で広く DID が用いられるようになったのは1985年のアッシェンフェルターとカードの論文[32]がきっかけであるとされています. DID とは，介入群と対照群の2つのグループにおいて，介入前後の2つのタイミングのデータを入手することから始まります. DID の名前が示す通り，2つの「差分」があります. 1つ目の差分は介入前後の差分です（前後比較デザインが推定している介入効果はこれになります）. そして2つ目の差分は介入群と対照群の比較です. **図 2-26** をご覧く

[*33]　心理学，教育学，教育心理学では異なった名前でこの手法が用いられていました. 例えば1963年のキャンベルとスタンレーの教科書[30]では Nonequivalent control group design という名前で，紹介されており，1952年の論文[31]が紹介されています.

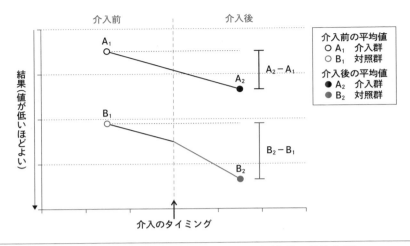

図 2-27　介入が結果に影響を与える場合（差分の差分分析）
（出典：Dimick, Ryan[33]を参考に筆者作成）

ださい．縦軸は結果で，今回の場合は（先の例とは異なり），数字が小さいほど良
好な結果であるとします．介入群の結果において，介入前後で A_2-A_1 の変化が
あったとします．そして対照群では B_2-B_1 の変化がありました．この場合，こ
の2つの差である，$(A_2$-$A_1)$ - $(B_2$-$B_1)$ が DID によって推定される介入の因果効
果になります．この B_2-B_1 を差し引くことで（介入がなかった場合の）結果の自然
経過のトレンドの影響（キャンベルの内的妥当性の脅威の「成熟」や「歴史」の影響）
を取り除くことができます．**図 2-26** のグラフは介入と結果の間に因果関係がな
い場合を示しています．この場合，$(A_2$-$A_1)$ - $(B_2$-$B_1)$ = 0 になります．

　一方で，もし介入に因果効果がある場合には，結果のトレンドは**図 2-27** のよ
うになり，$(A_2 - A_1)$ と $(B_2 - B_1)$ との差分が介入の因果効果（DID の推定値）になり
ます．

　DID が正しく政策の評価を推定するためには，（1）平行トレンド仮定（Parallel
trends assumption）と（2）共通ショック仮定（Common shocks assumption）と
いう2つの仮定を満たす必要があります．

　平行トレンド仮定とは，もし仮に介入がなかった場合，結果の経時変化（トレ
ンド）は介入群と対照群で平行であるという仮定です．**図 2-26** でいうと，介入
群と対照群でグラフの傾きが同じであるという仮定です．これは，対照群が，介

入群の反事実(もし仮に介入がなかった場合の結果の推移)を適切に反映していることを意味します．介入前に結果となる変数のデータが複数回測定されている場合，それらのデータにおいて，介入群と対照群の両者の結果のトレンドが平行であることを示すことができれば，この仮定が妥当である可能性が高くなります(もちろん介入前のトレンドが平行であることは，介入後も平行であることを保証しないので，正確には平行トレンド仮定が成り立つことをデータから証明することは不可能です)．逆に，介入前の結果のトレンドが2群で異なる場合には，一般的に DID は適さないとされています．

　共通ショック仮定とは，介入前の結果測定と，介入後の結果測定との間に，結果に影響を与えるような「別のイベント」が起きていない，もしくは起きているとしたら2群に対して同じように作用しているという仮定です．もし介入と同じタイミングである他のイベントが起きており，それが介入群(もしくは対照群)の結果だけに影響を与えていた場合，DID で推定した効果が政策の効果なのか，別のイベントの効果なのかが分からなくなってしまいます．

●差分の差分分析(DID)の実際の解析方法

　実際に DID を使うためには下記のような回帰分析(詳しくは 134 頁で説明します)を用います．

$$Y_i = \beta_0 + \beta_1 Treatment_i + \beta_2 Post_i + \beta_3 Treatment_i \times Post_i + \beta_4 Covariates_i + e_i$$

　この数式で，Y は結果となる変数，Treatment は介入群(Treatment = 1)と対照群(Treatment = 0)のいずれであるか，Post は介入後のデータか(Post = 1)それとも介入前に測定されたデータか(Post = 0)，そして共変量はそれ以外のすべての変数(交絡因子)を表します．各変数の右下にアルファベットの i が付いているのは，各個人のデータを表しているためです．つまり，1 人目の被検者のデータは $i = 1$，2 人目のデータは $i = 2$ といった具合になります．最後の e_i は残差[*34] になります．

---

*34　残差 e(Residual)に関係する概念として，誤差項 u(Error term)があります．残差は実際のデータを用いて推定された回帰モデルから算出される予測値と，実際に観察されたデータとの差を表します．一方で，誤差項は真の回帰式(実際には分からない)から求められる値と，観察された値との差を意味します．経済学では，誤差項は「Y の決定要因のうち回帰モデルの右辺に含まれた説明変数以外のものすべてを含んだもの」であると解釈します．言い換えると，もし Y の決定要因のうち重要なものが，データがないなどの理由で回帰式に説明変数として含まれていない場合には，それはすべて誤差項に含まれると仮定します．

5 │ 回帰分析(線形回帰分析)

学問の分野にかかわらず研究をするにあたっては回帰分析を避けて通ることはできません. ビジネスをやっている方で, その業界では回帰分析はあまりやられておらず, エクセルだけでデータ解析しているようであれば, 回帰分析をきちんとできるようになるだけで相当な強みになるはずです. また, すでに PS マッチングや DID のところでも回帰分析を用いた説明が出てきているように, 回帰分析はあらゆる統計解析の基礎となる解析手法でもあります.

1. 回帰分析で交絡因子の影響を取り除く

回帰分析を用いる目的の 1 つは, 交絡因子の影響を取り除くことで因果関係を明らかにすることです. 交絡因子が何か分かっており, そのデータが手元にあれば, 回帰分析を用いることでその影響を取り除くことができます.

回帰分析には原因(X)と結果(Y)の二者の関係を明らかにする単回帰分析と, 交絡因子(C)の影響を取り除いたうえでの X と Y の関係を評価する重回帰分析の 2 種類がありますが, 回帰分析が本当の強みを発揮するのは後者の重回帰分析を行うときです.

例えば RCT で交絡因子が存在していないことが明らかである場合には, X と Y で単回帰分析を行えば, X の Y に対する因果効果(X が Y に与える平均介入効果)を推定することができます[*35]. しかし, X と Y の両方に影響を与える交絡因子が存在している場合, 重回帰分析などを用いてそれらの影響を取り除かないと, 因果効果を正しく推定することができません. RCT から得られたデータではない限り, 世の中にあるほぼすべてのデータにおいて何らかの交絡因子が存在していると言っても過言ではありません. そのため, 重回帰分析は因果関係を明らかにするにあたって最低限必要なツールであると考えられます.

2. 回帰分析を視覚的に理解する

回帰分析の基本となるのが線形回帰です. 線形回帰とは, Y が連続変数であり, X と Y の関係が線形(＝直線で表現できる)のときに用いる回帰分析の方法

[*35] 経済学では一般的に, RCT のデータであっても, IV 法を用いて, Treatment on the treated(ToT) の因果効果を推定します.

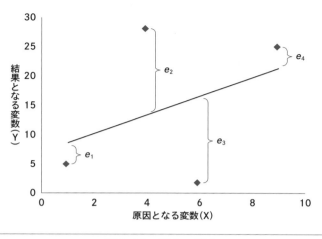

図 2-28　OLS の概念

で，すべての回帰分析の基本になります．数学的には最小二乗法(Ordinary Least Squares；OLS)という計算方法が用いられるため，しばしば OLS と呼ばれます．

　まずは図を用いて視覚的に OLS のコンセプトを説明します(図 2-28)．4つのデータがあり，それぞれに X と Y の値が与えられていたとします(図の中の青色のひし形がそれぞれのデータとなる点だとします)．OLS では，この4つのひし形からの距離の「総和」が最も短くなるような最適な直線を引きます．その最適な直線を引くことができれば，その直線は X と Y の関係を最もよく表しているとされており，そしてその直線の傾きは，X が1単位増加したときに Y がどれくらい変化するか，つまり X の Y に対する介入効果を表します．具体的には，以下のような方法で最適な直線を引きます．

(1) 各データの点と直線との距離と測り，それをそれぞれ e_1〜e_4 とする(この e は残差と呼ばれ，回帰式から予測される値と実際に観察されたデータとの差を表します．)．

(2) e_1〜e_4 をそれぞれ二乗し，足し合わせる($e_1^2 + e_2^2 + e_3^2 + e_4^2$ を計算する)．

(3) $e_1^2 + e_2^2 + e_3^2 + e_4^2$ が最も小さくなるような直線の傾きを探して見つけ出す．

　なぜ e を2乗するのかというと，単純に $e_1 + e_2 + e_3 + e_4$ の値を計算したらプラスとマイナスの値が打ち消しあって常にゼロになってしまうからです．実際には

絶対値を取って(すべてプラスにしてから)足し合わせてもよいのですが, 2乗することで同じ効果が得られ, また数学的に便利な点がいくつかあります.

3. 回帰分析を数式を用いて理解する

ここからは数式も用いてどのように回帰分析の結果を解釈するのか説明します.

1) 交絡因子が存在しない場合は「単回帰分析」を用いる

交絡因子が存在していない場合の最もシンプルな単回帰分析は以下のように表されます.

・$Y_i = \beta_0 + \beta_1 X_i + e_i$

β_1 が介入効果の推定値となりますが, なぜそうなるか順を追って説明します. X が治療を受けたか受けなかったで2つの値しか取らないとします. 介入群は $X=1$, 対照群は $X=0$ となります. それぞれの値を上記の式に挿入し, 2群の平均値をそれぞれ計算すると以下のようになります[*36].

介入群の結果の平均値: $\bar{Y}_i = \beta_0 + \beta_1 \times 1 = \beta_0 + \beta_1$

対照群の結果の平均値: $\bar{Y}_i = \beta_0 + \beta_1 \times 0 = \beta_0$

ここで e の平均値は0ですので, 平均値を計算しているこの式からは除いてあります.

介入効果はこの2つのグループの結果の平均値の差ですので, $(\beta_0 + \beta_1) - \beta_0 = \beta_1$ となり, よって β_1 が介入効果の推定値となります. ちなみにこの式から分かるように, β_0 は $X=0$ のとき, つまり対照群の結果の平均値となります.

では X が0と1だけでなく, 年齢や血圧のように様々な値を取る場合にはどうなるのでしょうか?

X=p のときのアウトカムの平均値: $\bar{Y}_i = \beta_0 + \beta_1 p$

X=p+1 のときのアウトカムの平均値: $\bar{Y}_i = \beta_0 + \beta_1 \times (p+1) = \beta_0 + \beta_1 p + \beta_1$

この2つの式の差はやはり β_1 になります. X が p から (p+1) に1単位(年齢の場合は1歳, 血圧の場合には1 mmHg)増えるごとに Y は β_1 だけ増えることが分かり, β_1 はやはり(X が1単位増加した際の)介入効果であると解釈することができます.

[*36] アルファベットの上の横線($\bar{\ }$)は, それが平均値であることを表しています.

2)「重回帰分析」で交絡因子の影響を取り除く

交絡因子(C)が存在している場合,OLS の右辺に加えて表現することができます.重回帰分析を用いることで,C の影響を取り除くことを,「補正する」もしくは「C の値を一定に保つ(holding constant)」などと表現します.

- $Y_i = \beta_0 + \beta_1 X_i + \beta_2 C_i + e_i$

前述の式に $\beta_2 C_i$ が右辺に追加されているのが分かると思います.先ほどのように X が 0 と 1 の値しか取らないときに,結果がそれぞれどうなるか見てみましょう.

介入群の結果の平均値:$\bar{Y_i} = \beta_0 + \beta_1 + \beta_2 C$($C$ は C_i の平均値とする)

対照群の結果の平均値:$\bar{Y_i} = \beta_0 + \beta_2 C$($C$ は C_i の平均値とする)

C の値が同じである 2 人がいて,片方が介入を受けていて,もう片方が介入を受けていないとします.その場合,この 2 人の結果の差はやはり β_1 となります.よって,この回帰分析の式を使うことで,C の影響を取り除いたうえでの X の Y に与える介入効果を推定することが可能になります.

OLS を用いることができるのは,以下のような条件を満たした場合になります.

OLS が成り立つための条件[37]

① 線形(Linearity)…X と Y との関係が線形であること[38]

② 独立(Independence)…各データが独立していること(ある人のデータが同じサンプル内の他の人のデータに影響を与えないこと)

③ 誤差項の分布が一定(Equal errors)…誤差項の分散(ばらつき)が X の値によらずに一定であること

---

[37] OLS によって正しく因果効果を推定するためには,この 3 つの条件に加えて,「すべての交絡因子が回帰モデルの右辺(X)に含まれていること」という条件が必要となります.このことを経済学では,「X と誤差項 u が無相関,または X を条件とする誤差項 u の期待値(条件付期待値)がゼロに等しい($E(u|X) = 0$)」と表現し,欠落変数がない(= すべての必要な説明変数が回帰モデルに含まれている)ことを意味します.

[38] 厳密には,説明変数の累乗(例:2 乗や 3 乗)などを用いることで,ある程度の非線形の関係性をモデルすることはできますが,それ以上に柔軟な関係性をモデルするためには,後述する GLM などが必要となります.

4. 回帰分析を行うにあたっての注意点

回帰分析を行ううえではいくつかの注意点があるので説明します.

1) どの変数が原因, 結果, 交絡因子なのかをあらかじめ決めておく

回帰分析の右辺に投入する変数が, 原因となる変数なのか交絡因子なのか明らかにせずに解析を進めてしまう人がいますが, これは正しく因果推論を行ううえでは問題です. 原因と結果の関係を検証するときに, 影響を取り除く必要がある因子が交絡因子となります. つまり, ここでは交絡因子が結果となる変数にどのような影響を与えているか(=交絡因子の β 係数[上記の β_2]の値)は重要ではなく, 交絡因子を重回帰分析に含めることで原因と結果の関係性が変わるかどうか(C を回帰分析の右辺に投入することで, β_1 の推定値がどれくらい変化するか)が重要になります.

C は交絡因子であるため X と Y の関係を見るときには C で補正する必要があります. しかし, 仮に C と Y の関係を見たいときには X は交絡因子ではない可能性があります. つまりある因子が交絡因子であり重回帰分析に含めるべきかどうかは X と Y が明確に定義され, さらにこの関係における交絡因子が同定できて初めて分かるものですので, X と C を区別せずに解析をすることは問題があります.

回帰分析で補正すべき変数として交絡因子を挙げましたが, 逆に, 回帰分析で補正してはいけないものとして, (1)合流点となる変数と, (2)操作変数の2つが挙げられます. 105頁で説明したように, 合流点となる変数で補正することで, 逆にバイアスを導入してしまいます. また, もし補正されていない交絡因子が残存しておりバイアスが残っている場合, 操作変数で補正することでそのバイアスが大きくなってしまうことが知られているため, 回帰分析では操作変数も補正するべきではないと考えられています[23),24),34)].

ちなみに疫学や生物統計学では, 回帰分析の右辺に投入することで, 原因となる変数の β 係数が10%以上変化するものを交絡因子とするという「10%ルール」[35)]を用いることもありますが, これにはしっかりとした理論的な根拠があるわけではありません. ちなみに, この「10%ルール」は OLS などの回帰分析に用いられるルールであり, ロジスティック回帰分析で計算されるオッズ比や, 生存

時間分析で用いられるハザード比には使えないので注意して下さい[*39].

2) 推定できる回帰係数（β係数）の数はサンプルサイズの 1/10 が上限

　生物統計学では慣習的にサンプルサイズ（データの数）の 1/10 の数までしか β 係数（原因となる変数と交絡因子の β 係数を合わせて）を推定できないとされています．例えば，サンプルサイズが 50 人のデータを解析しているとすると，推定できる β 係数の数は合計 5 個になります．ここで結果となる変数は死亡確率，原因となる変数は糖尿病，交絡因子は年齢と性別の 2 つであったとします．糖尿病の有無は 0 か 1 ですのでここで 1 つ β 係数を推定することになります．性別でも 1 つの β 係数を推定します．そうすると，あと推定できるのは β 係数は 3 つだけになります．年齢をカテゴリカル変数にする場合，β 係数は残り 3 つしか推定できないので，カテゴリーとしては，20 歳未満，20〜39 歳，40〜69 歳，70 歳以上という 4 つにするのが現実的になります（カテゴリカル変数を用いる場合，1 つのカテゴリーを基準として残りのカテゴリーの β 係数を推定するため，4 つのカテゴリーがあるときには推定する β 係数の数は 4−1＝3 つとなります）．もしくは，年齢を連続変数でモデルに投入すれば，推定する β 係数の数は合計 3 つとなり（5 個以下ですので）問題ありません．

6 │ より高度な回帰分析

　統計学を学んだ人の中には，結果となる変数が連続変数のときには線形回帰，二値変数のときにはロジスティック回帰分析を使うといった「ルール」を教わった人も多いと思います．一方で，計量経済学で回帰分析を習った人の中には，OLS はありとあらゆる場合に使える最良の方法であるので，結果となる変数の分布にかかわらず OLS を用いることができる（ちなみに結果となる変数が二値変数のときに用いられる OLS のことを線形確率モデル［Linear probability model］と呼ぶ）と教わった人も多いと思われます．

[*39] ロジスティック回帰分析のオッズ比や，生存時間分析のハザード比は non-collapsible であるため，アウトカムの発生頻度が高い場合には，「10% ルール」を使うことができません（non-collapsibility の詳細に関しては生物統計学の教科書をご参照ください）．これらの解析手法では，たとえ交絡因子でなくても，ある変数を回帰分析の右辺に投入することで，原因変数の回帰係数（β 係数）が変化することがしばしばあります[36]．

　確かに，このような教えかたをすれば手っ取り早く統計解析ソフトウェアを使って解析がはじめられるのですが，その一方で表面的な理解にとどまってしまうため，複雑な解析が必要になったときに応用がきかなくなってしまうという問題があります．

　前述の通り，OLS を使うことのできる 3 つの前提条件を満たしたときには最善の解析方法になります（そのため OLS は Best linear unbiased estimate［BLUE］と呼ばれる）．その一方で，これらの条件を満たさないときにはより高度な回帰分析のほうがより適した解析手法となります．

　OLS の前提条件が成り立たないときにどのように対応するべきなのか 1 つずつ説明します．

1. 原因と結果の関係が線形ではない場合

　原因と結果の関係が線形ではない場合には，OLS は最善の解析方法ではありません．そこで，原因と結果の関係がどのような形状であったとしても（線形ではなかったとしても），用いることができる回帰分析の手法が，一般化線形モデル（Generalized linear model；GLM）です．GLM では①右辺と左辺の関係性（「リンク関数」と呼ばれる）と，②誤差項の分布という 2 つの情報を与えることで，回帰分析の式の右辺と左辺を柔軟に等号（＝）で結ぶことを可能にします．例えば，結果となる変数が 0 と 1 の値のみをとる二値変数であり，リンク関数がロジット（図 2-29）であるとすると，その GLM はロジスティック回帰分析になります．また，誤差項が正規分布しており，リンク関数が線形であるものは線形回帰分析になります．①と②の組み合わせ次第でどのような分布をしているデータ（誤差項）にも対応できるのが GLM の強みです．

　ちなみにリンク関数がやっていることは，結果となる変数の平均値をその関数で変換していることになります．つまり，リンク関数が対数線形（Log）である場合には，結果となる変数の平均値を対数変換していることになります[40]．例えば，医療費や入院日数のように右に歪んだ分布のデータを対数変換すると正規分布に近くなるため，そのようなデータでは対数線形のリンク関数がしばしば用いられます．

　表 2-4 を見て頂くと，線形回帰分析もロジスティック回帰分析も GLM の 1

---

[40] 正確には，誤差項の平均値（期待値）を対数変換していることになります．

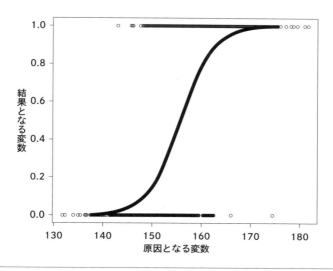

図 2-29 ロジット変換は直線をロジスティック曲線に変換する

表 2-4 GLM の種類

誤差項の分布	リンク関数	別名	推定されるもの
正規分布	線形（Identity）	線形回帰分析	結果（平均値）の差*
二項分布	ロジット（Logit）	ロジスティック回帰分析	オッズ比
二項分布	プロビット（Probit）	プロビット回帰分析	
ポアソン分布	対数線形（Log）	ポアソン回帰分析	リスク比**
ガンマ分布	対数線形（Log）	ガンマ回帰分析	リスク比**
負の二項分布 （negative binomial）	対数線形（Log）	負の二項回帰分析	リスク比**

*結果となる変数が二値の場合には「リスク差」が推定されます.
**疫学では，率比（Rate ratio）を推定するために用いられることもあります.

　種であることを理解して頂けると思います．結果となる変数が二項分布だったとしても必ずしもロジスティック回帰分析をしないといけないのではなく，プロビット回帰分析のようにその他の選択肢もあります．さらにはリンク関数を何にするかで，推定するものがリスク比になるのかオッズ比になるのかが変わってきます．結果となる変数が正規分布しているけれどもリスク比を推定したいという

ことになれば，正規分布の誤差項＋対数線形のリンク関数の組み合わせを用いることもあります．

2.　個々のデータが独立していない場合

　各データが独立していない場合も OLS は最適な回帰モデルではなくなります．例えば 100 人のデータがあり，糖尿病があると脳梗塞になりやすくなるかどうかがみたかったとします．100 人が独立したデータなら脳梗塞を結果，糖尿病の有無を原因として回帰分析を行えば糖尿病と脳梗塞の関係性を評価することができます．

　しかし，もし仮にこのうち 60 人が A 病院で治療を受けており，残りの 40 人が B 病院で治療を受けているとなると話はそれほどシンプルではなくなります．なぜならば A 病院と B 病院ではかかっている患者層（患者の特性）が異なる可能性があるからです．同じ病院で治療を受けている人同士は似たもの同士であり，独立していない（同じ病院内で個人間の相関がある）ということになります．OLSや GLM は個人間の相関がゼロであることを仮定しているので，この場合，これらの回帰モデルは使うことができません[*41]．

　このような場合に，グループ内の相関を無視して OLS や GLM を用いると，一般的に標準誤差(SE)や p 値が実際よりも小さく計算されてしまいます．つまり，本来ならば 2 つの事象に統計的に有意な関係性がなかったとしても相関があるかのように見えてしまう（関係性を過大評価してしまう）ため問題です．

　このようにグループ内で相関しているデータのことを階層性データ(Multi-level data)もしくはクラスター化していると表現します．患者さんが第 1 層で，その上に病院が第 2 層として存在しています（表 2-5）[*42]．そして階層的データに対して用いることのできる回帰分析としては表 2-6 のようなものがあります．

1)　一般化推定方程式(GEE)

　一般化推定方程式(Generalized estimating equations：GEE)は GLM の発展形

---

*41　同じサンプル（被験者）において繰り返しデータが収集されている場合にも，同じ問題が生じます．例えば，血圧が複数回測定された場合，同じ人の血圧は似た値を取りやすいため（個人内の相関があるため），それを考慮しないと正しい解析ができません．この場合はグループ内の個人間の相関ではなく，個人内の測定間の相関が問題となります．この場合も，GEE やランダム効果モデルなど表 2-6 に示した解析手法が有効です．

*42　上の脚注のような繰り返し測定データの場合，第 1 層が時間，第 2 層が個人となります．

表 2-5　階層性データの例

患者(第 1 層)	病院(第 2 層)	糖尿病(X)	脳梗塞(Y)
A さん	A 病院	あり	なし
B さん	B 病院	なし	あり
C さん	A 病院	あり	なし
D さん	B 病院	なし	あり
E さん	A 病院	なし	なし

表 2-6　階層性データの分析に用いることができる高度な回帰分析

解析方法	特徴
①一般化推定方程式(GEE)	・データの構造は 2 層までしか対応できない. ・β 係数ではなく分散に関心があるときには使えない.
②ランダム効果モデル	・データの構造は 3 層以上でも対応可. ・分散に関心があるときにも使える. ・誤差項が正規分布していないときには GLMM を用いる.
③頑健標準誤差	・データの構造は 2 層までしか対応できない. ・プログラミングが簡単. ・回帰係数は変化しない.
④サーベイデータ回帰モデル	・データが大きすぎるなどの理由で他の解析方法が使えないときに用いることができるが,使われることはまれ.

です.①誤差項の分布と②リンク関数を指定することでほとんどのデータに対して柔軟に回帰分析を行うことができるのが GLM です.これをさらに発展させて,階層化したデータに対しても回帰分析を行うことができるようになったのが GEE であり,よって GEE は GLM の特徴はすべて持ち合わせています.

　GEE では,まずはクラスター内のデータの相関構造(同じ病院内の患者間の相関など)を仮に設定します(これを作業相関行列と呼びます).その相関行列の条件下で,回帰分析の β 係数を推定します.次にその β 係数の下で,正しい相関行列を推定します.このように,β 係数と相関行列を交互に推定するという作業を,回帰モデルが最適化されるまで(尤度が最大化されるまで)繰り返します.よって GEE は正しい作業相関行列が分からなくても,最適化の過程で修正されるため大きな問題とならないとされています.

GEE の弱点としては，データの構造が 2 層までしか対応できないということがあります．例えば，患者，医師，病院などの 3 層にわたる構造がある場合には GEE は用いることができません．またデータのばらつきの要因がどこにあるのかを評価する分散分析には使えないため，後述するランダム効果モデルを用いる必要があります．

2) ランダム効果モデル[*43]

ランダム効果モデル（Random effects model）とは，回帰分析の右辺にランダム効果という変数が含まれる回帰モデルです．ランダム効果とはクラスター間のデータのばらつきに分布を仮定したもので，これを回帰分析のモデルに追加することでクラスター内相関に対応することができます．データの構造は 3 層以上でも対応可能ですし，データのばらつきの要因を評価する分散分析にも用いることができます．前述の例だと，病院の ID をランダム効果として回帰分析に含めると，データの階層を考慮したうえでの原因となる変数と結果となる変数の関係を評価することができるようになります．ちなみに，ランダム効果とそれ以外の通常の変数（固定効果［Fixed effects］と呼ばれます）が含まれる場合には，混合モデル（Mixed effects model）と呼ばれます．誤差項が正規分布してないデータにランダム効果を用いる場合，一般化線形混合モデル（generalized linear mixed model；GLMM）というモデルが使われます．つまり，GLM とランダム効果を組み合わせたものが GLMM ということになります．

3) 頑健標準誤差[*44]

データが階層化していることを無視すると SE は本来よりも小さくなる（それに伴い p 値も小さくなる）ことは前述の通りですが，この「本来よりも小さくなっている分」だけ SE にある係数をかけて大きくしてあげることで，正しい SE と p 値を得る方法が頑健標準誤差になります．クラスター頑健 SE（Cluster-robust SE）とも呼ばれます．上の 2 つの方法では，β 係数も SE も両方とも（階層性を無視した場合と比べて）変わってくるのですが，この頑健標準誤差は回帰係

[*43] ランダム効果モデルは「変量効果モデル」と訳されることもあります．誤差項が正規分布しているときに用いる線形混合モデルと，誤差項がその他の分布をしているときに用いる一般化線形混合モデル（GLMM）があります．

[*44] GEE の推定においても，一般的に頑健標準誤差が用いられています．

数は変わらずに SE だけ増加する(その結果として p 値は大きくなり,信頼区間は広くなるため,統計的有意差が検出される確率が下がります)のが特徴です.

4) サーベイデータ回帰モデル

サーベイ(調査)データの回帰モデルはあまり使われませんが,計算の効率性がよい(データ解析にかかる時間が短い)ので,データが大きすぎるなどの理由で他の解析方法が使えないときに用いられる手法です.データがどのように階層化しているか正確に分かれば,特殊なサンプリングをしているようなサーベイと同様の考えかたでデータの構造を考慮したうえで解析できるようになります.データの構造をきちんと指定することで,その構造を考慮したうえでの原因と結果の関係を評価することができるのがサーベイデータの回帰モデルです.

実際には上記の解析方法をどのように使い分ければよいのでしょうか? それを判断するのに必要な情報は以下の3つになります.

Q1. データの構造は2層か,それとも3層以上か?

GEE や頑健標準誤差はデータの構造としては2層までしか対応できません.データの構造が3層以上ある場合にはランダム効果モデルを使うしかありません.

Q2. β係数に関心があるのか,それとも分散に関心があるのか?

回帰分析を使って一般的に見るのは β 係数ですが,それ以外にもデータのばらつき(分散)を分解するという目的でも回帰分析を使うことがあります.このような目的で使われる回帰分析は,分散分析(Analysis of variance;ANOVA)と呼ばれます.例えば,医療費のばらつきを見ていて,そのばらつきのうち何%が患者要因によって,何%が病院要因によって説明されるか評価する目的で用いられる手法です.分散分析ができるのはランダム効果モデルだけですので,もしデータの分散に関心がある場合にはランダム効果モデルを使う必要があります.

Q3. 上位のレベルの要因が下位のレベルの要因に与える影響の推定に関心があるのか?

例えば,ある病院の特性(例:教育病院かどうか)が患者のアウトカムに与える影響を知りたい場合,または近隣の環境がそこに住む住民の健康に与える影響を知りたい場合などは混合効果モデルを使う必要があります.その他の手法では,このような階層を超えた因果効果を推定することはできません.

3.　分散が一定ではない場合

　OLS の「誤差項の分散が X の値にかかわらず一定」という条件が成り立たない
場合です．この条件が満たされている状態のことを，ホモスケダスティシティ
(Homoscedasticity)，満たされていない状態のことをヘテロスケダスティシティ
(Heteroscedasticity)と呼びます．例えば，結果となる変数を血圧，原因となる
変数を BMI[*45] とします．一般的に BMI が高いほうが血圧は高くなるのですが，
その一方で，血圧が高くなればなるほどそのデータのばらつき(分散)自体も大き
くなります．これがヘテロスケダスティシティであり，そのような場合において
は通常の OLS を用いることはできません．ヘテロスケダスティシティ・ロバスト
標準誤差や Huber-White 標準誤差(Huber と White の二人が開発した手法であ
るためこのように呼ばれる)と呼ばれる特殊な標準誤差があり，それを用いるこ
とで対処することができます[*46]．

[参考文献]
1) 中室牧子，津川友介：『原因と結果』の経済学，ダイヤモンド社，2017
2) 第 14 回保険者による健診・保健指導等に関する検討会，厚生労働省，2015
3) Rubin DB：For objective causal inference, design trumps analysis. Ann Appl Stat. 2008；3：808-840
4) VanderWeele TJ：Principles of confounder selection. Eur J Epidemiol. 2019；34：211-219
5) Angrist JD, Pischke JS：Mostly harmless econometrics. Princeton University Press, New Jersey. 2009
6) 国立教育政策研究所：平成 26 年度全国学力・学習状況調査，2014
7) Neyman J："On the application of probability theory to agricultural experiments. Essay on principles. Section 9," translated in Statistical Science. 1990；5：465-480
8) Mill JS：A system logic, In Collected Works of John Stuart Mill. University of Toronto Press, Toronto, 1973
9) Fisher RA：Statistical methods for research workers. Oliver and Boyd, Edinburgh. 1925
10) Rubin DB：Estimating causal effects of treatments in randomized and non-randomized studies. Journal of Educational Psychology. 1974；66：688-701
11) Holalnd PW：Statistics and causal inference. Journal of the American Statistical Association. 1986；81：945-960
12) Imbens GW, Rubin DB：Causal inference for statistics, social, and biomedical sciences；an introduction. Cambridge University Press, Cambridge, 2015
13) Bothwell LE, Podolsky SH：The Emergence of the Randomized, Controlled Trial. N Engl J Med. 2016；375：501-504
14) Medical Research Council：Streptomycin treatment of pulmonary tuberculosis；a Medical Research

---

*45　BMI とは，Body Mass Index の略で，肥満度を表す指数のことです．体重(キログラム)を身長(メートル)の二乗で割ることで計算します．

*46　ヘテロスケダスティシティは，推定の効率性に悪影響を与えるだけであり，推定値の一致性(サンプルサイズが無限大になったときに，推定量が母数に一致する)が維持されるという点で，厳密には他の 2 つの条件とは異なります．

Council investigation. BMJ. 1948；2：769-782

15) Staiger D, James Stock J：Instrumental Variables Regression with Weak Instruments. Econometrica. 1997；65：557-586

16) Garabedian LF, Chu P, Toh S, et al：Potential Bias of Instrumental Variable Analyses for Observational Comparative Effectiveness Research. Ann Intern Med. 2014；161：131-138

17) Lalonde RJ：Evaluating the econometric evaluations of training programs with experimental data. The American Economic Review. 1986；76：604-620

18) Dehejia RH and Wahba S：Causal effects in nonexperimental studies；reevaluating the evaluation of training programs. Journal of the American Statistical Association. 1999；94：1053-1062

19) Rosenbaum PR, Rubin DB：The central role of the propensity score in observational studies for causal effects. Biometrika. 1983：70：41-55

20) Brookhart MA, Schneeweiss S, Rothman KJ, et al：Variable selection for propensity score models. Am J Epidemiol. 2006；163：1149-1156

21) Bhattacharya J, Vogt W：Do instrumental variables belong in propensity scores？ Int J Stat Econ. 2012；9：107-127

22) Wooldridge J：Should instrumental variables be used as matching variables？ Res Econ. 2016；70：232-237

23) Myers JA, Rassen JA, Gagne JJ, et al：Effects of adjusting for instrumental variables on bias and precision of effect estimates. Am J Epidemiol. 2011；174：1213-1222

24) Ding P, VanderWeele TJ, Robins JM：Instrumental variables as bias amplifiers with general outcome and confounding. Biometrika. 2017；104：291-302

25) Pattanayak CW, Rubin DB, Zell ER：Propensity score methods for creating covariate balance in observational studies. Rev Esp Cardiol. 2011；64：897-903

26) Thistlewaite DL, Campbell DT：Regression-discontinuity analysis；An alternative to the ex post facto experiment. Observational Studies. 2016；2：119-128

27) Shigeoka H：The Effect of Patient Cost Sharing on Utilization, Health, and Risk Protection. American Economic Review. 2012；104：2152-2184

28) Almond D, Doyle JJ, Kowalski AE, et al：Estimating Marginal Returns to Medical Care；Evidence from At-risk Newborns. Q J Econ. 2010；125：591-634

29) Wagner AK, Soumerai SB, Zhang F, et al：Segmented regression analysis of interrupted time series studies in medication use research. J Clin Pharm Ther. 2002；27：299-309

30) Campbell DT, Stanley JC：Experimental and quasi-experimental designs for research. Houghton Mifflin Company, Boston, 1963

31) Sanford FH, Hemphill, JK：An evaluation of a brief course in psychology at the U. S. Naval Academy. Educ. Psychol. Measmt. 1952, 12, 194-216

32) Ashenfelter O, Card D：Using the Longitudinal Structure of Earnings to Estimate the Effect of Training Programs. Rev Econ Stat. 1985；67：648-660

33) Dimick JB, Ryan AM：Methods for evaluating changes in health care policy；the difference-in-differences approach. JAMA. 2014；312：2401-2402

34) Middleton JA, Scott MA, Diakow R, et al：Bias amplification and bias unmasking. Polit Anal. 2016；24：307-323

35) Greenland S：Invited commentary；variable selection versus shrinkage in the control of multiple confounders. Am J Epidemiol. 2008；167：523-529

36) Greenland S, Robins JM, Pearl J：Confounding and collapsibility in causal inference. Stat Sci. 1999；14：29-46

3章 政治学

1 医療政策と政治学

　医療経済学や統計学は医療政策の制度設計を行ったり，そのために必要なエビデンスを作るために重要ですが，そのようにして立案されたエビデンスに基づく政策が，政治の場で採用されるとは限りません．たとえマクロレベルでは国民の幸福度が向上するような政策であったとしても，多くの場合，それで得する人たちと損する人たちがそれぞれいて，彼らがステークホルダーとなり政治的なかけひきが行われるからです．

　政治学とは，政治の場における意思決定の力学や過程を学ぶ学問です．医療政策を理解するために最低限必要な政治学の理論が4つあります．

医療政策を理解するのに最低限必要な政治学の理論
① **キングドンの政策の窓**(Kingdon's window of opportunity)
② **経路依存性**(Path dependence)
③ **争点と注目度の周期**(Issue-attention cycle)
④ **中位投票者定理**(Median voter theorem)

　まずはっきりさせる必要があるのは「政策(Policy)」と「政治(Politics)」の違いです．「政策」とは，政治家や官僚などの政策立案者が，問題解決のため，もしくは社会をよりよいものにするために取る対応策，解決策，方向性，計画(プラン)，制度設計のことです．

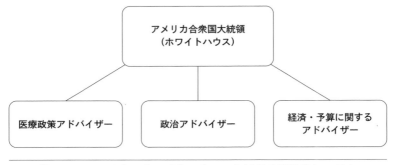

図 3-1　アメリカのホワイトハウスにおける政策決定システム

　一方で,「政治」(日本語では政局,政争,政治的なかけひきなどとも訳されます)とは,各ステークホルダーがどのような権力を持っており,それによってどのような政策が選択されるかというパワーバランスを表すものです.

　政策は国のプランであり,その方向性を実際に形にしていく過程(プロセス)が政治です.例えば,医師が一般的によく遭遇する疾患を正しく診断して治療するのに必要な臨床能力が不十分なのではないかという問題がアジェンダに挙がったとします.それに対して,医学部の臨床教育を強化したり,医学部卒業後に数年間の臨床研修を必修化するというプランが政策になります.

　一方で,そのようなプランが手元にある状態で,法律にして国会を通過させたり,各ステークホルダーと交渉することで,実際に制度として実現させていくプロセスが政治になります.

　図3-1はアメリカのホワイトハウスでアメリカの大統領がどのようにして国の方向性を決めているかということの一端を表したものです.医療に関係することでは,政治アドバイザーと,医療政策アドバイザーが別にいるということが特徴的です[*1].

　例えば,オバマケアをどのようにデザインするべきかをアドバイスするのは医療政策アドバイザーです.保険料の設定方法をどれくらいにするか,保険の間でのリスク補正をどうするべきか,保険に加入しなかったときの罰金をどうするか

---

*1　アドバイザーは日本語ではしばしば「顧問」と訳されますが,アメリカでは中堅や若手の専門家がなることも多く,「ブレーン」という言葉のイメージのほうが近いと思われます.

表 3-1　医療政策アドバイザーと政治アドバイザーの違い

	医療政策アドバイザー	政治アドバイザー
目標	国民の健康	選挙(再選すること)，票の獲得
優先する所得層	十分な医療サービスを受けられない社会的に恵まれない貧困層	中流階級(投票率が高いため)
優先する年齢層	子ども	高齢者(投票率が高いため)
判断材料	データ，政策研究の結果(エビデンス)	世論調査の結果
税金	必要に応じて上げるべきであると考える	(選挙で不利に働くため)上げるべきではないと考える

(出典：Blendon[1], 2010)

などをアドバイスします．医療政策学や医療経済学の専門家がこの役割を担います．

　一方で，その結果決まったプランをどのように社会実装し，導入していくかをアドバイスするのが政治アドバイザーです．議会でどうやって十分な票を集めるか，医師会や製薬業界などをどのように説得して味方につけるか，反対勢力同士の協力関係をどのように弱体化させるか，などのステークホルダー間のパワーバランスに関する戦略を練るのが政治アドバイザーです．政治学者がこの役割を担います．

　表 3-1 はアメリカにおける，医療政策アドバイザーと政治アドバイザーの違いをまとめたものです．アメリカの内容なのでこのまま日本には適用できない部分もあるかもしれませんが，正しい政策を実現するためにどのような人材(専門家)が必要なのかというイメージをつかむのには有用だと思います．

2 ｜ キングドンのアジェンダ設定と政策の窓

　キングドンの政策の窓モデルは，政治学において最も広く知られた理論の 1 つです．これは，ミシガン大学の政治学者ジョン・キングドンが 1984 年に出版した本[2]の中で紹介しました．

　この本の主な目的は，国の政治における意思決定の場でアジェンダ(議題)の設定(Agenda setting)がどのように行われるかを理解することであり，そのプロセスを説明するために用いられたのが政策の窓モデルでした．

1. キングドンのアジェンダ

　キングドンがこの本を出すまでは，議会に提出された案件のうちどれが採択されて，どれが否決されるかのプロセスに関しては研究されていたのですが，その前の段階でどのようにしてトピックが問題として認識され，アジェンダに載るのかに関してはあまりよく分かっていませんでした.

　なぜあるトピックはアジェンダに載る一方で，他のトピックはアジェンダに載らないのかを明らかにするために，キングドンは247名の政治家，官僚，利益団体，ジャーナリスト，アカデミアなどに聞き取り調査を行いました.

　キングドンは，アジェンダを「政府，政策立案者といった彼らと深い関係にある人たちが，ある特定の時期に真剣に注目している問題のリスト」と定義しました.

　アジェンダに載らないとそもそも問題として認識されておらず，議論の俎上に載らないということなので，キングドンはこのアジェンダに載るかどうかが重要だと考えました.キングドンは，人々が問題を認識する過程，政策の変化を求めて政治活動を起こしたりする過程，政治家や市民団体などが具体的な政策を提言する過程など，アジェンダの設定における様々な流れが，あるとき合流し，それが大きな政策変化の潮流となると主張しました.この一連の変化を説明するために開発されたのが「政策の窓モデル」でした.

2. 政策の窓モデル

　キングドンは大きく分けて3つの大きな流れがあり，それらが揃ったときが改革（政策変更）の好機であると考えました.その3つの流れとは，①問題の流れ（Problem stream），②政策の流れ（Policy stream），③政治の流れ（Political stream）です.

　ここでは日本における医療制度改革を1つの例として用います.医療制度自体が安定しており，人々から問題として認識されていなければ問題の流れは起きておらず，そのため図3-2の一番左の窓は閉じていると考えます.そもそも問題として認識されていないのでアジェンダに載ることもなければ，議論の俎上に載ることもありません.

　日本は長くにわたり，安い医療費で良好な健康を達成してきたため，この問題の窓が閉じていたと考えることもできます.一方で，多くの人がまだ問題として

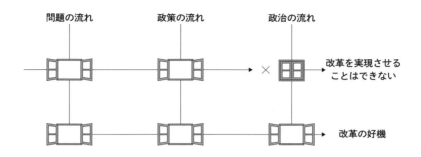

図 3-2　キングドンの政策の窓
(出典：Kingdon[2], 1984)

認識していない状態であっても，政策のオプションを考えている人たちがいます．日本の医療費高騰が大きな社会問題となる前の段階で，医療経済学者たちや財務省・厚労省の官僚は問題意識を持っており，対応策を練っています．

　この対応策が，中央にある政策の流れであり，とるべき政策のオプション（選択肢）のことを意味します．たとえ問題がどのように大きくなろうとも，政策のオプションがないと改革を実現することはできません．

　さらには，問題が認識されており，きちんと政策のオプションが手元にあったとしても，世間の注目や政治家の関心とうまくタイミングが合い，政治の流れが起こり，一番右の窓が開かなければ改革は実現できません．

　厚生族の国会議員に動いてもらう必要があるかもしれませんし，財務省・厚労省の官僚にサポートしてもらう必要もあるかもしれません．医師会や製薬会社などのステークホルダーの理解と協力を仰ぐこともあれば，逆に対抗するステークホルダーとの交渉も必要になるかもしれません．問題，政策，政治の3つの流れがうまく同じタイミングで流れることで，「政策の窓」が開いて，改革が現実のものになるとキングドンは考えました．

3 ｜ 経路依存性──過去の歴史が将来を決める

　経路依存性とは,「あらゆる状況において, 人や組織がとる決断は,（過去の状況と現在の状況は現段階では全く無関係であったとしても）過去にその人や組織が選択した決断によって制約を受ける」という理論です.

　元は経済学の世界において開発された概念ですが, その後, 政治学の世界で広く用いられるようになりました.

1. 経済学における経路依存性

　新古典派経済学においては, 市場に複数の新しい技術が導入された場合, 最も優れたものが広く受け入れられ, 市場のシェアを確保すると考えられますが, 現実にはそうでないこともしばしばあります. そのような状況を説明するために登場した考えかたが経路依存性です.

　経路依存性によると, どの均衡（市場がバランスがとれて落ち着くポイント）へ収束するかは, その経路途中の偶然も含めた数多くの小さな事象に支配されるとされます. それらの積み重ねの結果, ある均衡へ収束するのであり, 従来の理論のように最初から合理的にある均衡へ収束するわけではないとされました.

　したがってその均衡が最も合理的な結果なのかどうかも分かりません. 例えば, タイプライターのときに使われていたキーボードの並び順である QWERTY 配列（図 3-3）が今のパソコンでも同じように使われているのも, たまたまこれが先に広まっていたからだとされていますし, 家庭用ビデオにおいてベータマックスではなくて VHS テープが受け入れられたのも質で勝っていたからではなくて先に広まったからであると考えられています（VHS のほうが長時間録画できたためであるという意見もありますが, ここでは細かい議論は避けます）.

　ポール・クルーグマンがノーベル経済学賞を取った産業立地論もこの経路依存性を元にした考えかたです. 産業立地論とは, 産業の当初の立地については, 偶然の要因が非常に大きいものの, いったんそこである産業が発達すると, そこに次の産業がおこり, 集積の利益が発生するという理論です.

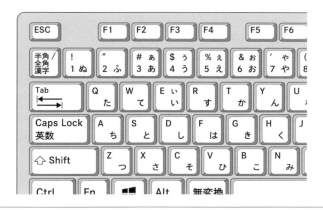

図 3-3 QWERTY 配列

2. 政治学における経路依存性

　この経路依存性は経済学から政治学の世界に紹介され、様々な政治的決断が過去の歴史的背景に大きな影響を受けていると認識されるようになりました。そして、イェール大学の政治学者のジェイコブ・ハッカーが、アメリカの医療政策を経路依存性の考えかたを用いて検証した論文[3]を1998年に、同様の内容に関する本[4]を2002年に出版しました。

　この本の中でハッカーは、アメリカで公的年金制度を導入することができたにもかかわらず、公的医療保険が導入できなかったことに着目しました。

　1930年代にルーズベルト大統領(当時)がニューディール政策によって公的年金制度を導入しようとしたときに、すでに私的年金制度を有していた企業は反対したものの、数がかなり少なかったためその反対勢力はそれほど強力ではありませんでした。このような状況下ですら、私的年金制度を有していた企業に配慮するために、アメリカは完全に公的年金の仕組みが導入される前のしばらくの期間、私的年金と公的年金の二重構造を認めざるをえませんでした。

　一方で、アメリカの医療保険も似たような経緯をたどったにもかかわらず、公的医療保険による皆保険制度を導入することはできませんでした。公的医療保険制度に反対していた企業たちは、まるで公的年金制度の導入を食い止めることができなかった失敗から学び、私的医療保険を広く提供することで公的医療保険制

度の導入を阻止しようと画策していたかのように，従業員に対する民間医療保険の提供を積極的に拡大していました.

　ニューディール政策が導入されたおよそ10年後のトルーマン大統領のときに公的医療保険による皆保険制度を求める声が高まったのですが，この時点ですでにアメリカの大企業の2/3は民間医療保険を従業員に提供していました. そのため，公的医療保険制度に反対するステークホルダーの力が年金のときよりもずっと強かっただけでなく，公的医療保険を求める国民の声も小さかったと考えられています.

　その結果，アメリカはこのときには皆保険制度を導入することができず，オバマ大統領が2010年に皆保険制度を立法化し成立させるまで実に50年以上の時間がかかりました. これは歴史的に今までたどってきた道がいかに重要かを示した一例としてハッカーの本の中で説明されています.

3. 医療保険の経路依存性

　各国でどのような医療保険制度が導入されているかに関しても，経路依存性が大きな影響を与えています. アメリカの医療保険が雇用と結びついている（いわゆる職域保険のこと）のは，第二次世界大戦のときの賃金統制（雇用者が設定する賃金に規制をかけること）が発端となっています.

　第二次世界大戦中に，戦争で働き手の多くが戦地に赴いたため，アメリカ国内の労働者の数が足りなくなりました. 各企業が労働者を取り合って賃金を上げていくことでインフレになることを心配したアメリカ政府は，賃金統制を行い，雇用主が自由に賃金を上げることをできなくしました. しかし，福利厚生はこの賃金統制の適用外であったため，各企業は福利厚生，その中でも医療保険を提供することでよりよい条件を提示し，人材を確保しようとしました.

　このときにアメリカ国民の多くが雇用主が提供する民間医療保険によってカバーされるようになったため，オバマケアによって皆保険制度が導入された現在でもこの雇用と結びついた医療保険がアメリカの医療保険制度の土台になっています.

　日本は1961年に国民皆保険制度を達成していますが，これにも経路依存性が大きな影響を与えていると言ってもよいでしょう. 日本の皆保険制度は，①アメリカのように雇用と結びついた職域保険（組合健保，共済組合，協会けんぽ）と，②居住地に基づいた地域保険（国民健康保険）の2つを組み合わせることで全国民

をカバーする構造になっていますが(現在では,この2つに加えて75歳以上がカバーされる後期高齢者医療広域連合があります),これも歴史的経緯の影響を受けています.

戦前から,公務員や労働者は職域保険でカバーされており,一方で,農村の農民たちは地域保険*2 でカバーされ始めていました.第二次世界大戦中の富国強兵の時代に,健康な兵士および健康な国内の労働力を確保するために,日本国政府はすでにあった医療保険制度のカバー率の拡大を推し進めました.

敗戦後には,GHQ はすでに存在していた構造を維持させることにしました.戦後の高度成長期には,経済成長に伴う格差の拡大と,社会主義の台頭への対抗のために皆保険は政治的スローガンとなり,1961 年に職域保険でカバーされていない人は国民健康保険に加入することが義務化され,これによって皆保険が達成されました.日本において,現在にわたるまで職域保険と地域保険の2つを組み合わせることで国民皆保険を達成する構造が残っているのも,経路依存性の一例であると考えることができます.

4. 日本の医療政策への示唆

今後日本の医療制度が変わっていくにあたっても,経路依存性がとても重要であると考えられます.過去に誰がどのような決断をしたのかを学ぶことで,現在の日本の医療制度が今のような形になった理由が分かるだけではなく,今後日本が取りうる方向性にどのような選択肢があるかが決まってきます.

ハーバードの外科医であり著名なベストセラー作家でもあるアトゥル・ガワンデは以下のように述べています.

「医療制度はしばらくシステムを止めてその間に大きな改革を行うというわけにはいきません.改革している間にも医療サービスを必要としている人たちがいるわけであり,大規模な改革をすることで患者が命にかかわる健康被害を受けてしまう可能性もあるからです」

つまり,どの国においても医療制度はゼロから作り上げることは不可能であり,すでに存在している制度の上に設計する必要があるということです.日本に

---

*2 日本の地域保険制度の発端は1835 年に福岡県の宗像(むなかた)という地域で作られた,地域に根差した医療保険(Community-based health insurance)である「じょうれい」(定礼または常礼)であるとされています(1716 年にほかの地域ではじまった制度が起源であるという説もあります).これは飢饉のときに農村に医師をつなぎとめておくのが難しくなったため,村が住民から米を前払いで徴収し,医師に安定した報酬を確保したのがはじまりであるとされています.

おいても，日本の医療制度の歴史的背景を十分理解しつつ，現在の医療制度のよい点を損なうことなく，よりよい方向性に向かうような変化を加えていくことが，理想的な医療政策だと言ってもよいでしょう．

5. 争点と注目度の周期

　政治の世界においては世間の注目度の浮き沈みがあります．たとえ全く同じ政策を提言していたとしても，そのタイミングがよければ大きな関心を集め，タイミングが悪ければ無視されてしまうでしょう．このような世間の関心の浮き沈みのことを，政治学では「争点と注目度の周期」と呼びます．争点と注目度の周期とは「主要な争点に対する世間の関心が高まり，その後比較的早いタイミングで注目度が下がってくるということを繰り返す周期」のことを意味します．

　これは，ブルッキングス研究所の経済学者であるアンソニー・ダウンズが1972年の論文で提唱した概念です[5]．

　世間一般の人は，それが社会にとっていかに重要で普遍的な問題であったとしても，1つの問題に長期間にわたって関心を示し続けることはなく，そのトピックへの関心は一定の周期を持って上下しているという考えかたです．さらには，これらの争点は突然に何の前触れもなく注目度が高くなり，短期間だけ世間の関心を集め，そして多くの場合，問題は解決されていないにもかかわらず，人々が急激に関心を失って問題視されなくなってしまうとされています．

　例えば，妊婦の乗った救急車のたらい回し事件などのセンセーショナルな事件が起こると，数か月にわたってメディア，世論，政治家など多くの人たちが強い関心を寄せるようになりますが，しばしば，根本的な問題解決が図られる前に世間の注目度が下がってしまいます．

　第1ステージは，前問題期と呼ばれ，世の中に問題として認識されていない時期のことです（図3-4）．

　第2ステージは，問題発見と強い関心の時期と呼ばれ，その問題が急激に世間の注目を集めるようになる時期です．強い関心という言葉からも分かるように，人々が道端で会ったときにその話題になるような，誰もが注目しているときのことを指し，急激に注目度が上がっている時期となります．

　第3ステージに入ると，その問題を解決するために必要なコストを皆が認識するようになります．ダウンズは環境問題を例として説明していますが，環境問題が問題であることを人々が認識したものの，それを解決するには税金を含めたお

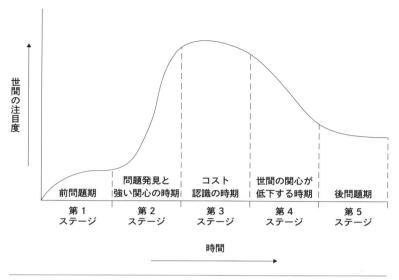

図 3-4 争点と注目度の周期
(出典：Downs[5], 1972)

金がかかることを次第に認識するようになります。このコストとはお金でなくても構いません。人々の手間でも労力でもよいのですが，要は問題解決するのが思ったより簡単ではないことをみんなが気づく段階のことです。

その後，第4ステージに入り，世間は急激に冷めてきて関心を失っていきます。問題なのは，前述したように，多くの場合では問題が解決されていないにもかかわらず，世間は急激に関心を失っていくということです。

そして，第5ステージ(後問題期)では，もはや社会が問題として認識すらしていない段階になります。

この第2ステージ(問題発見と強い関心の時期)から第3ステージ(コスト認識の時期)のときに政策を通して問題解決を図ることが最も効果的(実現可能性が高い)と考えられています。そのためには，問題が世間の注目を集める前に，解決策となる政策を準備しておく必要があります。そして世間の注目度が高くなってきた第2ステージで，世論を巻き込みながら政治的なインパクトを与えて，第4ステージ(世論の関心の低下)に入る前に勝負をつける必要があるということになります。

　本章の第2項でご紹介したキングドンの政策の窓モデルでは，政策を用意しておいて，政治の窓が開いたときに政策変更の好機が到来すると説明しました．ダウンズが，世間の注目と争点の周期を用いて説明したかったのは，世間の注目が集まっていて，政策を通すことができる時間は短いので，短時間で勝負をつける必要があるということです．

　ビッグデータを使うことができる現代においては，データを用いて今が争点と注目度の周期のどの段階なのかを客観的に評価することもできるかもしれません．例えばメディアでのカバー頻度，SNSで話題に上っている回数などを総合的に評価すれば，より客観的・定量的にこの周期を理解し，より戦略的に対応することができるようになるのではないでしょうか．

6. 中位投票者定理

> **中位投票者定理**
> 　ある一定の条件の下では中位投票者にとっての最適点，すなわち中位投票者に最も好まれる選択肢が多数決投票の結果均衡点となり，選挙の結果，社会に選択される．

　「中位投票者」とは，各投票者の選好(好み)に基づいた各人の最適な点を一直線に並べたときに中央値となるような投票者のことです．

　中央値とは，ちょうど50%がそれ以上，50%がそれ以下になるような値のことですので，中位投票者とはすなわち，右から数えても左から数えても同じ順番となるような位置にいる投票者のことです．図3-5ではMの地点にいる投票者が中位投票者になります．

　Rを保守派の政治思想，Lを革新派の政治思想だとします．両極端から順番に人を並べていくと，このような正規分布になると仮定します．青色の部分ははじめから保守派の政党に投票をすることを決めた人たち，そして灰色の部分ははじめから革新派の政党に投票することを決めていた人たちになります．

　多数決投票では半分以上の票を得る必要があるため，革新派も保守派も両端から順番に票を獲得していき，最終的に，中位投票者の票を得た政党が選挙で勝利することになります．各政党の戦略としては，はじめは対立候補との相違点を際立たせることで支持層の票を確実に獲得していきますが，選挙の後半になるにつ

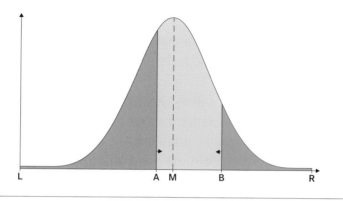

図 3-5　中位投票者
（出典：Hotelling[6], 1929；Black[7] 1948）

れ，中位投票者の票を得ようとするため，政策的アピールが中道派に近いものに収束していきます．ちなみに中位投票者定理が成り立つには以下のようないくつかの条件が必要です．

---

① 政策を 1 列に並べることができる（争点の軸が 1 つだけであり，2 つ以上存在していない）
② 投票者の選好は単峰型である（分布の山が 1 つしかない）
③ 投票者はきちんと投票する（棄権しない）

　アメリカの政党を例にして説明します．アメリカの二大政党である共和党と民主党は「保守 vs リベラル」というきれいな対立軸を描いています．

　アメリカ国民はこの相反する考えかたによって真っ二つに分かれており，そして両者の間の考えの違いはどんどん広がっていっていると言われています．

　民主党はリベラル（日本でいうところの中道左派に近い）であり，多様性を受け入れる平等な社会と大きな政府を目指しています．一方で，共和党は「古き良きアメリカ」を好み，保守的で，自由および自由市場，小さな政府を目指しています．

　極端に民主党寄りの政治思想の人は，誰が何と言おうと選挙では民主党の政治家に票を入れます．そして，極端に共和党寄りの人は何があろうと共和党の政治

家に投票します．例えば，2012 年のアメリカ大統領選挙では，民主党のオバマ大
統領（現職）に，共和党のロムニー候補が挑む形になりました．選挙戦の前半には
両党はそれぞれの支持層が気に入るような政策を提案し，確実に取れる票を確保
していきました．

　しかし，選挙戦も終盤にさしかかり，大統領戦最終討論のころになると，両者
の意見はだんだんと近いものに収束していきました（ロムニー候補は選挙後半に
なると，中間所得層が大事であり，大統領になったら独自の医療保険制度を導入
すると言い始めました．これはオバマ陣営の主張に歩み寄った政策です）．これ
は両陣営が戦略として，中位投票者を取り込むことを意識しており，だんだんと
極端な政治思想をアピールすることを避けるようになっていったからであると考
えられます．

[参考文献]
1) Blendon R：The politics of health care（lecture at Harvard T. H. Chan School of Public Health），2010
2) Kindgon JW：Agendas, Alternatives, and Public Policies, Update Edition, with an Epilogue on Health Care. Little Brown, Boston, 1984
3) Hacker JS：The Historical Logic of National Health Insurance：Structure and Sequence in the Development of British, Canadian, and U.S. Medical Policy. Stud Am Polit Dev. 1998；12；57-130
4) Hacker JS：The Divided Welfare State；The Battle over Public and Private Social Benefits in the United States. Cambridge University Press, Cambridge, 2002
5) Downs A：Up and down with Ecology-the Issue-Attention Cycle. The Public Interest. 1972；28；38-50
6) Hotelling H：Stability in Competition. The Economic Journal. 1929；39；41-57
7) Black D：On the Rationale of Group Decision-making. Journal of Political Economy. 1948；56；23-34

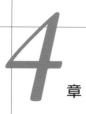

4章 決断科学（費用効果分析）

1 医療政策と決断科学（費用効果分析）

　近年，C 型肝炎治療薬のソバルディやハーボニー，抗がん剤のオプジーボ，さらには近く発売予定の白血病治療薬のキムリア（CAR-T 療法）など，革新的ではあるものの高額な薬が続々と開発されており，日本の医療財政を圧迫するのではないかと心配されています．このような状況下で費用効果分析（Cost-effectiveness analysis；CEA）や医療技術評価（Health technology assessment；HTA）が，この問題の解決策の 1 つになると期待されています．薬や医療機器の承認は，一般的に，効果があるか，副作用がないかという観点で行われます．これら効果と副作用の観点に加えて費用の視点を加えることでその価値（Value）を評価する手法が CEA になります．

1. 費用効果分析とは

　CEA とは，健康上のメリット（＝効果）とそれに要した費用との比を計算することで，費用に見合った効果が得られたのかを評価する方法のことです．効果に関しては，しばしば，生活の質（Quality of life；QOL）で調整された生存年である「質調整生存年（Quality adjusted life year；QALY）」と呼ばれる指標を用います．

　QALY は生存年数を QOL の値で重み付けしたものです．QOL は完全な健康の場合は 1，病気や障害がある状態のときには 0 と 1 の間の値で表現します．完全な健康状態で生存する 1 年間の寿命の価値が 1 QALY で，完全な健康状態で生存する 2 年間の価値は 2 QALY となります．例えば病気で QOL が完全な状態の70％だったとしたら，その状態で生存する 1 年間の寿命の価値は 0.7 QALY であ

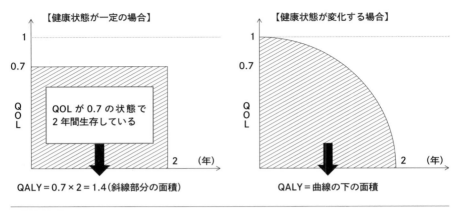

図 4-1 QOL と QALY の関係

表 4-1 費用効果分析 vs 費用便益分析

	効果の測定方法	特徴
費用効果分析(CEA)	疾患や治療法に応じて臨床的な指標を用いる. 例:生存年や血圧などの検査値,QALY など	計算しやすい. 複数の効果指標がある場合には評価や比較が困難.
費用便益分析(CBA)	すべての効果を金銭単位で表す.	純便益(便益−費用)が算出できる. 効果を金銭換算する方法が課題.

(出典:福田敬[1],2012 を筆者が一部改変)

り,それが 2 年間であれば寿命の価値は 1.4 QALY になります(図 4-1).

2. 費用効果分析の分類

CEA の分類と周辺領域には,以下のようなものがあります.

①費用最小化分析(Cost-minimization analysis):2 つの医療技術の効果が同じであると分かっている状態で,費用がより少ないほうを選ぶ方法.

②費用効果分析(CEA):生存年数や QALY など効果の指標を設定し,それとそれにかかる費用との比を評価する方法.

③費用効用分析(Cost-utility analysis):CEA の中でも,特に効果の指標として

QALY を用いる方法.

④費用便益分析(Cost-benefit analysis；CBA)：効果を金銭換算した便益を算出し，費用と便益とを比較する方法[*1].

③と④の違いに関しては表 4-1 をご覧ください．狭義には CEA は上記の②のことを指しますが，①〜③をまとめて広義の CEA とすることもあります[2)].

3. 決断科学

アメリカでは，CEA は医療経済学よりも，決断科学(Decision science)という学問領域の中でより活発に研究・教育されており，そのような研究をする学者を決断科学者(Decision scientist)と呼びます．例えば，ハーバード大学においては，ハーバード公衆衛生大学院の「健康決断科学センター」で研究，教育が行われており，医療の分野ではじめて CEA を行ったと言われているミルトン・ワインシュタインもこのセンターに所属しています．

4. 医療技術評価(HTA)

医療技術評価(HTA)とは，CEA の結果をどの薬や医療機器を医療保険でカバーするか，その価格設定をどうするかに活用することで，効率的な医療制度の実現を目指す研究領域のことです．

> ■
> **医療技術評価(HTA) の定義**
> 　医療技術評価(HTA)とは，医療技術の利用に関する医学的，社会的，経済的，倫理的な問題についての情報を，系統立てて透明性を維持しながら，偏見なくまとめていく学際的なプロセスのことである．その目的は，患者中心の安全で効率的な医療政策を策定するために必要な情報を提供し，最良の価値を達成しようとするものである．

(出典：EUnetHTA)[3)]

[*1] 費用便益分析の最終結果は，便益費用比(割り算)タイプと純便益(引き算)タイプの双方があります．

2 費用対効果分析の基本的な考えかた

　従来の薬と新薬を CEA を用いて比較してみたところ，新薬のほうが費用対効果に優れていることが明らかになったといった内容の論文を読んだときに，疑うことなくその結果を信じてしまっていませんか？　正しい方法論で解析が行われたのかきちんと批判的吟味していますか？　CEA はその複雑な方法論ゆえ，その方法論に通じた人でないと研究の質の評価が難しいことがあります．ここでは CEA の方法論を説明することで，実際にどのような解析が行われているのか理解して頂きたいと思います．

1. 増分費用効果比（ICER）

　CEA とは基本的には 2 つ以上あるオプションを，その効果（健康上のメリット）と費用の 2 つの点において比較し，どちらがより費用対効果に優れているか，つまり追加で支払わなくてはいけない費用に，それによって得られる効果が見合っているかどうかを検証する研究方法です．もともと A 薬という薬で治療されていた病気があったとして，新たに B 薬（薬価は A 薬よりも B 薬のほうが高額であると仮定します）が開発されたとします．そうすると，この B 薬の効果を評価する最もシンプルな方法は，治療しなかった場合（プラセボを服用した場合）と比較した B 薬の費用と効果の比を計算することです（これを「費用効果比」と呼びます）．しかし，それでは B 薬が A 薬と比較して優れているのか，そしてその結果として医療保険でカバーするべきなのかを評価することができません．そこで出てくるのが，2 剤の比較である「増分費用効果比」（Incremental cost-effectiveness ratio；ICER）という指標になります．

　　A：既存技術，B：新技術
　　　① Cost Effectiveness Ratio（CER）：**費用効果比**

$$= \frac{費用（B）}{効果（B）}$$

　　　② Incremental Cost Effectiveness Ratio（ICER）：増分費用効果比

$$= \frac{費用（B）-費用（A）}{効果（B）-効果（A）}$$

　効果の部分を QALY で表現することで，ICER は「A と B を比較して，追加で QALY 1 単位の健康改善を得るのに必要な追加費用」であると解釈することができます．そして，この値があるカットオフ値よりも低ければ「費用対効果に優れている」と表現し，逆に高ければ「費用対効果に劣っている」と表現します．そのカットオフ値は，慣習的にアメリカでは 10～15 万ドル，イギリスでは 2～3 万ポンド[*2] が用いられており，最近の調査では日本人にとっては 485 万円(半数の人が許容した金額)であったと報告されています．しかし，これらのカットオフ値は国や時代によって変わるものであり，絶対的な基準ではありません．さらには，たとえ費用対効果に優れているとしても，そのような薬や医療技術を無制限に医療保険でカバーしていけば(費用対効果に優れることと医療費抑制につながることは違うため)総医療費はどんどん増えていき，いつか財政破綻してしまいます．

2. ICER の計算

　では実際にはどのようにしてこの ICER を計算するのでしょうか？　上記の A 薬 vs. B 薬の例で説明します．ある難治性の病気が，今までは A 薬で治療されていたとします．そして，6 か月後に 30%の確率で死亡し，60%の確率で障害が残りながらも生存し，10%の確率で障害もなく完全な健康状態で生存できるとします．そこに新しい薬である B 薬が開発されたとします．この薬で治療すると，20%の確率で死亡，50%の確率で障害が残りながらも生存，30%の確率で完全な健康状態で生存という結果だとします．このままだとこの 2 剤を比較するのはなかなか難しいのですが，ICER を用いることで比較することができます．

　費用に関しては，A 薬は治療に 75 万円，B 薬は 100 万円かかるとし，その他の治療にかかるお金は費用の計算に含めないことにします．

　効果の評価に関しては，A 薬と B 薬を使った場合のそれぞれにおいて QOL の期待値を計算します．つまり，3 つのアウトカム(死亡，生存[障害あり]，生存[障害なし])の QOL にそれぞれその状態になる確率をかけて，それらの重み付け平均(期待値)を計算します．ちなみにこれらのそれぞれの健康状態になる確率のことを CEA では**移行確率**(Transition probability)(図 4-2 の中の P)と呼びます．**図 4-2** の計算の結果，A 薬を使った場合の QOL の期待値は 0.52，B 薬を使っ

[*2]　終末期医療に関する医療サービスに対しては，50,000 ポンド，希少疾患の治療法に関しては，100,000～300,000 ポンドのカットオフ値が用いられています．

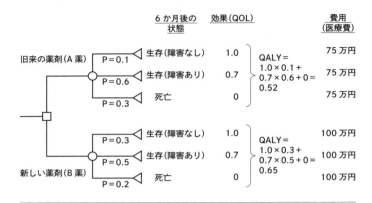

図 4-2　費用対効果分析を用いた 2 薬の比較の一例
（ここでは生存した場合の期待余命は 1 年であると仮定している）

た場合の QOL の期待値は 0.65 となりました.

　効果の差は 0.65 − 0.52 = 0.13 で, 費用の差は 100 万円 − 75 万円 = 25 万円です. この比が ICER ですので, ICER = 25 万円 / 0.13 ≒ 192 万円となります. つまり, B 薬は A 薬と比較して, QALY を 1 単位改善させるのに 192 万円かかると解釈することができます. これはアメリカ, イギリス, 日本のいずれの指標を使っても「費用対効果に優れている」と評価することができます.

　ここでは非常にシンプルな例で説明しましたが, 実際には図 4-3 のようにこれよりもはるかに複雑なモデルを組むことになります. このようなモデルに, それぞれの QOL, 費用, 移行確率を入力していきます. そしてそのデータは臨床試験や疫学研究など他の研究を参考にして, モデルに挿入します. データが見つからない場合には, もっともらしい値を挿入し, その後その値を変化させてみて結果が変わるかどうか検証します（このように研究の前提条件や仮定を色々と変更してみて, 結論が変わるかどうか評価する分析のことを「感度分析」と呼びます）.

3 ｜ 費用対効果分析の注意点

　日本でも, 薬価の設定に際して CEA を積極的に用いようという流れになってきています. これ自体は望ましい方向性だと思うのですが, CEA を用いるにあたっていくつか注意点があるので, それらを方法論的なものと, 倫理的なものに

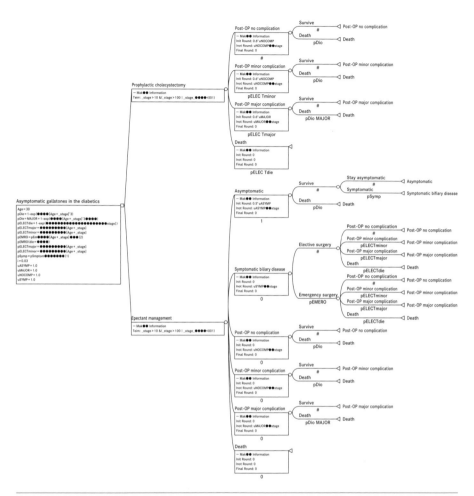

図 4-3　TreeAge ソフトウェアを用いた費用対効果分析の一例
（出典：筆者作成）

分けて説明します.

1.　方法論的な注意点

1)　価格を下げていけばどこかでいずれ「費用対効果に優れる」という結果になる

まずは，CEA はあくまでも効果と費用の比ですので，薬や医療機器の価格を引

き下げていけばどこかで必ず「費用対効果に優れる」という結論にたどり着きます．薬・医療機器の価格が固定されていれば，費用対効果に優れる薬や医療機器だけを医療保険でカバーするという本来の目的通りに使えるのですが，実際には費用対効果に優れるという結果が出るところまで価格を引き下げるという戦略が製薬会社や医療機器メーカーによってとられ，その結果として大部分の薬・医療機器を保険収載することになってしまう可能性もあります．

2) 導き出される結論(推定値)が不安定であることがある

糖尿病の人がいたとします(図4-4)．一年後にそのまま合併症を発症していない確率を P_1 とします．1年後に脳梗塞を起こしている確率を P_2 として，心筋梗塞を起こしている確率を P_3 とします．こういった具合で P_1 から P_8 までのすべての移行確率のデータをそろえることで，はじめて CEA を行うことが可能になります．

しかしこれらの移行確率は臨床試験や疫学研究などその他の研究から借りてこないといけません．その数字も元となっている研究によって異なりますし，場合によっては移行確率のデータが存在しておらず，もっともらしいデータで穴埋めをしないといけないこともあります．

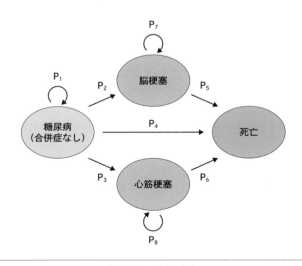

図 4-4 移行確率

　「費用対効果に優れている」という結果が，これらの前提条件を変えることで「費用対効果に劣っている」という結果にひっくり返ってしまうことをCEAに携わっている研究者はしばしば経験します．もちろん感度分析をきちんと行うことでこの問題の解決を目指しますが，もし仮にCEAを悪用しようとする人がいたら，これらの前提条件を変えることで費用効果に優れるという結論を導き出すことが可能です．中立的な第三者機関がCEAを行う場合には問題になりませんが，解析を行う研究者に利益相反がある場合や，製薬会社や医療機器メーカーが何らかの形で解析に関与している場合には問題となることがあります．

　イギリスやオーストラリアのように，医療保険の給付の判断にCEAを使っていることを公式に表明している国でも，CEAの結果が費用対効果の閾値を下回って入れば一律で給付対象に含めるというように画一的に適用しているのではなく，一定の不確実性を考慮したうえでCEAの結果を実際に用いています．例えば，CEAの結果で明らかに費用対効果に優れるものはそのまま給付対象にする一方で，費用対効果の結果が確実とは言えない（不確実性のある）医療サービスに関しては，CEAの結果を価格を引き下げるようにプレッシャーをかける材料として用いられています．つまり現実には，CEAの結果は給付対象に含めるかどうかの判断材料としてだけでなく，実際には医療サービスの価格抑制のツールとしても用いられています．

3）複雑なモデルはブラックボックスとなってしまう

　様々なデータを投入することができるのがCEAの優れた点なのですが，あまりに多くの情報が投入されるとそのモデルが何を仮定しているのかが分からなくなり，ブラックボックスとなってしまいます．複雑怪奇なモデルが「費用対効果が優れている」という結論を出したとしても，その元となっている移行確率の前提条件（どこからデータを持ってきているのか，データが存在しなくてもっともらしい確率を用いているのはどの部分なのかなど）が正しいのかどうかを検証することが困難になってしまうことがあります．

　例えば，糖尿病のCEAモデルでアルキメデス[4]という商業化されているCEAのモデルがあります．これは疫学研究だけに留まらず，基礎研究など世の中に存在するありとあらゆる研究結果を1つのモデルにまとめたものです．もともとは研究から生まれたのですが，今は商業化されているため，他の研究者が使うには高額な使用料を支払わなくてはいけません．図4-5を見て頂ければ明らかであ

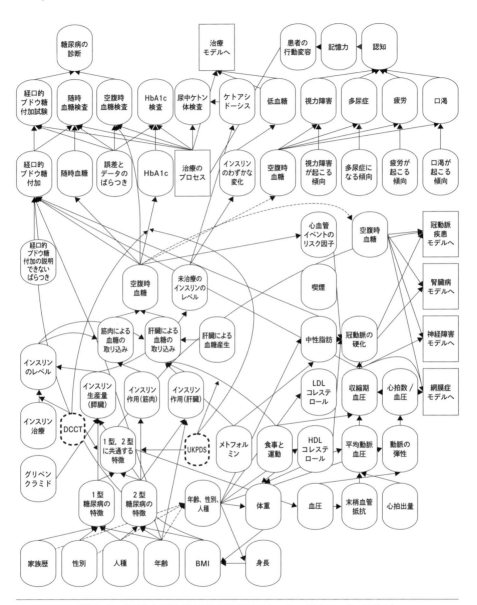

図 4-5　複雑すぎる費用効果分析モデルの一例（アルキメデス）
（出典：Eddy and Schlessinger, 2003）[4]

るように，あまりに複雑すぎてブラックボックスになってしまっています．もし
このモデルを用いて行った研究結果が「費用対効果に優れている」というもので
あったとしても，その結論を信用してよいのか判断に迷います．

4）大人数がかかる軽症の病気と，少人数がかかる重大な病気のどちらを優先するべきなのか考慮されない.

　ある治療があり，QALY を 0.1 単位しか改善させないものの，その恩恵に預か
ることができる病気の人が 10 万人いるとします．一方で，QALY を 1 単位も改
善することができるような高い救命効果のある治療であるものの，その治療法が
有効である疾患はまれであり，全国で 100 人しかかからないとします．前者の治
療法を導入することで，0.1×10 万＝1 万 QALY プラスになります．一方で後者
では，1×100＝100 QALY にしかなりません．CEA でいずれか片方を保険給付の
対象とする場合，前者はカバーして後者はカバーしないということになりかねま
せん．でも数多くの人が経験する軽い病気のために，生きるか死ぬかがかかって
いる治療を保険対象から外してしまってもよいのでしょうか？
　アメリカのオレゴン州でこれが現実問題となった事例があります．1990 年にオ
レゴン州は医療費高騰に対処するために，貧困者向けの医療保険であるメディケ
イドがカバーするべき医療サービスの優先リストを作成しました．このリストの
作成には CEA が用いられたのですが，その結果，患者数の多い虫歯を治療して
王冠をはめるという医療行為はカバーされるものの，命にかかわる急性虫垂炎の
治療はカバーされないという結論に達してしまいました．このリストの優先順位
は多くの人が持っている価値観と乖離しているという批判があったため，このリ
ストの順番は，リスト作成にかかわっている委員が，リスト作成後に常識的な判
断を元にその順番を並び替えるという手段が取られることになりました（詳しく
は後述します）．多くの人にとって，たとえ少人数しか恩恵を得られないとして
も，致死的な状況を助けることのできる医療技術のほうが価値が高いと判断した
という一例ですが，このような価値判断は一般的な CEA の解析結果には反映さ
れていません．

5）費用効果分析では，財政への影響は考慮されない

　CEA では医療財政への影響は考慮されません．そのため，費用対効果に優れ
るかどうかということと，医療財政上，国がその医療サービスを保険の給付対象

とできる（財源がある）かどうかということは別の問題になります．例えば，日本で 2013 年に承認されたソホスブビル（商品名：ソバルディ）は C 型慢性肝炎に著効し，9 割以上の患者の肝炎ウイルスがいなくなり，そのため費用対効果に優れると報告されています．承認当時のソバルディ 1 錠の薬価は約 6 万円（その後の薬価改定で引き下げられ，現在は 1 錠約 4 万円となっている），合計 12 週間の治療で，薬剤費は併用薬を含めて約 550 万円と計算されました．当時の日本には C 型肝炎の患者が約 37 万人いると推定されていたため，たとえ費用対効果に優れるからといって，すべての患者が治療された場合には日本は財政破綻するのではないかと危惧されました（実際にはその後薬価が引き下げられたことなどでこの危機は回避されました）．近年では，抗がん剤のニボルマブ（商品名オプジーボ）や CAR-T 療法など，次々と超高額な治療法が開発され，この問題はますます重要になってきており，CEA では財政への影響は考慮されていないことを知っておく必要があります．

6）費用効果分析を行うのにもコストがかかる

　CEA はかなり労力のかかる解析方法であるため，多くの薬剤や医療機器で CEA を行うためにはそれだけの人的資源とコストがかかります．CEA の解析にかかる費用に関しては，国の負担分は税金になりますし，製薬会社や医療機器メーカーは負担分を薬や医療機器の価格に転嫁しようとし，最終的には誰かが負担することになります．いずれにしても CEA を行うには費用がかかるという意識を持ち，それを超える医療費抑制の効果が期待できる場合に限って実施するべきだと考えます．

2. 倫理的な問題点

1）CEA は功利主義をベースにしており，公平性は問わない．

　CEA は功利主義（詳しくは 214 頁をご参照ください）を考えかたのベースにしています．つまり，改善させる QALY の総和が大きいほうがより「費用対効果に優れる」という結果になり，その分布（公平性）に関しては一切問いません．高額な薬や医療機器のように，富裕層の QALY が大きく改善する一方で，貧困層の QALY は改善せず，結果として健康格差は広がってしまうような医療技術であったとしても，その総和が大きければ正当化されてしまいます．より恵まれない人に多くの資源を分配したほうがよいのではないかと感じる人もいると思いま

すが，その場合，CEA の結果から得られる結論はその人たちの価値観にそぐわないものになってしまいます[5].

2) 障がい者の価値を健常者よりも低く計算してしまう．

　CEA では，健常者の寿命を 1 年延ばすと 1 単位の QALY の増加につながるのですが，障がい者（ここでは障がい者の QOL は 0.7 であると仮定します）の寿命を 1 年延ばしても 0.7 単位の QALY の増加にしかなりません．つまり，この障がい者の命 1 年には，健常者の命の 70% の価値しかないことを暗示しています．アメリカで高齢者向けの公的医療保険であるメディケアが新しい医療技術をカバーするかどうかに CEA によるカットオフ値を用いるかどうか検討されたときに，これが大きな社会問題となりました．

3) 子どもの 1 年にも高齢者の 1 年にも同じ価値を与える

　CEA は子どもの命 1 年も，老人の命 1 年も同じ価値があると仮定しています．健常な 1 歳児の命を 1 年延ばすことができても 1 QALY，100 歳の高齢者の命を 1 年延ばすことができても 1 QALY のプラスになります．つまり，小児の疾患に用いられる医療技術と，高齢者の終末期の延命治療に用いられる医療技術のどちらを保険収載するべきか CEA を用いて検証した場合，後者のほうが費用対効果に優れるという結果になる可能性があります．ハーバード大学のノーマン・ダニエルズによると，すべての人は人生の中で各年齢のステージをすべて経験するので，これは不公平ではないとしています．しかし，同じ 1 年の QALY を延ばすのであれば，高齢者よりも子どもを優先するべきだと考える人も多く，その人たちは CEA の結果に違和感を覚えるかもしれません．ちなみに QALY に近い概念である「障害調整生存年数（Disability-adjusted life year；DALY）」ではこの年齢の違いによる価値の差が考慮されています．

4) 障がい者の価値観と健常者の価値観の違い

　QALY を計算するためには，病気や事故で障害を持った状態が，100% 健康な状態と比べて何% くらいの健康状態なのか評価し，数値化する必要があります．一般的に，CEA では健常人がその価値判断をするということになっています．これは CEA は社会から見た価値観であり，社会を構成する大多数は健常人であるという考えかたに則っています．

しかし，QOL が障害のある人とない人で異なることが知られています．例えば健常人に「目が両方とも全く見えなくなったとしたら QOL はどれくらい下がりますか？」と聞くと，0.6 くらいであると答えたとします．一方，実際に全盲の人に聞くと，0.8 くらいといった具合に，健常者が評価するよりも高く評価することが知られています．これは，実際に障害を経験している人は，たとえ障害を受けた直後には一度 QOL が大きく下がったとしても，色々なことに順応していくことで QOL が再び上がるからであると考えられています．全盲になってある程度時間が経つと，思っていたよりも不便ではないと感じるようになってくるからです．健常者が想像でイメージしている障害があった場合の QOL と，実際に経験している障がい者からみた QOL が異なった場合，本当に健常者の価値観を基準に QOL を評価してよいのかという問題が出てきます．

このように，CEA は政策判断にとって有用なツールであることには間違いはありませんが，様々な限界点もあります．よって，CEA の結果をそのまま鵜呑みにするのではなく，CEA の結果を元に保険給付の対象にするかどうか総合的評価する段階で，上記のような問題を十分議論したうえで判断する必要があります．

4 オレゴン州の「優先順位リスト」から学べること

医療に使える財源には限りがあるというのは，多くの国が直面している大きな問題です．

すべての医療サービスをすべての人に提供するだけの財源がない場合，選択肢としては，①財源を増やす（医療に使うお金を増やしてその他の公共サービスに使うお金を減らす，もしくは保険料や税金を上げる），②保険がカバーする集団を制限する（例：超高齢者の抗がん剤や透析導入は医療保険の給付対象から外す），③保険がカバーする医療サービスの種類を限定するなどの方法があります．この3つ目の方法である「保険がカバーする医療サービスの種類を限定する」ときにしばしば CEA が用いられます．CEA の結果によって保険がカバーする医療サービスを選択していることで有名なのはイギリスです．

CEA は一見するとすごく合理的な方法のように聞こえますが，CEA の結果に

よって医療サービスの優劣を決めると，その結果は私たちの価値観としばしば乖離してしまうという問題があります．それを如実に表しているのが1990年代にアメリカのオレゴン州で実施された医療改革でした．

1. 第1次オレゴン州メディケイド改革

1990年代にオレゴン州は貧困層向けの公的保険であるメディケイドの大改革を行いました．そのきっかけになったのは，コービー・ハワードという7歳の少年の不幸な死でした．1987年の初め，オレゴン州議会は財政難を理由に，臓器移植をメディケイドの保険適用から外しました．コービー君は白血病だったのですが，この州議会の決定によって骨髄移植を受けられなくなってしまいました．コービー君の家族は骨髄移植をするため寄付を募ったのですが，募金運動の最中にコービー君は亡くなってしまい，この事件は全米メディアの注目を集めることになりました．

コービー君の事件は，救急医である州議会議員（そして後に州知事になる）ジョン・キチャバーにも大きな影響を与えました．キチャバーは，臓器移植という個別の問題を解決するだけでなく，限られた財源でできるだけ多くの医療サービスを州民に提供するような抜本的改革が必要であると他の議員を説得し，オレゴン・メディケイド優先順位設定プロジェクト（Oregon Medicaid Priority-Setting Project）を立ち上げました．

オレゴン州は医療サービスの「優先順位リスト（Prioritized list of health services）」を作り，そのリストの一番上から順番に財源がカバーできるぎりぎりのところまでをメディケイドの給付対象とすることとしました．その優先順位リストを作るために5人の医師，4人の患者代表，そして公衆衛生のバックグランドを持った看護師1人，ソーシャルワーカー1人の計11名の専門家による委員会（Health services commission）が作られました．そしてCEAによって医療サービスを費用対効果に優れるものから順番に並べていくという方法によって，優先順位リストが作られることとなりました．

初めに公表された優先順位リストは大きな論争を生みました．CEAによって決められた結果，多くの人が罹る軽微な疾患である虫歯に対して王冠を作ることは保険の給付対象であるものの，罹る人の数は比較的少ないが命に関わる急性虫垂炎の外科的治療は適用外であるという結果になってしまったのです．このリストは州民から大きな反発を受けたため，CEAのような科学的手法で作られたリスト

を，その後委員会のメンバーがリストの順位を常識的な判断に基づいて並び変えるという方法がとられることになりました．そして優先順位リストの見直しは2年に1回行われることとなりました．

　1991年にオレゴン州はこのようなメディケイド改革について連邦政府の認可を求めましたが，大統領選を控えたブッシュ政権は，世論の反発を買っていたこの制度を認めませんでした．結局，この改革は1993年にクリントン政権になってから認可され，1994年にやっと導入されることとなりました．この改革によって生まれた制度はOregon Health Plan(OHP)と呼ばれました．

　優先順位リストは世間の注目を集めましたが，1990年代は景気がよかったこともあり，かなり幅広いサービスがカバーされたリストが用いられました．そのため，1992年には18%であったオレゴン州の無保険者の数は1996年には11%にまで減少しました．

2. 第2次オレゴン州メディケイド改革

　2003年にはより多くの人を保険でカバーする目的で，Oregon Health Plan 2(OHP2)が策定されました．OHPによってすでに連邦貧困水準(FPL)[*3]100%以下の人はすべてカバーされるようになっていたのですが，この水準を185%にまで引き上げようという野心的な計画でした．そのためにオレゴンのメディケイドプランはOHPプラスとOHPスタンダードという2つのプランに分割されることとなりました．

　OHPプラスは通常のメディケイドがカバーするような妊娠中の女性や子どもを持つ女性が対象でした[*4]．一方で，OHPスタンダードは通常のメディケイドではカバーされないような貧困水準を満たした独身男性が加入するプランとして作られ，OHPプラスよりも給付対象となる医療サービスは制限されたものでした．

---

*3　FPLとは，衣食住と交通費を元に割り出された最低限必要な年収のことで，世帯の人数によって異なった金額が設定されています．以前まではFPLが100%未満を貧困であるとされていましたが，最近ではFPL100%以上でも生活困窮している家庭が多いことが分かってきたため，各自治体ごとにどれくらいの年収(FPL何%)から扶助の対象にするのか決められています．

*4　ほとんどの州のメディケイドは貧困というだけでは加入することができず，それに加えて妊娠中であることや子どものいる女性であることが加入要件とされています．よって独身男性は多くの州でどんなに貧困であっても，多くの場合はメディケイドに加入できませんでした．このように貧困水準だけでなく属性(カテゴリー)によって加入要件が決まることをカテゴリー型加入資格(Categorical eligibility)と呼びます．オバマケアによってこのカテゴリー型加入要件は撤廃され，FPL138%以下の人はメディケイドに加入できるようになりました(ただしメディケイドの対象を広げた州に限ります)．

これには財源が必要であったため，受診時の自己負担額が設定され，保険料も引き上げられました．しかしこれが失敗でした．1996年に11%まで下がった無保険者の割合は，2004年までに17%まで再上昇してしまいました．貧困層にとっては衣食住のような日々の生活が重要であり，自己負担や保険料の負担が大きくなるくらいであれば，医療保険は必要ないと判断されてしまったのです．

3. オレゴン州の経験から学べること

　オレゴン州の事例からも分かるように，CEAの結果によって医療サービスの優劣を決めると，その結果は私たちの価値観と乖離することがしばしばあります．これはなぜでしょうか？

　CEAは同じ疾患を治すときに複数の治療法の選択肢のいずれがより優れているかを評価するのには極めて優れている方法です．CEAはそれだけでなく，虫歯と急性虫垂炎のように全く違う疾患に対する異なる治療法を比較することも可能なのですが，この後者の使いかたをするときにはその方法論的な不完全さが見えてきます．

　CEAは命にかかわるような重篤な疾患を治療する医療サービスを過小評価してしまう傾向があります．仮に，虫垂炎は治療を行わないと必ず死んでしまうものの，適切な治療を行えば100%助かる疾患であるとします．そして，虫歯は命にはかかわらないものの，痛みがあるためQOLが10%だけ下がる状態であるとします．

　CEAでは死亡はQOL＝0であると計算するため，急性虫垂炎の治療をするとQOLは1単位改善することになり，虫歯の治療をするとQOLは0.1単位改善することになります．そうすると，虫歯の人を10人治してあげることと，急性虫垂炎の人と1人治してあげることには同じだけのメリットがあるとCEAは評価します．でも実際には，多くの人は生き死ににかかわらない虫歯の人を10人治すよりも，急性虫垂炎の人の命を救ってあげるべきだと思うことでしょう．

　CEAでは痛みがある，後遺症が残るなどでQOLが下がる状態（QOLが0より大きく，1より小さい状態）と，死亡（QOL＝0の状態）が連続的なものであると評価しますが，人が生きるか死ぬかは大きな違いであると考えている人も多いことが知られています．そのため，CEAに頼って保険適用を決めると，命を救うような治療行為はしばしば過小評価されてしまう可能性があるとされています．

　これを解決するために，前述のノーマン・ダニエルズはCEAを2段階で行う

ことを推奨しています．まずは命に関わる重大な疾患を治す医療サービスをすべて保険の給付対象とし，それが終わった段階で，QOL が下がるものの命にはかかわらない病態を治療するサービスを CEA の結果に基づいて順番にカバーしていくという方法です．しかしこれはまだコンセンサスが得られた手法ではなく，研究が必要な領域です．

5 予防医療だからといって 医療費抑制につながるとは限らない

アメリカの医療政策の世界では，予防医療が必ずしも医療費抑制に効果的であるわけではないと考えられています．誤解しないでいただきたいのは，予防医療サービスに医療費抑制効果がないというわけではなく，「予防医療サービスの中にも，医療費抑制につながるものと，つながらないものが混在している」ということです．

1. 予防医療の 8 割には医療費抑制効果はない

2008 年のアメリカの大統領選挙のときバラク・オバマ大統領候補(当時)やヒラリー・クリントンらは，予防医療に注力することで医療費抑制を目指すと主張していました．タフツ大学およびハーバード大学のジョシュア・コーエン，ピーター・ニューマン，ミルトン・ワインシュタインの 3 名が，予防医療だからといって必ずしも医療費抑制に有効なわけではなく，予防医療の中にも医療費抑制に効果的なものと，効果的ではないものが混在していると警鐘を鳴らしました[6]．

この研究ではタフツ大学にある費用効果分析の登録データ(レジストリ)を用いて，その時点までに行われた費用効果分析で医療費抑制に本当に効果があったと考えられるものはどれくらいあったのかを調査しました．

具体的には 2000〜2005 年に発表された費用効果分析の論文 599 をレビューして，1,500 個の費用効果比を調べました．

Cost-saving(費用抑制効果のあるもの)とは健康のアウトカムが改善されるだけでなく，医療費抑制効果もあるもののことを指します．これらに関しては，費用と効果のトレードオフは存在せず，1 人でも多くの人が享受すべきものです．

Cost-effective(費用対効果に優れるもの)というのは医療費増につながるもの

の，それと比較して得られる健康上のメリットが大きいもののことを意味します．病気にならずに健康を維持できるということに対して価値を認める人は多く[*5]，小さな費用でそれを達成できるものは多くの場合正当化されるため，これらは財源が確保できる限り提供されるべきだと考えます．

Cost-ineffective（費用対効果の悪いもの）である医療行為には 2 つあります．1 つ目は，医療費増につながるうえに，健康状態も悪化させるものです．2 つ目は，少し健康増進するものの，その効果が医療費増に見合わないものです．これらはいずれも健康上のメリットが医療費増に見合わないため，推奨されません．

このように比較したら分かると思いますが，医療費抑制効果があるのは cost-saving な医療行為だけであり，cost-effective な医療行為は一見すると医療費を抑えそうですが，（かかる医療費と比べると得られる健康上のメリットが大きいものの，医療費だけを評価した場合）実際には医療費増加につながります．

---

① Cost-saving＝健康状態が改善されるだけでなく，医療費抑制効果もある医療行為（薬，医療機器）のこと

② Cost-effective＝お金はかかるものの，かかる費用と比較して得られる健康のメリットが大きい医療行為（薬，医療機器）のこと．ただし，医療費抑制効果は見込めない．

③ Cost-ineffective＝お金がかかる（医療費が増える）だけでなく，健康のメリットがそれと比較して小さい（健康上のメリットがゼロであったり，むしろ有害であるものも含む）医療行為（薬，医療機器）のこと

例えば，幼児へのヘモフィルスインフルエンザ b 型菌のワクチンは cost-saving であることが知られています．つまり幼児の健康状態を改善するだけでなく，将来病気になって医療サービスを消費することがなくなるので，長期的に考えると医療費抑制効果があると報告されています．

一方で，新生児への中鎖アシル CoA 脱水素酵素欠損症のスクリーニングは cost-effective な予防医療であると報告されています．これは，多くの新生児にこのスクリーニング検査を行えば，少ないコストで多くの人の健康状態を向上さ

[*5]　これに加えて，健康上のデメリットがある（健康状態は悪化する）ものの，それと比べて大きな医療費抑制効果が得られるものも，Cost-effective な医療サービスには含まれます．

せることができるものの，その代わりに医療費は増加してしまうということを意味します．

　人には価値観の違いがありますので，いくらお金を払っても健康のほうが大事という人もいれば，払うお金がないという人もいると思います．しかしcost-saving の概念にはこのようなトレードオフはありません．Cost-saving な医療サービスは，提供すればするほど健康アウトカムが改善して，さらには医療費も抑制できるので，誰が見ても広く提供されるべき医療サービスであるということができます．

　では予防医療のうちのどれくらいの割合が cost-saving で，どれくらいがcost-effective なのでしょうか？　そしてこれらの割合は治療と比べてどうなのでしょうか？

　予防医療の中で医療費抑制効果のある cost-saving であったものは 20％弱でした（図 4-6）．さらには，この割合は治療と比較して多いわけではなく，予防医療が治療と比べて特別に医療費抑制効果があるものの割合が高いわけではないと

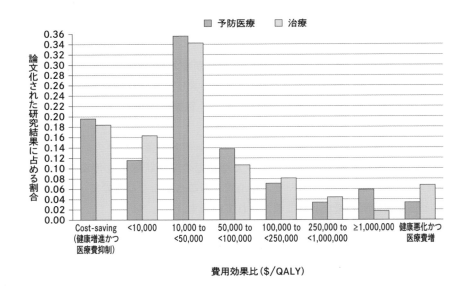

図 4-6　研究で報告されている予防医療サービスと治療サービスの費用効果比（Cost-effectiveness Ratio）の分布
（出典：Cohen, Neumann, Weinstein, 2008）[5]

いうことが明らかになりました.

　繰り返しになりますが,予防医療がすべからく医療費抑制効果がないというわけではないので注意してください.予防医療と聞くだけで医療費抑制効果があるというイメージがありますが,実際には予防医療の一部にしか医療費抑制効果がないので,医療費抑制を目的とするのであれば予防医療の中でもどれを提供するかを賢く取捨選択する必要があるということです.

　さらに注目すべきは,治療の中にも医療費抑制効果のあるものが20％程度存在しているということです.予防医療 vs. 治療という二項対立で考えるのではなく,予防医療であれ治療であれ約2割の cost-saving である医療行為をまずは広くカバーするのが医療費抑制には最も有効な政策であると考えられます.

2. カイザー・パーマネンテの予防医療に関する取り組みの評価

　カイザー・パーマネンテの病院グループで1990年代に行われていた疾病管理プログラム（Disease management program）と呼ばれる予防医療などを提供することで慢性疾患をより効果的にコントロールするプログラムが導入されていました.

　心血管病,心不全,糖尿病,喘息の4疾患において,1996～2002年の間で医療の質と患者1人当たりの年間の医療費がどのように変わったかを研究者たちが評価したところ,このプログラムの導入によって,医療の質は向上したものの,医療費抑制効果はないという結果が得られました.

　この研究は,対照群のない前後比較研究であり,医療費の増加率がもし仮に疾病管理プログラムが導入されなかった場合（反事実）と比べて小さかったのか大きかったのかが分からず,あまり断定的なことは言えないものの,予防医療を提供することで医療の質が向上させることができたとしても,その結果として医療費抑制効果が期待できるかどうかは分からないと警鐘を鳴らす結果でした.

3. 予防・治療にかかわらず,エビデンスのあるサービスを推奨すべし

　これらの論文を解釈するうえで注意しなくてはならないことがいくつかあります.論文の著者たちも,決して予防医療は医療費が高くなって無駄だから止めましょうと主張しているわけではありません.

　予防医療の重要性は十分認識していますし,お金がかかっても健康に関する利

益が大きい（cost-effective な）サービスをカバーするというのは極めて合理的な判断です．重要なのは「予防医療＝医療費抑制につながる」という固定観念を持たずに，ケース・バイ・ケースできちんとエビデンスに基づいた判断をするということだと言えます．

もちろん病気の頻度（有病率や発生率）や医療サービスのコストが日本とアメリカで異なるため，これらの結果をそのまま日本の医療に当てはめることはできない可能性もあります．一方で，日本とアメリカでは色々なことが違うので，日本ではきっと予防医療はもっとずっと医療費抑制に役立っているはずだと言うのはちょっと乱暴なロジックです．

その場合には，日本では結果が異なるというエビデンスが必要になります．日本のデータを用いた費用効果分析を行い，アメリカでは cost-saving ではなかったが日本では cost-saving であったという医療サービスを同定する必要があります．

いずれにしても，日本でも同様の研究を行い，（日本の状況において）予防医療サービスの中でも医療費抑制に有効なものを同定し，それらに重点的に財源を投入することが，日本の医療費を効果的に抑制するためには必要な政策なのではないでしょうか．

[参考文献]

1) 福田　敬：医療技術の費用対効果の評価と活用．中医協資料，2012（https://www.mhlw.go.jp/stf/shingi/2r9852000002a7mj-att/2r9852000002anth.pdf）
2) 福田　敬，白岩　健，池田俊也，他：医療経済評価研究における分析手法に関するガイドライン．保健医療科学．2013；62：625-640
3) EUNetHTA：http://www.eunethta.eu/
4) Eddy DM, Schlessinger L：Archimedes；a trial-validated model of diabetes. Diabetes Care. 2003；26：3093-3101
5) WHO：Making Choices in Health；WHO Guide to Cost-Effectiveness Analysis. WHO, 2003
6) Cohen JT, Neumann PJ, Weinstein MC：Does Preventive Care Save Money? Health Economics and the Presidential Candidates. N Engl J Med. 2008；358：661-663

5章 医療経営学（医療の質）

1 医療の質と医療費は「車の両輪」

　日本の新聞記事などを読んでいると近年，医療費の問題を取り上げたものが増えており，日本の医療費に対する危機感はどんどん強くなっている印象を受けます．本来ならば，「医療費」と「医療の質」の問題はセットで議論するべきなのですが，日本ではしばしばそのような視点が欠けていると感じています．

　医療費抑制だけが目的なのであれば，診療報酬点数をひたすら引き下げていけばどこかで必ず達成できます[*1]．しかし，その結果として病院の経営が成り立たなくなり潰れ，残された病院には待っている患者の長い列ができ，救急車のたらい回しが起こってしまう可能性があります．病院の設備はぼろぼろになり，検査器具や治療に用いられる器具の整備も不十分になり，患者が受けることのできる医療の質が下がってしまうかもしれません．国の財政が厳しいときに医療費を抑制したいと考えるのは自然な流れです．しかし，医療費抑制をやみくもに進めていけば，いずれはすべての人が多かれ少なかれ医療の質の低下の影響を受けることになります．高齢者の医療や透析患者の医療を削るなど，社会における自分以外のグループに対する医療を制限することで医療費抑制することを正当化する人もいますが，自分自身が受ける医療の質を犠牲にしてまで国の医療費を下げるべきだと主張する人は多くないのではないでしょうか？

　医療費とは医療サービスを消費することに対する対価であり，それ自体を目的

[*1] 極端な例になりますが，その地域の病院や診療所をなくして「無医村」にすれば，その地域（自治体）の医療費はゼロになります．

とするべきものではありません．この原則を理解せずに**医療費抑制**を進めていけ
ば，**医療の質**は犠牲になってしまうリスクがあります．よって，議論すべきはど
のように**医療費抑制**するかではなく，いかにして「**医療の質を保ちながら**（もしく
は改善しつつ）**医療費抑制を達成するか**」であるべきでしょう．医療の質と医療費
という「医療」という名前の車の両輪に関して，日本では議論があまりに片方（医
療費）に寄っているので，ここではそれに警鐘を鳴らす意味も含めて，医療の質
の考えかたに関して説明したいと思います．

1. 医療の質とは？

医療に関してアメリカで最も権威ある学術機関である米国医学研究所（Insti-
tute of Medicine；IOM）[*2] によると，医療の質とは以下のように定義されます．

「医療の質とは，個人や集団に対する医療サービスが，どれだけ望まれた健康
上のアウトカムを達成する確率を高めることができ，また，現在の専門的知識と
整合的であるかの水準のことである[1]．」

IOM は 2001 年のレポート[2]で医療の質の 6 つの側面を提唱しました．当初
は，医療システムの質を改善させるために重要な 6 つの側面として提唱されまし
たが，現在では医療の質の定義としても広く使われています．頭文字をとって
STEEEP と覚えてください．

IOM による医療の質の 6 つの側面
　安全性（Safe）
　タイムリーであること（Timely）
　有効性（Effective）
　効率性（Efficient）
　公平性（Equitable）
　患者中心であること（Patient-centered）

（出典：Institute of Medicine [IOM], 2001）[2]

---

*2　IOM は 1970 年に設立された独立非営利の学術機関であり，健康や医療に関する議会や政府への助
言を，政府から独立した形で行っています．組織の再編成により，2015 年に National Academy of
Medicine（NAM）と名称を変えました．

　医療の質というと安全で有効な医療をイメージする方も多いかもしれません．しかし，この定義では，タイムリーであること（アクセスがよいこと，つまり病院にかかりたいときにあまり待たずにかかれること）や公平性などまで含まれた，かなり包括的な概念になります．ちなみにアメリカで医療の「効率性」というと，しばしば医療費のことを意味します．医療費と表現するとコストカットのときのようなネガティブなイメージが強いため，効率性というニュートラルな表現が用いられています．

2.　ドナベディアンのフレームワーク

　医療の質を評価するときによく用いられるものとして，アベティス・ドナベディアンのフレームワークがよく知られています．ドナベディアンは，医療の質は，（1）ストラクチャー（構造），（2）プロセス（過程），（3）アウトカム（結果）の3つの側面から評価することを提唱しました．

　ストラクチャーとはいわゆるインフラのことであり，具体的には病院の設備，ベッド数，勤務している医師や看護師の数などのことを指します．プロセスとは，適切な医療行為が提供されたかどうかを表し，心筋梗塞を起こした患者に適切な薬が処方された割合や，糖尿病患者のうち適切に血糖値がコントロールされている人の割合などが該当します．アウトカムとは患者の死亡率，満足度，身体機能（麻痺やその他の障害の有無など），QOLなどのことを意味します．

　社会や患者の多くが本当に評価・改善したいと望んでいるのは健康面でのアウトカムだと言われています．しかし，アウトカムだけ評価していると，一般的に重症な患者を診療している医療提供者ほどアウトカムは悪くなってしまうので，重症患者を数多く診療している医療機関の提供している医療の質が悪いように見えてしまうという問題があります．もちろんそのような患者の重症度による差を取り除くために，「リスク補正」という手法が用いられ，この精度は時代を経るごとに改善しているものの，まだ患者の重症度の差を完璧に補正することはできません．そのため，次善の策として，構造や過程に関する指標が用いられてきました．そのため，もし将来，リスク補正の手法が完璧に近いものになったら，医療の質の評価はアウトカム指標だけでよくなると考えられています．

3.　病院で適切な医療行為が受けられる確率はたったの6割

　なぜ医療の質が医療政策上，重要なテーマなのでしょうか？　それは残念なこ

表 5-1　アメリカにおいて診療ガイドラインに則った適切な医療行為が提供されている割合

		医療の質の指標(QI)の数	適切な医療行為が提供されている割合
全体		439	54.9%
医療行為の種類	予防医療	38	54.9%
	急性期医療	153	53.5%
	慢性期医療	248	56.1%
医療行為の機能	スクリーニング	41	52.2%
	診断	179	55.7%
	治療	173	57.5%
	フォローアップ	47	58.5%

(出典：McGlynn, 2003)[3]

とに医療の質が最適な水準をかなり下回っていると報告されているからです．患者は病気になったときに病院に行けば，ほとんどの場合，適切な医療行為が受けられると信じていると思います．しかし現実はそうではありません．例えば，2003 年にランド研究所（当時）のエリザベス・マクグリンらがカルテを丁寧に 1 つ 1 つチェックした研究によると，約 55％の患者しか診療ガイドラインに推奨されている医療の質の指標（Quality indicator ; QI）の基準を満たした適切な医療行為を受けていないことが明らかになりました[3]．表 5-1 を見て頂ければ分かるように，特定の状況に限定されるわけではなく，それが予防医療であろうが，急性期医療であろうが，QI の目標達成率は 50～60％にとどまりました．上記の研究は 10 年以上前のデータですが，最近になって行われた研究でも同様の結果が得られています[4]．

　さらに，複数の研究によって，アメリカでは毎年 44,000～98,000 人が医療ミスで亡くなっていると推計されています[5]．

　新たに有効な治療法が研究で明らかになっても，それが実地臨床に導入されるようになるまで実に 17 年もの歳月がかかるとも言われています[6]．さらにアメリカでは毎年 22,000 人の心筋梗塞および肺炎の患者の死亡が適切な治療を受けていれば防げると推計されています[7]．このように数多くのデータが，医療の質には多くの場合問題があり，国民は理想的な質の医療行為を受けられていないこ

とを示唆しています．

4. 医療の質は改善の余地がある

　これらから分かることは，残念ながら医療の質は私たちが思っているよりも，そして患者や社会が期待しているよりも低いものであり，改善の余地があるということです．アメリカでは医療の質を上げるような政策が次々に取られていますが，日本でも近い将来同様の政策が必要になってくると思われます．不必要な医療サービスを制限することで医療費抑制を進める一方で，医療の質が犠牲にならないようにきちんと医療の質を評価し改善していくような政策を推進していくことが今後重要になってくるでしょう．

2 | QI を用いて医療の質を測り，改善を目指す

　医療の最大の目的は，患者の健康および QOL をできるだけよい状態に近づけることです．そして，医療の質を高めることができれば，患者は期待されているような健康上のアウトカムが得られる確率が上がると考えられます．医療の質を正確に評価し，それを高めるためには，まずは医療の質を妥当性・信頼性の高い方法で測定する必要があります．

　医療の質を評価する方法はいくつかあります．そのうち，医療の質を，数値化して（定量的評価），医療の質改善のためのツールにしたものが，QI になります．測定できないものは評価することも，改善することもできないため，医療の質を評価し，改善するためにはまずは QI を測定することが重要な役割を果たします．

　何をどのように評価することが，医療の質を評価するのに最適なのかに関してはまだコンセンサスは得られていません．前述のとおり，ドナベディアンのフレームワークでは，医療の質を評価するのにストラクチャー，プロセス，アウトカムの 3 つの側面がありました．そして，このフレームワークに合う形で，QI を 3 つのグループに分類することができます．それぞれの利点と欠点を表 5-2 にまとめました．

表 5-2　ドナベディアンの医療の質の 3 つの側面と QI

	例	利点	欠点
ストラクチャー (構造)	病床数, 医師数, 患者 1 人当たりの看護師の数, 院内感染管理のための体制が確立しているか.	測定して数値化することが容易. 患者レベルのデータがなくても評価可能. データが不十分な発展途上国でしばしばQIとして用いられる.	患者の健康アウトカムと関係があるものが少ない. 医療提供者の努力によって改善させることが難しいものも多い.
プロセス (過程)	心筋梗塞後患者が心電図をとられるまでの時間, 心筋梗塞患者が来院 90 分以内にカテーテル治療を受けられた割合, 血糖値がきちんとコントロールされている糖尿病患者の割合, 糖尿病患者のうち 2 年に 1 回の眼底検査を受けている患者の割合.	個々のプロセス指標とアウトカムとの関係は臨床研究で証明されているものが多い(エビデンスに基づいて決めることができる). アウトカムほどリスク補正の影響を受けない. 医療提供者の努力によってある程度改善させることができる.	異なる指標の中で優先順位をつけるのが難しい. 評価項目が多くなりすぎることがある. 既に達成率が高い場合, インパクトが小さい. 患者の疾患における特殊な事情を考慮すると実施するべきではない場合もある. リアルワールドデータ(観察データ)を用いた研究では, プロセス指標を改善させることでアウトカムも改善するのか明らかになっていない(エビデンスが弱い).
アウトカム (結果)	死亡率, 合併症発生率, 患者満足度, 生活の質(QOL), 身体機能(麻痺の有無など).	社会や患者が最も重要視し, 価値があると評価する指標である. これらの指標の改善を目標とすることは, 医療従事者の理解も得られやすい.	重症な患者を診ている医療機関が低く評価されることのないように, リスク補正が必要. リスク補正は完璧ではなく, まだ改善の余地がある. アウトカム指標の中には医療者の力ではどうしようもないものも多く(患者が重症すぎて, 質の高い医療でも救命することができないなど), 改善することが困難であることもある. 医療提供者はどのように改善すればよいか分からなかったり, それを実現するリソースがないこともある.

(出典:筆者作成)

1. リスク補正が完璧であれば，QIはアウトカム評価を用いるのが適切である

1) ストラクチャー指標を用いたQI

　ストラクチャー指標への支払いは，日本の診療報酬制度では広く用いられていますが（診療報酬制度における看護師の配置基準など），日本以外の多くの先進国では実はストラクチャー指標に対する支払いはあまり行われていません．ストラクチャー指標をQIとして用いるのは，発展途上国において，データインフラが整備されていないため，プロセス指標やアウトカム指標のデータ収集が困難である場合が多いとされています．しかし，ストラクチャー指標を改善することで患者の健康状態の改善につながったというエビデンスが弱いため（因果関係が明らかでないものが多いため），先進国においてQIという場合には，プロセス指標かアウトカムの指標が主流となっています．

2) プロセス指標を用いたQI

　リスク補正が完璧ならばアウトカム評価だけをすれば十分ということになります．しかし，現実にはリスク補正はまだ改善の余地があります．政府や保険者からすればアウトカム評価だけでもよいのかもしれませんが，それだと重症患者を多く診ている病院に対して不公平であるということで，実際にはリスク補正の精度に左右されにくいプロセス指標が併用されています．

　プロセス指標は，アウトカム評価と比べるとリスク補正への依存度が低いことが特徴です．例えば，糖尿病患者が，糖尿病性網膜症のチェックのために2年に1回眼底検査を受けるべきであるという指標は，患者が重症であろうとも軽症であろうとも皆達成されるべき目標です．心筋梗塞が疑われる患者が来院したらできるだけ早く心電図をとるというのも，患者の重症度にそれほど影響されません．心筋梗塞と診断された患者は，患者の重症度に関わらずできるだけ短時間で心臓カテーテル治療を受けるべきでしょう．もちろんリスク補正が全く必要ないというわけではありませんが，アウトカム指標と比べたらリスク補正の影響はずっと小さい（リスク補正が完璧でなくてもその影響は小さい）と考えられています．

3)　アウトカム指標を用いた QI

　リスク補正を完璧に行うことができるのであれば，QI はアウトカム評価が最適だとされています．なぜならば，死亡率や合併症は，患者や社会が最も重要視している医療の目標であり，ストラクチャーやプロセスを改善するもののアウトカムを改善しない介入は，患者にとって本当の意味でのメリットがあるか明らかではないからです．しかし，単純にアウトカム指標(例：入院患者の 30 日死亡率)を比較すると，重症な患者を診ている医療機関ほど医療の質が悪いという結果となってしまう可能性があります．この問題を解消するために，リスク補正が重要になります．リスク補正を行うことで，仮に同じような重症度の患者を診ていた場合に，どの医療機関が一番アウトカムがよいか評価することができるようになります．以前まではこのリスク補正の精度が不十分であったのですが，近年ではかなり改善してきており，信頼に足るものなりつつあります[8]．

2.　パブリック・リポーティングと P4P

　アメリカでは 2 つの大きな変化が起きています．1 つ目は医療機関ごとの QI の結果を一般公開する「パブリック・リポーティング」であり，もう 1 つは QI の達成度(もしくは改善度)により医療機関への支払い額が増減する「業績に伴う支払い制度(Pay-for-performance；P4P)」です．これらを推進しているのはアメリカ合衆国保健福祉省(Department of Health and Human Services；HHS)に属する，公的医療保障制度メディケア(高齢者・障がい者向けの公的保険)およびメディケイド(貧困層向けの公的保険)の運営主体となっている CMS(Centers for Medicare & Medicaid Services)です．

　アメリカでは 65 歳以上の高齢者に限っては，実は 1965 年に皆保険制度が達成されており，ほぼ全員公的医療保険であるメディケアに加入します．CMS はメディケア全米で 5,500 万人分の支払いを一手に引き受ける巨大な保険者です．この CMS はパブリック・リポーティングや P4P を導入しています．

1)　パブリック・リポーティング

　パブリック・リポーティングとは，医療機関の名前を明らかにしたうえで，QI の結果を一般公開する手法のことを指します．患者と医療機関との間には大きな情報の非対称性があるため，それを患者に情報を提供することでできるだけ小さくしようという試みです．CMS のホスピタル・コンペア(図 5-1)という名前の

（A）心筋梗塞患者のリスク補正後の 30 日死亡率（2016 年 11 月 13 日時点）

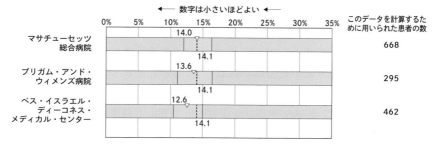

心筋梗塞患者の死亡率（全米平均）＝ 14.1％

（B）ICU（集中治療室）および選択された病棟における尿道カテーテル関連の感染症の発生率（2016 年 11 月 13 日時点）

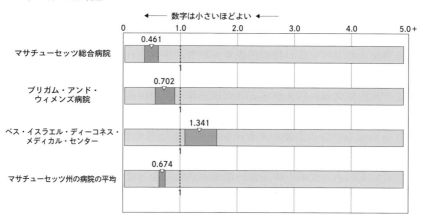

尿道カテーテル関連の感染症（全米平均）＝ 1（標準化されている）

図 5-1　ホスピタル・コンペアで医療の質を比較できる

（A）ボストン市内の 3 つの病院における心筋梗塞患者のリスク補正後の 30 日死亡率のデータ．全米平均は 14.1％であり，各病院の 95％信用区間（ベイズ推定）は ▢ で示されています．どの病院も全米平均と変わらない（統計的に有意な差はない）という結果が示されています．

（B）全米平均を 1 とした場合の，各病院の尿道カテーテル関連の感染症の発生率を示しています．マサチューセッツ総合病院とブリガム・アンド・ウィメンズ病院は全米平均よりも統計的に有意に発生率が低いことが分かり，▪ で示されています．一方で，ベス・イスラエル・ディーコネス・メディカル・センターは全米平均よりも統計的に有意に高く，▪ で示されています．ちなみにマサチューセッツ州の全病院の平均値は 0.674 であり，全米平均よりも低いことが分かります．

（出典：Hospital Compare, 2016）[9]

ホームページ [9] にいくと，全米でメディケアから支払いを受けているすべての急性期病院の QI を，誰でも見ることができます．リスク補正後の各医療機関の QI が全米平均と比べて，優れているのか，それとも劣っているのかということが分かります．さらには，近年では QI の項目が多過ぎて何を基準に選んだらよいか分からないという人のために，複数の QI を総合的にまとめて 1 つの指標とした 5 つ星の評価システムも開発されました．つまり，ホテルやレストランのように，5 つ星の病院を選ぶなどということも可能で，この星の数は，客観的に評価された QI の重み付け平均に基づいたものになります．

2）QI を用いた P4P

QI を用いた P4P もかなり進んできています．P4P とは，診療ガイドラインに則った医療行為を行ったり，患者の死亡率や合併症を減らしたときに，医療機関もしくは医師個人に経済的インセンティブ（ボーナスもしくは罰金）を与える制度のことです．この背景には，「量に対する支払い制度」とも呼ばれる出来高払いでは，最適な水準よりも多い量の医療サービスが提供されてしまうという問題があります．出来高払いの下では，（必要性の有無にかかわらず）検査や処置をすればするほど医療提供者の収入が増えるだけでなく，合併症などが起こって追加の検査・処置を行った場合には，さらに病院に支払われる診療報酬が増えてしまう（医療の質を上げるどころか逆のインセンティブが生じてしまう）という問題があることが以前より指摘されていました．このように出来高払い制度に問題があると分かっている以上，代わりの支払い制度が必要となります．少なくとも理論上は質に対する支払い（アメリカでは「価値に対する支払い（Value-based payment）」と表現されます）は医療の質を高めることにつながるため，欧米諸国では，量から質へと支払い制度が移行してきています．オバマケアの下で，2000 年にはほぼ 100％量に対して医療費は支払われていたものの，2016 年には約 30％は質に対して支払われるようになってきています．

3）医療の質や再入院率をターゲットとした P4P

オバマケアの下で導入された P4P が 3 つあります．QI に応じて支払い額が変わる Hospital Value-Based Purchasing（HVBP）と，再入院率に応じて支払い額が変わる Hospital Readmission Reduction Program（HRRP）です．そして，2017 年からは医師個人に対する P4P である Merit-Based Incentive Payment System

(MIPS)が導入されています．

　HVBPによってすべての急性期病院が強制的にP4Pに参加させられ，QIに応じてボーナスやペナルティが課されるようになりました．QIの項目としては，入院後30日死亡率(リスク補正後)などのアウトカム指標に加えて，数々のプロセス指標も採用されていました．さらには，QIの達成率だけでなく，改善率も計算式に含まれており，ベースライン(P4P導入前)の目標達成率が低い病院にもきちんとインセンティブが与えられるように設計されていました(このような制度設計にしないと，ベースラインの達成率があまりに低い医療機関は，ゴール達成することが不可能であると諦めてドロップアウトしてしまう可能性があります)．一方で，HRRPは特定の疾患において患者の退院後30日以内の再入院率(リスク補正後)に応じてペナルティが課されました．

4) P4Pは患者のアウトカムを改善させるのか？

　QIの導入で実際に患者のアウトカムが改善したのかという研究も行われています．HVBPは残念ながら患者の死亡率を改善させるというエビデンスは得られませんでした(図5-2)[10],[11]．これはQIの測定項目に問題があった，ボーナスやペナルティの額が小さすぎたなどの原因が考えられていますが，答えは明らかになってはいません．イギリスの例でも同様のP4Pは患者のアウトカムを改善させなかったというエビデンスがあり[12]，P4Pをどのようにデザインすれば期待通

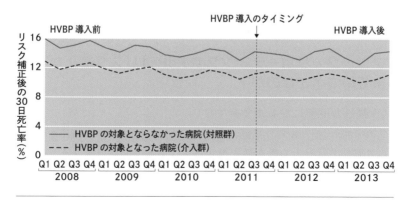

図5-2　HVBP導入の患者の死亡率への影響

HVBP導入の前と後で患者の死亡率は変わっていないことが分かる．

(出典：Figueroa, Tsugawa, et al., 2016)[11]

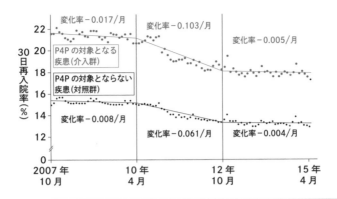

図 5-3　HRRP 導入の再入院率に対する影響

当初，HRRP の対象となったのは心筋梗塞，心不全，肺炎の 3 疾患であった．オバマケア
が導入された翌月の 2010 年 4 月から再入院率は減少し始めたが，12 年 10 月ごろから下降
のスピードは鈍化している．HRRP の対象でない疾患でも再入院率は減少したが(波及効
果であると考えられている)，2 つのグループを比較すると対象疾患のほうが統計的に有意
に再入院率が下がっている．

(出典：Zuckerman, 2016)[13]

りに患者のアウトカムを改善するのか関しては分かっていません．

　一方で，HRRP は再入院率を統計的に有意に減らしたというエビデンスがあり
ます[*3]（図 5-3）．再入院率のようにシンプルな項目に関しては病院側も比較的対
処しやすいのですが，死亡率などを実際に低下させるには，かなりの努力と工夫
が必要で，そのアウトカムに関しては期待されたような効果が出ていないという
ことなどが理由として考えられています．

3. パブリック・リポーティングや P4P はリスク補正が完璧にな
るまで待つべきなのか？

1) リスク補正が完璧になるまで待てない

　アメリカではパブリック・リポーティングや，QI を用いた P4P が次々と導入
されてきており，QI そのものを疑問視する声はあまり聞かれません．アウトカム
指標に関してはリスク補正の精度が以前までは悪かったという問題に関しても，

[*3] 最近の研究では，HRRP の導入前後に医療機関による併存疾患の記入が増加したため，患者が重症
化したように見え，その結果としてリスク補正後の再入院率が低下したように見えるだけ(実際の
再入院率はあまり低下していない)という報告もあります[14]．

今はかなり改善してきており，（いまだ改善の余地はあるものの）ある程度信頼できるものになっているというのがコンセンサスです．しかし，日本ではまだ QI に懐疑的な人も多いようです．

　QI を用いて医療の質を向上させるには 2 つの方法があります．1 つは，リスク補正やその他の測定の精度が完璧ではないので，完璧になるまで QI に関する公表や支払いは控えるという方法です．もう 1 つは，患者には医療の質を知る権利があるので，今できる最善なリスク補正をした QI を公表したり，P4P に用いて，同時に今後もリスク補正の精度を高める努力を続けていくという方法です．医療の質研究の第一人者であるハーバード大学のアシシュ・ジャは，後者の走りながら改善していくという方法のほうがよいと主張しています．

　リスク補正の精度に不備があるのはデータや方法論の問題であり，患者や医療の問題ではありません．私が患者であれば，たとえ完璧でなかったとしても，今できる限りのリスク補正をしたうえでの QI を知りたいと考えます．そうしなければ，医療の質に関する情報は希少になってしまいますし，リスク補正が完璧ではなくても，現在日本で入手可能な医療の質の情報である病院ランキングや口コミよりは客観的で正確な情報であると考えられます．もちろん，推定値は完璧なものではなく，一定の不確実性が伴うものであるということをきちんと説明するのが重要になってくることは言うまでもありません．

2）完璧なリスク補正は不可能

　さらに言うと，おそらくいつまでたっても QI は完璧にはならない可能性があります．完璧なリスク補正をするためには，患者の死亡の原因となる情報をすべて集める必要があります．患者 1 人ひとりにインタビューして情報収集すれば理論上は可能かもしれませんが，その方法は，現実的ではありません．無限のリソースがない限り，完璧なリスク補正を実現することは不可能かもしれません．よって完璧になるのを待っていたら，いつまでたっても QI は使えず，患者は医療の質を目にすることはないかもしれません．

　QI の測定方法やリスク補正にもまだまだ問題がありますが，それでもなお患者にとっては有用な情報であることには違いありません．もし問題があるのであれば，どこが問題で，どのように改善していくべきなのか丁寧な議論を行うべきであり，問題があるから公表しないというのは問題を先送りしているだけになってしまいます．医療の質を高めたいというのは，患者，医療提供者，政府，すべ

ての関係者が共通して持っている願いだと思います．透明性を高めていきなが
ら，どのようにしたら正しく質を評価し，改善していくことができるのか，関係
者が一丸となって建設的な議論を進めていくべきなのではないでしょうか．

3 ｜ 医療における P4P のエビデンスは弱い

　P4P は多くの先進国でここ 10 年くらいで急速に広まってきている支払い方式
であり，最近では途上国でも取り入れられようとしています．こんなにも人気が
ある P4P なのですが，意外なことに存在するエビデンスの多くは患者のアウト
カムを改善させないことを示唆していています．一見すると効果がありそうな
P4P ですが，どこに問題があるのでしょうか？

　P4P は論理としては極めてシンプルです．消費者（患者や保険者）や国民が期
待しているような結果を出すことができたらボーナス（もしくは結果が悪かった
らペナルティ）を与えるという仕組みですので，感覚的には効果がありそうと感
じる人が多いと思います．P4P はよりガイドラインに則った医療行為を医療機関
に行わせるといういわゆるプロセスの部分では有効である（改善させることがで
きる）という一定のエビデンスがあるのですが，その先にある，健康面における
アウトカムを改善させるかどうかという点になると，エビデンスは否定的です．
P4P と患者のアウトカムとの関係を評価した研究は複数ありますが，そのほと
んどが P4P の導入は患者のアウトカムの改善には結びつかないという結果を示
唆しています．これほどエビデンスが弱いにもかかわらず，その耳当たりのよさ
から，先進国のみならず途上国までも P4P に飛びついてしまっていることは今
後問題になってくるかもしれません．

1. アメリカにおける P4P のエビデンス

1）HQID：一部の病院に対する任意加入の P4P（2003〜2006 年）

　アメリカではまず，Premier Hospital Quality Incentive Demonstration Project
（HQID）という実験が 2003〜2006 年に行われました．このプロジェクトでは，
任意で参加した 262 の病院を対象に，プロセス指標とアウトカム指標を組み合わ
せた 34 の指標を設定して，それに対して経済的なインセンティブを与えました．
HQID の導入によってプロセス指標は改善したものの[15]，患者のアウトカム指

標（死亡率など）に関しては改善が認められなかったと報告されています[10), 16)].

2）HVBP：すべての急性期病院に対する強制参加の P4P（2012 年〜）

　2012 年より，アメリカでは HQID をひな形にして，メディケアの支払いを受けている全病院を対象にした P4P である HVBP が導入されました（HQID は任意参加でしたが HVBP は強制参加です）．HQID がプロセス指標のみを P4P のターゲットにしていたのに対して，HVBP はプロセス指標だけでなく，患者の 30 日死亡率などのアウトカム指標もターゲットにしているという点で革新的でした．さらには，HVBP はある一定のレベルを達成できるかどうかだけでなく，改善した割合（変化率）に対しても経済的インセンティブを与えています．筆者らのグループが HVBP のインパクトを解析したところ，HVBP の導入が患者の死亡率の改善に寄与しているというエビデンスは得られませんでした[11)]．アウトカム指標だけでなく，HVBP はプロセス指標や患者満足度（アウトカム指標の 1 つ）に関しても改善しないと報告されています[17)].

2. イギリスにおける P4P

1）QOF：家庭医を対象とした P4P（2004 年〜）

　イギリスでは，2004 年より Quality and Outcomes Framework（QOF）と呼ばれる P4P が導入されました．家庭医において，10 の慢性疾患，医療機関のケア，患者の満足度を対象に，146 の審査基準が設けられ，ポイントの高い医師にはボーナスが支給されるようになりました．しかし，この QOF が医療の質を向上させたかというと，エビデンスは否定的です．例えば，QOF の導入によって高血圧患者の血圧のコントロールが改善されたかどうか，分割時系列デザイン（ITS）を用いて解析を行った研究がありますが，高血圧のコントロールは QOF 導入前から改善傾向にあり，この政策導入によるインパクトはほとんどなかったと報告されています[18)].

2）Advancing Quality：病院を対象とした P4P（2008 年〜）

　アメリカで開発された HQID は，2008 年にイギリスに輸入され，Advancing Quality と名前を変え，イギリス北西部の全 24 の NHS が所有する病院で導入されました．このプログラムは患者の死亡率を下げたという報告がありますが[19)]，詳しく論文を読んでみるとこの結論には疑問をもたざるをえません．検証された 3 つの疾患のうち，患者のアウトカムを改善させたのは 1 つに過ぎなかったから

です.

　肺炎の死亡率は下がっているのですが，心筋梗塞と心不全の死亡率には影響がありませんでした．この結果をみて患者のアウトカムを改善させたと言うのは若干強引な解釈である気がします．正確には，P4P は疾患によっては患者のアウトカムを改善させることがあるかもしれないというのがこの研究から導き出すことのできる正しい結論だと筆者は考えています.

　さらに特筆すべきは，同じグループがこの P4P の長期的なインパクトを評価したところ，42 か月経ったところでは P4P の患者の予後へのインパクトはなくなっていました[12]．まとめると，Advancing Quality は短期的には一部の疾患の患者の予後を改善させたが，長期的にはインパクトがなかったと結論付けることができます.

3. なぜ P4P は患者のアウトカムを改善させられないのか？

　2017 年に行われたシステマティックレビューによると，P4P は外来においてプロセス指標を改善する可能性があるものの，入院におけるプロセス指標や，外来・入院を問わずアウトカム指標(再入院率を減らすという報告がありますが，再入院率がアウトカム指標なのかどうかに関してはコンセンサスが得られていません)に関しては改善するというエビデンスはないと結論づけられました(表5-3)[20]．たとえ，患者の入院死亡率そのものを直接的なボーナスのターゲットにしても，その入院死亡率を下げることにはつながりませんでした．この分野の

表 5-3　P4P に関するエビデンスのまとめ

	外来		入院	
	アメリカ	イギリス	アメリカ	イギリス
プロセス指標の改善	△	○	×	?
アウトカム指標の改善	?	×	×*	×

*30 日再入院率に関しては改善するというエビデンスがあるものの，再入院率がアウトカム指標なのかはいまだ議論のあるところです．メンデルソンらのシステマティック・レビューでは，再入院率はアウトカム指標ではなく，Patient utilization(患者による医療サービスの利用)という，ストラクチャー，プロセス，アウトカムのいずれにも該当しない独自のカテゴリーに分類されています．「？」と記載された項目は，研究が行われていないためエビデンスが存在しないことを意味します.
(注)アメリカとイギリス以外の国で行われた研究以外もこのシステマティック・レビューには含まれますが，一般的に研究の質が低いため，ここではこの 2 国におけるエビデンスのみを示します.

（出典：Mendelson[20], 2017 を元に筆者作成）

専門家の中には，P4P 自体の目的は悪くないが，そのデザインに問題があると考えている人が多いようです．つまり，どの指標を測定するか，ターゲットをどのレベルにするか，経済的インセンティブの大きさをどれくらいにするか（全体の支払いに対する P4P によるボーナスの大きさをどれくらいに設定するか）などの要素に関して，私たちは正しい制度設計がどのようなものなのかを知らないということです．

　世界の潮流としては，今までの，検査や手技の提供量が多ければ多いほど医療機関への支払いが多くなるという「量に対する支払い方式」（＝出来高払い）には問題があることを多くの国が認めています．このシステムの下では，提供される医療サービスの量が最適な水準よりも高いところで均衡状態に達してしまう（過剰医療につながる）からです．世界中の国が医療費高騰に苦しんでいる中で，「量に対する支払い方式」から，包括支払い方式のような「質（価値）に対する支払い方式」に移行していくのは自然の流れです．しかし，包括支払い方式の一番の問題点は，医療行為を少なくすれば少なくするほど医療機関が儲かってしまい，その結果として患者にとって無益（有害）な医療サービスだけでなく，有益な医療サービスも同時に提供量が減少してしまう（過少医療につながる）という点です．この包括支払い方式の弱点に対抗するために導入されたのが P4P というツールであるととらえることもできます．包括支払い方式と P4P を組み合わせることで，前者が医療機関に対してより少ない医療費でケアを提供するインセンティブを与える一方で，後者がアウトカムを良好なものにするインセンティブを与えます．

　量に対して支払い続けることには問題があるので，質に対して支払うしかない（他に選択肢がない）ということで，世界中の国において P4P には大きな期待が寄せられています．ただし，どのような制度設計の P4P がよいかはまだエビデンスがないので，それがはっきりと分かるまでは（制度変更するコストが無駄になってしまうため）やみくもに P4P を導入するべきではないという考えかたもあります．もし仮に P4P を日本で導入するとしても，複数のデザインの P4P を用意して，きちんとそれぞれのインパクト評価を行いながら，最も効果的な制度設計を検証し，必要に応じて調整を加えていく（PDCA サイクルを回す）というプロセスが必要になってくると思われます．

[参考文献]

1) Lohr KN(Ed)：Medicare；A Strategy for Quality Assurance, Volume I. National Academies Press, Washington, 1990

2) Institute of Medicine(IOM)：Crossing the Quality Chasm；A New Health System for the 21st Century：National Academy Press, Washington, 2001

3) McGlynn EA, Asch SM, Adams J, et al：The quality of health care delivered to adults in the United States. N Engl J Med. 2003；348：2635-2645

4) Levine DM, Linder JA, Landon BE：The quality of outpatient care delivered to adults in the United States, 2002 to 2013. JAMA Intern Med. 2016；176：1778-1790

5) Institute of Medicine：To Err is Human；Building A Safer Health System. The National Academies Press, Washington, 1999

6) Balas EA, Boren SA：Yearbook of Medical Informatics；Managing Clinical Knowledge for Health Care Improvement. Schattauer Verlagsgesellschaft mbH, Stuttgart, 2000

7) Pham JC, Kelen GD, Pronovost PJ：National study on the quality of emergency department care in the treatment of acute myocardial infarction and pneumonia. Acad Emerg Med. 2007；14：856-863

8) AHRQ：Acute myocardial infarction(AMI)；hospital 30-day, all-cause, risk-standardized mortality rate(RSMR)following AMI hospitalization(https://www.qualitymeasures.ahrq.gov/summaries/summary/49187)

9) Center for Medicare & Medicaid Services：Hospital Compare(https://www.medicare.gov/hospital-compare/)

10) Ryan AM, Burgess JF Jr, Pesko MF, et al：The early effects of Medicare's mandatory hospital pay-for-performance program. Health Serv Res. 2015；50：81-97

11) Figueroa JF, Tsugawa Y, Zheng J, et al：Association between the Value-Based Purchasing pay for performance program and patient mortality in US hospitals；observational study. BMJ. 2016；353：i2214

12) Kristensen SR, Meacock R, Turner AJ, et al：Long-term effect of hospital pay for performance on mortality in England. N Engl J Med. 2014；371：540-548

13) Zuckerman RB, Sheingold SH, Orav EJ, et al：Readmissions, Observation, and the Hospital Readmissions Reduction Program. N Engl J Med. 2016；374：1543-1551

14) Ody C, Msall L, Dafny LS, et al：Decreases In Readmissions Credited To Medicare's Program To Reduce Hospital Readmissions Have Been Overstated. Health Aff. 2019；38：36-43

15) Lindenauer PK, Remus D, Roman S, et al：Public Reporting and Pay for Performance in Hospital Quality Improvement. N Engl J Med. 2007；356：486-496

16) Jha AK, Joynt KE, Orav J, et al：The Long-Term Effect of Premier Pay for Performance on Patient Outcomes. N Engl J Med. 2012；366：1606-1615

17) Ryan AM, Krinsky S, Maurer KA, et al：Changes in hospital quality associated with Hospital Value-Based Purchasing. N Engl J Med. 2017；376：2358-2366

18) Serumaga B, Ross-Degnan D, Avery AJ, et al：Effect of pay for performance on the management and outcomes of hypertension in the United Kingdom；interrupted time series study. BMJ. 2011；342：d108

19) Sutton M, Nikolova S, Boaden R, et al：Reduced Mortality with Hospital Pay for Performance in England. N Engl J Med. 2012；367：1821-1828

20) Mendelson A, Kondo K, Damberg C, et al：The effect of pay-for-performance program on health, health care use, and process of care；a systematic review. Ann Intern Med. 2017；166：341-353

6章 医療倫理学

1 | 医療政策と医療倫理学

　医療政策において，保険料や税金の議論をするときには富の再分配の話を避け
て通ることはできません．そうすると，公平性や平等といった倫理学の概念も理
解しておく必要があります．

　本書では，倫理学の考えかたを道具として用いることで，社会の問題を解決し
ていくことを目的とします．そのためには考えかたをできるだけシンプルにとど
めておき，現実の問題に当てはめて，テーブルを囲んでいる人たちが同じ視点で
意見が言えるように議論の環境を整えることができるようになることを目指し
ます．

　倫理学の問題に関しては，科学的なエビデンスに基づく最適解があるわけでは
ありません．専門知識がある専門家のみで決めるべき内容でもありません．よっ
て，私たち1人ひとりが考えかたのフレームワークを学び，自分たちの頭で考
え，その社会にとって最善となるような答え（社会的価値）を形成するプロセスが
必要になります．本書でぜひフレームワークを学んでそれを現実の議論で活かし
ていただきたいと思います．

2 | ロールズの正義論

1. 原初状態と無知のベール

　ジョン・ロールズと言えば，1971 年の「正義論(原題は Theory of Justice)」[1]という本が有名です．ちなみに，英語の Justice という言葉には，正義という意味だけではなく公正という意味もあります．

　ロールズは，「原初状態(Original position)」というコンセプトを提唱し，この原初状態で社会の構成員たちが話し合って決めた社会の仕組みこそ公正なものであると主張しました．原初状態とは，自分たちのアイデンティティーの元となる情報に関する知識が消去された状態のことです．つまり，自分たちの社会的階級，スキル，年齢，性別，性向，宗教的信条，どんな生活がしたいかという希望などに関する知識をすべて奪われた状態のことです．この原初状態にいることを，ロールズは「無知のベール(Veil of ignorance)」に覆われた状態と表現しました．あらゆる人がこの無知のベールに覆われた状態になり，その状態のままで(自分がどのようなグループに所属するか分からないままで)，社会のルールに関する合意形成を行います．そうすると，公正性に基づいたルール(正義の原理[Principle of justice])を選択することが最も合理的な判断となり，功利原理(Principle of utility)の下で選択された決断よりも合理的な判断となると考えました．自分はひょっとしたら最も恵まれない境遇になるかもしれないと思うため，恵まれない人たちを優遇した政策を選択するようになります．つまり，もし仮に自分がどのグループに所属するのかが分からなかったとしたとき(無知のベールに覆われて原初状態にあるとき)に選んだ選択肢が，社会にとって最も公正な選択肢となります．

　実例を用いて説明します．日本では，生活保護の支給額が高すぎるのではないかということが議論になっています．年金の支給額と比べて生活保護の支給額が高いからというのがその理由の 1 つであるとされています．この議論をするときに，何十年間もがんばって働いてきていて，退職して今は年金で生活している人たちは，ただ貧しいという理由だけで自分たちの年金よりも高い額のお金をもらっているのは不公平だと感じるかもしれません．また，きちんと仕事があって裕福な人は，テレビなどで生活保護受給者が競馬やパチンコをしているという

ニュースなどを見て，（自分たちが生活保護をもらうようになる可能性はないと信じていることもあり）生活保護を受けている人は優遇されすぎていると思うこともあると思います．

　しかし，もし仮に明日にでも自分が生活保護を受ける立場になるとしても同じように思うでしょうか？　ビジネスマンであったとしても，実際に急激に景気が悪くなってリストラにあい，生活保護を受給することになる可能性はゼロではありません．医師や弁護士など手に職がある人は大丈夫だと思っているかもしれませんが，交通事故にあって仕事ができなくなるかもしれません．実際には，すべての人が将来，生活保護を受給するようになるリスクがあるはずです．それにも関わらず，そんな自分が想像できないため，そういった苦境にある人たちは自分たちとは違う世界に住んでいる人であると切り離して考えてしまっているのではないでしょうか？　もしそのような人たちが無知のベールに覆われた状態で意思決定をしたならば，生活保護の支給額を引き下げたほうがよいという主張にはならないかもしれません．

　このように身近な問題に関しても倫理学のフレームワークは有用です．もちろんロールズの意見が常に正しいというわけではありません．ただ，少なくともロールズの正義論のフレームワークで考えると，生活保護の支給額は引き下げないほうがよいというように論理的に思考することができるようになります．なんとなく生活保護をもらいすぎて不公平な印象がある，もしくは生活保護の人がかわいそうだからそれなりの額をあげたほうがよいと主張するといった感情論から一歩進んで，公正性というロジックをもとに物事を判断して，自分たちの立ち位置を決めることができるということは，政策を決めるにあたっては重要なスキルだと思われます．

2. 格差原理と，平等と公正の違い

　格差原理（Difference principle）とは，「社会的・経済的不平等は，それが最も恵まれない人たちにとって利益になるときにのみ正当化されうる」とするものです．

　これを理解するためには，平等と公正の違いを説明する必要があります．日本語では違いが分かりにくいのですが，平等（Equality）とは横並びに同じこと（Sameness）であり，その人がどのような人であれ同じだけの資源を分配すべきという考えかたです．一方で，公正（Equity）とは公平であること（Fairness）であり，恵まれない人に多くの資源を分配し，その結果として達成する水準が同じに

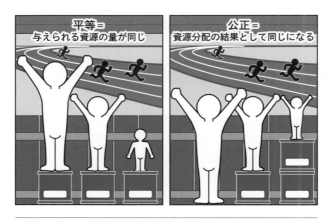

図 6-1　平等（Equality）と公正（Equity）の違い
（出典：Angus Maguire, Interaction Institute for Social Change を元に
筆者作成）

なるような考えかたです（図 6-1）.

　日本で平等や公正という言葉を使うときには，「横並びに同じ」である平等の
ニュアンスで使われていることが多いと思います. 例えば，生活保護者が医療機
関を受診した場合には自己負担を求めていません. この場合，同じ医療サービス
を受けていても払っている金額が違うので，不平等です. しかし，生活保護の人
から自己負担を徴収しないというのは，支払い能力の有無にかかわらず，同じよ
うな医療を享受できるという点では，公正な制度であると考えられます.

3. 基本財

　功利主義とは経済学の基本となる考えかたであり，個人の効用の社会全体での
総量が最大になるような状態が望ましいという考えかたです. 効用とは，個人の
幸福度や満足度のようなイメージでとらえて下さい. ロールズの格差原理では，
この効用ではなく，基本財という観点から限られた資源の分配を考えます. 基本
財とは，「知性，健康，権利，自由，所得や富などのことであり，合理的な考えか
たをするすべての人が欲するもの」であるとされています. ロールズは基本財に
関しては，平等な分配を選択することが望ましいと考えました. ちなみに，この
基本材の項目に何が含まれるべきなのかに関しては実はコンセンサスは得られて

おらず，健康は基本財に含まれないと考えている人もいます．ロールズは，格差原理は功利主義よりも優れた考えかたであると主張しました．

3 健康の格差はどうして問題なのか？

　確かにロールズの思考実験（原初状態と無知のベール）は様々なステークホルダーが意思決定に関わっているときに公正な制度設計をするのに有用です．

　しかし，ロールズは健康に特別な価値を感じていたわけではないと言われています．医療従事者や健康に不安のある人の中には，「人の命は地球よりも重い」と考えている人も多いと思います．日本人は特に健康意識の高い国民ですので，健康を特別視することにあまり違和感はないと思います．日本語には「命あっての物種」ということわざすらありますし，日本では生存権は憲法に規定された国民の基本的人権です．しかし，世の中には健康よりも衣食住やお金のほうが重要であると考えている人たちもいます．その日食べるものにも困っている人にとっては，目の前の空腹をまぎらわすことができるほうが健康を維持することよりも重要かもしれません．さらには，世界を見渡せば生存権を憲法で規定していない国も数多くあります．つまり健康は特別なものであるという価値観は必ずしも当たり前のものではないのです．では，はたして健康は本当に特別な価値を持つと考えてもよいのでしょうか？

　ノーマン・ダニエルズはハーバード大学の倫理学者であり，ロールズのフレームワークを医療や健康のコンテキストで発展させたことで有名です．ダニエルズは，2007年に出版された著書[2)]の中で，なぜ人間にとって健康が特別な価値を持つものであるのかを考察し，その中で3つの根本的な質問（Focal questions）とそれぞれに対する答えを導き出しました．

1. 健康は特別な価値を持つものなのか？

　ダニエルズは健康は特別な価値を持つと考えました．ダニエルズの考えを理解するには「機能」と「機会」という2つのキーワードが必要になります．

　健康は正常な「機能」を可能にし，そして正常な機能は，平等な「機会」につながるため，よって健康は特別な価値を持つとダニエルズは考えました．逆に健康を害すると，機能を維持できなくなり，その結果として本来ならば得られるであろ

う機会を失ってしまいます．平等な機会が得られないということは多くの人が不公平であると感じます．そして，不健康であることで機会の平等が得られなくなってしまいます．つまり，健康そのものが特別な価値を持つというよりは，健康は，平等な機会の規定因子であるという観点から，健康の格差があることは不公平であると考えました．

2. 健康の不平等はどういったときに不公平になるのか？

ダニエルズによると，健康の不平等が，社会によってコントロールできる要因によって引き起こされている場合には不公平であると考えました．具体的には，収入や資産の分布，労働環境，教育，公衆衛生的なシステムなどが，社会によってコントロールできる要因に含まれます．ダニエルズは，社会が影響力を持たないことが原因で起きた不健康（遺伝的要因や環境によらないがんなど）によって格差が生まれてしまうのは仕方ない（少なくとも社会にできることは限られている）と考えました．一方で，経済格差や教育レベルが原因であり，社会がきちんと対応していれば防げる健康被害によって生じた不平等は不公平であり，社会全体として改善に努めなければならないと主張しました．

3. 健康に関する需要をすべて満たすことができない状況においては，どのように資源を分配するべきなのか？

ダニエルズは，人には異なる立場や価値観があるため，社会資源の分配に関してコンセンサスに達することは不可能であるとしました．あるグループを利するような制度設計をすれば，それによって損をするグループが必ず出てきてしまいます．そして，人に自分が損をしてまで他の人たちの利益を最大化するような利他的な意思決定を期待することは現実的ではありません．よって意思決定のプロセスは，①公平であることと，②妥当であることの2つの条件を満たしている必要があるとダニエルズは考えました．

公平であることとは，つまり意思決定のプロセスが広く公開されており，透明性が担保されていることを意味します．一方で，妥当であることとは，それを公平な考えを持った人が聞いたときに納得でき，容認できるような分別がある決定であるということです．つまり，この妥当であるとは，理にかなっているもしくは筋が通っているといったニュアンスであると捉えると分かりやすいでしょう．

これを発展させて，ダニエルズが「妥当性を達成するための説明責任

（A4R＝Accountability for reasonableness）」と名付けたコンセプトがあります．ダニエルズは A4R の 4 つの条件として以下のようなものをあげました．

1. 公平な考えを持った人であれば同意でき，容認できる理にかなった内容であること．
2. 意思決定の透明性が担保されており，誰でもその過程を見ることができること．
3. 新しいエビデンスが見つかればその決定を再検討，修正する仕組みが存在すること．そして，その決定に不満がある人は異議を訴える手段があること．
4. 上記の 3 つの条件が常に満たされていることを担保する仕組みが存在していること．

　これらに関しては，今の日本も学ぶことが多いと思います．国民がより幸福に暮らせる社会を目指すためにも，政治の世界における意思決定がより透明性が高く説明責任を果たしたものになるためにも，日本にもこういったきちんとした倫理学的な理論に基づいた意思決定のシステムが必要なのではないでしょうか？

4 ｜ 健康の自己責任論

1. 病気の責任を個人に求めることの倫理的な問題

　最近では日本でも，喫煙や不健康な生活習慣で病気になった人には医療保険料を上げたり，健康的な生活をしている人や健康診断をきちんと受けている人の医療保険料を引き下げることで，健康を維持することに対するインセンティブを与えるべきではないかという議論があります．このような主張の裏には，不健康で病気になってしまうことは自己責任であるという考えが存在していると思われます．確かに生活習慣など個人の行動によって病気になるリスクが上がったり下がったりすることは疫学研究から明らかになっています．しかし，病気になるかどうかに自己責任論を持ち出すのは正当化されうるものなのでしょうか？

　倫理学の世界では，これは「健康の自己責任論（Personal responsibility for health）」というテーマになります．ハーバード大学のダニエル・ウィックラーによると，健康に関する自己責任論は 2 つの相反するメッセージを与えることになるので注意が必要です．1 つ目は，個々人の健康に対する意識を高めるという好

影響です．自己責任論の支持者の多くは，これを期待してそのような主張をしているのだと思われます．2つ目は，もし不健康な生活をしていた人が病気になってしまったときに，その人はしばしば非難の対象になってしまうという悪影響です．自己責任論の支持者はこちらの影響にまで考えが及んでいないことがあります．この2つはそれぞれポジティブとネガティブという相反する影響ですので，健康に関する自己責任論が与えるメッセージは，文字通り諸刃の剣となります．

　ウィックラーは，病気になってしまったことの原因を個人の責任に求めることは倫理的に問題があると主張しています．ウィックラーは，その理由として以下のようなものを挙げています[3]．

- 個人の行動のうちどれが自発的で，正確な情報に基づいたもので（健康にどのような影響があるかの知識を有したうえでの判断で），熟考したうえでのものであるであるかは判断がとても難しい．一般的に，たばこを吸う人やアルコール中毒になる人の教育水準は低く，社会経済的（socio-economic status；SES）に貧しい傾向があり，周りの人たちなど周囲の環境の影響も大きいため，個人の合理的な判断のうえに取られた行動であるかどうかはしばしば評価が困難です．
- 責任の所在を個人に求めることによってその人の健康に悪影響がある場合がある．例えば，病気になったとしても，喫煙者や肥満であるからという理由で差別され，非喫煙者ややせている人が受けられるような最適な治療を受けられなくなってしまう可能性があるという問題があります．
- 病気が本当に個人の行動の結果によるものであるかを決めることは恣意的になってしまう．同じような生活習慣をしていても病気になってしまう人もいれば，病気にならない人もいます．そもそも健康を規定する因子は，個人的な原因（個人の生活習慣など）だけでなく，遺伝的な原因や社会的な原因（教育水準，雇用・労働環境，家族や周りの友人の影響など）も関与すると考えられています．特に社会的な原因に関しては，「健康の社会的決定要因[*1]（Social determi-

---

*1　世界保健機関（WHO）欧州事務局によると，SDHには以下のようなものが含まれます：①社会格差，②ストレス，③幼少期（幼少期の発達が，大人になった後にも長期的に健康に影響を与えることが知られています），④社会的排除（貧困，差別など），⑤労働（労働環境，職場でのストレスなど），⑥失業，⑦社会的支援（家庭，職場，地域における好ましい関係，支援ネットワーク），⑧薬物依存，⑨食品，⑩交通（健康的な交通環境とは，公共交通機関の充実により，自動車運転が少なく，歩行者や自転車に乗った人が多い環境であるとされています）．

nants of health；SDH)」と呼ばれ，人の健康は，個人の生活習慣だけでなく，社会的要因によって大きな影響を受けることが明らかになっています．

- たばこを吸う，不健康な食生活をする，運動をしない，などの比較的小さな選択の積み重ねが，肺がんや心筋梗塞などの大きな健康上のアウトカムにつながるため，**その日々の小さな行動と比べて(病気になった責任という)不釣り合いなほど大きな責任を個人に負わせることになってしまうという問題があります**．

　まとめると，病気の責任を個人に求めることで，病気になってしまった人が懲罰的なデメリットをこうむる政策は，貧困層や教育水準の低い人ほどペナルティを受け，社会の格差を広げる方向につながってしまうため，問題のある政策であると考えられます．同様の理由で，健康的な生活をしている人に保険料を安くするなどのボーナスを与える政策も推奨されません．一方で，不健康な行動をしている人たちに介入していくことで，その人たちの病気のリスクを下げるような支持的な政策(喫煙者に対する禁煙サポートプログラムや，肥満者に対する減量プログラムの提供)であれば，健康格差を縮める方向に働き，社会によい影響があると考えられます．つまり，個人の行動の結果として病気になってしまった人たちのことを助けてあげることが目的であるならば推奨されるものの，懲罰的な意味合いのあるものは，社会の格差が広まったり，差別につながる可能性があるため，悪影響のほうが大きいと考えられます．

　もちろんこのようなウィックラーの主張には同意する人も違和感を覚える人もいることでしょう．しかしながら，健康への自己責任論は一見すると正義に見えてしまうからこそ十二分な注意が必要になります．それによってどのような人がメリットおよびデメリットを被るのか，それによって社会の格差は広がることはないのか，(懲罰的な意味合いではなく)不健康な行動を取ってしまっている人たちを助けることを目的とした政策なのかを注意深く検証する必要があります．

2. 健康に対するインセンティブは健康増進効果があるのか？

　そもそも，健康を維持することに対して経済的なインセンティブを与えることに，健康増進の効果はあるのでしょうか？　もし経済的インセンティブに健康増進効果が認められないのであれば，そのような政策は格差を広げるだけで，メリットはないと考えられます．実は，経済的インセンティブは健康増進効果につながらないというエビデンスがあります．

　例えば，肥満に対してインセンティブを与えると人々は減量に成功するのかという研究のレビュー論文[4]によると，あまり効果的ではないと報告されています．同様に，禁煙に対する経済的インセンティブもあまり効果的ではありませんでした[5]．現時点では健康に対する経済的インセンティブは，健康増進に対してあまり効果的ではないと考えられています[6]．

　つまり，健康に対して経済的なインセンティブを与えることは，格差を広げてしまうリスクがあるだけではなく，そもそも健康増進につながらない可能性が高いので，二重の意味で推奨されません．日本でも安易に自己責任論に流されないように，このような倫理的側面やエビデンスを総合的に判断した慎重な議論が望まれます．

5 | 限りある資源をどのように分配したらよいのか？

　限りある資源をどのように分配するのかを決めることは医療政策を考えるうえで必要不可欠なプロセスですので，自分の価値観を客観的に理解するためにもそれぞれの用語と概念を理解しておくことは有用です．

　「配分的正義（Distributive justice）」では，富やその他の資源を，社会の中でどのように分配するのが公平なのかを問題にします．分配をできるだけ均一にするべきであると考える平等主義，個人の幸福度の総和を最大化するべきだと考える功利主義，個人の自由を最重要視する自由至上主義などがあります．それらのコンセプトおよび問題点を順番に見ていきましょう．

1. 厳密な平等主義(Strict egalitarianism)

　すべての人が全く同じレベルの物的財やサービスを有しているような社会を目指すべきであるという思想です．すべての人は平等（＝横並びに同じであること）であるべきだと考えます．

- 【問題点】この制度によって平等にはなったものの，冷戦時の共産主義国のように結果としてすべての人が等しく貧しくなってしまう可能性があります．個人が努力してもそれ相応の報酬が得られないので，公平ではないという考えも

あります．さらには，人によって物的財を幸福度[*2]に変換する能力が違うので，物質的には平等になったとしても，それをうまく利活用できなくて幸せになれない人もいます（そのような人たちのことを「変換能力の低い人（Poor converter）」と表現します）．具体例としては，身体に障害のある人たちは健常人と同じだけの物的財を与えられたとしても，健常人ほどはうまく活用できない可能性があり，その場合は物的財の分布だけ平等にしても，幸福度の観点からは不公平であるということになってしまいます．

2．幸福度に基づく平等主義（Welfare egalitarianism）

個人の幸福度が同じ水準になるように設定されるべきであるという思想です．つまり，インプット（物的財）ではなくアウトプット（幸福度）を一定に揃えるべきであるという考えです．

● 【問題点】世の中には高級品を好む人たちがいて，その人たちは物的財が十二分に得られない限りは他の人たちと同じレベルの幸福度を得ることができません．さらには個人の努力の程度と必ずしも比例しないため，人々の努力の量や達成度と得られるものとが乖離してしまう可能性があります．

3．運に基づく平等主義（Luck egalitarianism）

個人間で資源の分布が不平等であることは，それが個人の選択や意図的行為の結果もたらされたものである限りは正当化されうるという考えかたです．つまり，「選択による運」の結果として生じた不平等は正当化されるものの，「自然の運」の結果生まれた不平等は問題があるので補正が必要であるという考えかたです．

選択による運（Option luck）＝株への投機のように，リスクを予期したうえで賭けに出た場合に得をするか損をするかということ．つまり，運とは言うものの，個人の選択が多少なりとも結果に影響を与えているもののこと．

---

*2　経済学の効用（Utility）のこと．本書の中では，効用もしくは幸福度と表現します．

　自然の運(Brute luck)＝自然災害や本人に過失のない交通事故のように, 予期できないリスクに見舞われること. 個人の選択は関係ない, 全くの偶然のこと.

●【問題点】しばしば,「選択による運」と「自然の運」を見分けることは困難であるため, どれが正当化される不平等なのか評価することは現実的には難しいと考えられます.

4. 功利主義(Utilitarianism)

　個人の幸福度の総和が最大化するように資源を分布させることが最善であるという思想です. 個人の利益・利害は, その内容やその人がどれだけ裕福であるかもしくは貧しいかなどを考慮することなく, 平等に扱われるべきであると考えます.

●【問題点】幸福度の総和は最大化されるかもしれませんが, 個人間の不平等や格差が考慮されていないため極端に不平等, 不公平な社会になってしまうリスクがあります. すべての選好に同等の価値があるわけではないので, それらを同様に扱ってもよいのかには疑問が残ります.

5. 優先主義(Prioritarianism)

　限りある資源は最も恵まれない最下層の人たちのために, まず優先的に使われるべきであるという思想です. これは, 同じ量の資源が投入される場合, 裕福な人たちに用いられた場合よりも, 恵まれない人たちに用いられた場合のほうがより多くの幸福度が得られる(例えば, 同じ1万円を与えた場合, ホームレスの人の幸福度は劇的に改善する可能性がありますが, 億万長者の幸福度への影響はほとんどないと考えられます)という観点において正当化されうると考えます.

●【問題点】社会の資源が極度に貧困な人たちに使われることですべて消費されてしまう可能性があります. また, 恵まれない人たちにどれくらいの資源を投入するべきなのかの判断が難しい場合もあります. さらには, どの人たちが資源を分配するべき恵まれない人なのか, それとも実はそれなりに物的財を所有している人なのかは必ずしも明らかではありません.

6. 自由至上主義(Libertarianism)

他の人たちにも十分に資源が残されている限りは，自分たちの私的財産権もしくは私有財産制を最大限主張してもよいという考えかたです．個人の権利を最優先するため，社会的正義を目的とした富の再分配制度(税金や保険料など)には反対します．こうした主張は個人の自由(＝個人の身体と正当な物質的財産の所有権が侵害されていないこと)と所有権の観点から正当化されると考えます．日本語でもそのままリバタリアニズムとも呼ばれます．言葉の響きは似ているものの，この自由至上主義(リバタリアニズム)と，自由主義(リベラリズム)[*3]とは異なる思想ですので，注意してください．

● 【問題点】個人の成功はその人の努力だけでなく，運，生まれながらの才能，相続財産，社会的地位などに依存するため不公平であるという考えもあります．個人が基本的な自由を享受するためには，最低限の財が必要ですが，この制度ではその最低限の財すら得ることができない人たちが生まれてしまう可能性があります．

6 医師の頭脳流出

世界では医師の国外流出，いわゆる頭脳流出(Brain drain)は大きな問題になっています．一見すると，日本の医療政策にはあまり関係ないように思われますが，実は日本国内の医師の偏在やへき地の医師不足とも多くの共通点のある問題だと思われます．これらの問題に関して倫理学的な観点からどのような議論が行われているか紹介します．

まず，そもそもなぜ頭脳流出は問題なのでしょうか？　それは，頭脳流出によって最も悪影響を受けるのは発展途上国のへき地の貧困状態にある患者である

[*3]　リベラリズムとリベラルは異なる思想です．リベラリズムとは，特権階級や(社会主義国家のような)巨大な政府による支配を拒み，政治的・経済的に独立した自由な市民による統治を重んじる考えかたであり，イギリスから独立を勝ち取ったアメリカにとって国の根幹となる思想だとされています．そして，そのリベラリズムの中で，より強固な自由を求めるのがアメリカにおける保守であり，格差や差別をなくすために政府による一定の市場介入を求めるのがリベラルであると考えられています[7]．

からと考えられています．まずは医師（看護師などの他の医療従事者でも同様の問題がありますが，ここでは医師を例に説明します）の流出元である発展途上国の立場から，メリットとデメリットをまとめてみます[8]．

メリット

● 発展途上国の家族への仕送り

　流出先の先進国で仕事に就くことができた医師は自国に仕送りをします．この仕送りによって自国が豊かになります．しかし，先進国で医師として働くことできる人の家族の多くは中流階級であり，（貧困層ではないため）メリットはそれほど大きくないという考えもあります．

● 将来の帰国による医療技術・知識の発展

　先進国に移り住んだ医師は将来，自国に帰ってきて後進の育成にあたることで技術や知識の発展に貢献することが期待されます．しかしながら，実際には多くの医師は自国に戻ることなく先進国での生活を続けるという報告もあります．

デメリット

● 流出元の発展途上国の人的資源の不足につながる

　優秀な医師が国外に流出することで，流出元の途上国では，人的資源の不足によって産婦死亡率や乳児死亡率の上昇につながる可能性があります．さらには現地の人は医師不足によって医療や薬へのアクセスが悪くなる可能性があります．途上国の中でも，もともと脆弱で困窮している貧困層が最も大きな打撃を受けます．

　上記のメリットとデメリットを天秤にかけると，流出元の途上国のへき地の貧困層が最も大きな打撃を受け，流入先である先進国がより豊かになることにつながるため，世界規模で格差を広げてしまう可能性があります．

　では医師がどこで働くことができるかを制限すればよいのかというと，問題はそれほど簡単でもありません．居住移転の自由，職業選択の自由，外国移住の自由といった個人の権利を制限することになるからです．つまり，医師の頭脳流出とは，（居住移転の自由などの）個人の権利と，頭脳流出によって悪影響を受けてしまう途上国の患者の医療へのアクセスのトレードオフであると捉えることができます．ちなみに日本国憲法（日本国憲法第 22 条）でも「（公共の福祉に反しない限り）居住，移転及び職業選択の自由」が保障されているため，へき地の医師不足があるからといって強制的に医師をそちらに移住させることができるかどうかは議論のあるところです．

　ハーバード大学の倫理学者であるニール・イヤールはこの問題の解決策の1つとして,「地域の問題に直結した医学教育(Locally relevant medical training)」をあげています[8]. つまり, 途上国のへき地で医師の教育をするときには, 検査機器やCTやMRIのない状況下でも適切に診断できるように身体所見を重視したり, 治療に関しても現地で手に入る選択肢の中でも治療できるように教育します. そうすると, このようなプログラムでトレーニングされた医師は, 途上国ではよく機能し, 患者に良質な医療を提供することができるようになります. 一方で, このような医師は, 簡単にCT・MRIを撮影したり, 最先端の医療技術を用いて診療する先進国の病院ではあまり機能せず, 結果として, 先進国に移り住んでそこで就職することが困難になります. このような教育法が, 医師の頭脳流出の問題を解決する方法として適切かどうかは分かりませんが, この問題を解決するための選択肢の一つとして検討されています.

　日本でも医師の偏在やへき地の医師不足は問題になっています. この問題を解消するには医師数を増やすだけでは不十分で, 医師にへき地に行ってもらうような仕組みを導入することが必要です. 強制的に人を動かすのではなく, きちんとインセンティブを与えることで, 医師に自発的にへき地に行ってもらうような制度設計にする必要があると筆者は考えています.

　医師の偏在を緩和するためには, いくつかの方法が考えられます. 1つ目の方法は, へき地での一定期間の勤務を要件とした奨学金制度(返済義務なし)の設立です. 地域枠などで現地に残る確率の高い学生を多く採用するという不確実性の高い政策よりも, 確実に若い医師にへき地に行ってもらうことができ, 将来の医師の分布の予測も容易になると考えられます.

　2つ目は, アメリカのように専門研修できる人数を地域ごとに制限する方法です. 例えば整形外科のトレーニングをその地域で一定人数しかできないとすると, その人数分の整形外科医はマンパワーとして確保できるだけでなく, その後期研修医の数にあった症例数が決まってくると予想されます. また, 指導医も後期研修医がいなければ症例数の上限が自然と決まってくるので, 指導医の数も自然と決まってくる(つまり, 指導医の偏在も改善できる)と考えられます.

　3つ目は, 診療報酬点数や補助金を効果的に使うことで, へき地に勤務する医師の給与を引き上げる政策の導入です. 経済的合理性の観点から, へき地と都市部での給与の差を大きくしていけば, へき地勤務を希望する医師は増えていく(ライフスタイルや子どもの教育のために都市部を選んでいる人の中にも, 高い

給与水準に惹かれてへき地勤務を希望する医師が出てくる）と考えられます．

　4つ目は，自由開業医制の見直しです．現在は医師は自分の好きなところに診療所を開業することができます（自由開業医制）が，十分な数の医師がすでにいる都市部に開業した診療所の地域住民の健康増進の効果は限定的であると考えられるため，都市部における新たな診療所の開設を制限してもよいと考えます．実はこの政策（保険医定員制度）は過去にも2度ほど検討されています．1952年に健康保険組合連合会第一分科委員長の倉品宝重（ときわ通運健康保険組合）から提案されたものの，日本医師会に問題視され廃案になったとされています[9]．2009年にも財務省は保険医に定員枠を設けることを提案したという記録がありますが，こちらも実現はしませんでした．

　上記のような施策に加えて，遠隔診療やインターネットを通じて，へき地に勤務する医師に診療をするのに必要なリソース（病理診断や放射線診断）を提供するとともに，生涯教育の機会を与えるシステムの構築が必要です．さらに，子育て中の医師のためには子育てをサポートするような仕組みも重要だと思われます．

　上記の政策はいずれも医師の偏在を解消させるというエビデンスは弱いのですが，これらを組み合わせることで医師の偏在を今よりは改善させることができるでしょう．

　いずれにしても，日本は限りある財源の中で，どのようにへき地の人たちにも質の高い医療サービスを届けることができるようになるのかを，経済理論やエビデンスに基づいた政策の導入によって実現することを目指すべきだと思われます．

［参考文献］
1) Rawls J：A Theory of Justice. Harvard University Press, Cambridge, 1971
2) Daniels N：Just Health；Meeting Health Needs Fairly. Cambridge University Press, Cambridge, 2008
3) Wikler D：Personal and Social Responsibility for Health. Ethics & International Affairs. 2002；16：47-55
4) Jeffery RW：Financial incentives and weight control. Preventive Medicine. 2012；55：S61-S67
5) Cahill K, Perera R：Competitions and incentives for smoking cessation. Cochrane Database Syst Rev. 2011；13
6) Schmidt H：We need to know more about wellness incentives. Health Affairs Blog. August 22, 2013. http://healthaffairs.org/blog/2013/08/22/we-need-to-know-more-about-wellness-incentives/
7) 渡辺 靖：リバタリアニズム—アメリカを揺るがす自由至上主義．中央公論新社，2019
8) Eyal N, Hurst SA：Physician Brain Drain：Can Nothing Be Done? Public Health Ethics. 2008；2：180-192
9) 印南一路（編著）：再考・医療費適正化—実証分析と理念に基づく政策案．有斐閣，2016

医療社会学

1 | 社会の格差は，健康に悪影響を与える

　世界には社会的格差の大きい国もあれば小さい国もあります．2014 年には世界のトップ 1％の超富裕層が富の 48％を，残りの 99％が 52％を所有していたと言われています[1]．このような大きな格差が，2011 年にニューヨークで発生した「ウォール街を占拠せよ（Occupy Wall Street）」運動にもつながっており，2013 年に出版されたトマ・ピケティの『21 世紀の資本』が世界的なベストセラーになった理由でもあると考えられています．

　どれくらいの格差なら許容されて，どれくらいなら問題なのかというのは最終的には価値観の問題であり，正解はありません．しかし，格差がどれくらい健康に悪影響を与えるかという点に関しては数多くの研究が行われています．格差には「所得の格差」や「健康の格差」などがありますが，ここでは所得の格差に焦点を当てて説明します．

1. 所得の不平等さを測る指標であるジニ係数

　所得分配の不平等さを測る指標でよく使われるものとしてジニ係数（Gini coefficient）がありますが，ジニ係数を理解するためにまずローレンツ曲線（Lorenz curve）を理解する必要があります．ある国に国民が 100 人いたとします．横軸にその 100 人を所得が低い人から高い人の順番に左から右に並べていきます（人口累積）（図 7-1）．縦軸には所得の累積（足し合わせたもの）を表現します（所得累積）．そしてこの 2 者の関係をグラフにプロットしたものがローレンツ曲線になります（図 7-1 の点線）．この例では下位 50 人の人が全体の所得の 10％を持って

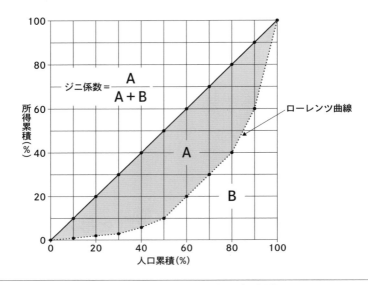

図7-1 ローレンツ曲線とジニ係数

いることを表しています（人口累積50％のところの所得累積の値が10％になっています）．

　すべての人が全く同じ所得であった場合には，ローレンツ曲線は均等配分線と呼ばれる45度の直線（**図7-1**の実線）になります．一方で，格差が大きければ大きいほど，ローレンツ曲線はこの均等配分線から下方にずれていきます．この均等配分線の下の総面積をA＋Bとします．そして45度線とローレンツ曲線に囲まれた部分の面積をAとします．そうすると，ジニ係数はA/(A＋B)で計算されます．ちなみに，A＋Bは常に0.5（このグラフの面積全体を100％とした場合，A＋Bは50％である）なので，ジニ係数は2×Aとなります〔ジニ係数＝ A/(A＋B)＝A/0.5＝2×A〕．

　ジニ係数は所得の不平等さを表す指標です．すべての人が同じ所得であれば，「ローレンツ曲線＝均等配分線」となるためジニ係数は0になります（Aの部分の面積が0になります）．一方で，1人がすべての所得を独占しており，残りの99人の所得が0であれば（Bの部分の面積は0になり），ジニ係数は1になります．つまり，ジニ係数が小さければ小さいほど平等な社会であり，大きければ大きいほど格差が大きい不平等な社会であることを意味します．

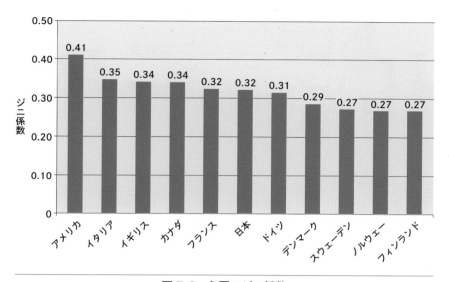

図 7-2　各国のジニ係数
（出典：世界銀行グループ）
※ 日本は 2008 年のデータ，他の国は 2013〜2014 年のデータ.

　ちなみに各国のジニ係数は図 7-2 のようになっており，日本の格差はアメリカよりは小さいものの，北欧諸国よりは大きいと言えます.

2. 格差と健康の関係に関するエビデンス

　格差が健康に悪影響を与えることは複数の研究から明らかになっています. 東京大学の近藤尚己らが行ったメタアナリシスによると，ジニ係数が高いほど統計的に有意に死亡率が高くなり，健康の自己評価が低くなるという関係が認められました[2]. ジニ係数が 0.05 増加するごとに死亡率（相対危険度）は 1.08 倍（95％信頼区間：1.06〜1.10）になり，自分の健康が悪いと評価する確率はオッズ比[*1]で 1.04（95％信頼区間：1.02〜1.06）となると報告されています.

---

*1　オッズ比とは，ある事象の起こりやすさを示す統計学的な尺度です. ある事象の起こる確率を p とすると，オッズは $1/(1-p)$ となります. 1 つの群である事象の起こる確率を p_1, もう 1 つの群である事象の起こる確率を p_2 とすると，オッズ比は $[p_1 \times (1-p_2)]/[(1-p_1) \times p_2]$ となります. 事象が起こる確率が低い場合（一般的に 10％以下の場合），オッズ比は相対危険度に近似します[3].

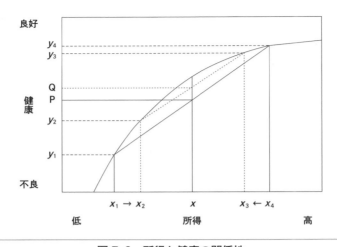

図 7-3 所得と健康の関係性
（出典：Subramanian and Kawachi, 2004[4]を一部改変）

3. 格差が健康に影響を与えるメカニズム

　なぜ格差が大きい地域ほど健康状態が悪くなるかに関しては，いくつかのメカニズムが考えられています．

1) 地域の格差が「地域の健康の平均値」に悪影響を与えるメカニズム

　まずは，地域の格差が「地域の健康の平均値」にどのような影響を与えるかを検証します．ちなみに，このメカニズムでは地域の健康の平均値が影響を受けるだけで，個人の健康には影響を与えないので注意してください．

　所得と健康の関係は図 7-3 のように上に凸であると考えられています．貧乏な人が 10 万円を得たらその人の健康は大きく改善されることが期待されますが，お金持ちの人が 10 万円をもらっても健康への影響は小さいと考えられます．このように所得が低いほうが所得と健康の関係が強く（傾きが急峻），所得が高くなるにつれてその影響力が弱くなる（傾きがなだらかになる）ので，このような上に凸の関係になります．これは 13 頁で説明した経済学の「収穫逓減の法則」で説明可能です．

　社会に 2 人しか人がおらず，1 人がすごくお金持ちで，もう 1 人がすごく貧乏

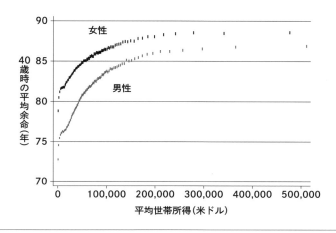

図 7-4　アメリカにおける世帯所得と平均余命の関係性
(出典：Chetty, 2016)[5]
※ 縦棒(ヒゲ)は 95％信頼区間を示す.

であると仮定します. **図 7-3** で，お金持ちの人の所得は x_4 で健康状態は y_4 で，貧乏な人の所得は x_1 で健康は y_1 であるとします. ここで税金などを用いて，お金持ちの人の所得の一部$(x_4 - x_3)$を貧乏な人に再分配したとします$(x_4 - x_3 = x_2 - x_1)$. そうするとお金持ちの所得は x_3 で健康は y_3, 貧乏な人の所得は x_2 で健康は y_2 になります. 再分配前の 2 人の健康の平均値は $P = (y_4 + y_1)/2$ で，再分配後の健康の平均値は $Q = (y_3 + y_2)/2$ になります. そして図からも分かるように，P と Q を比べると Q のほうが健康状態が良好なので，所得の格差が小さいほうが社会全体としては健康状態(平均もしくは総和)は良好になると考えられます.

　ここで重要なのは，これが成り立つためには所得と健康の関係性が上に凸である必要があるということです. もし仮にこの 2 つの関係が直線であったら，P と Q は同じになり，所得格差が小さくなっても社会全体の健康状態は改善しなくなってしまいます. では実際のところ，所得と健康の関係はどのような形をしているのでしょうか？

　スタンフォード大学の経済学者のラジ・チェティらが 1999〜2014 年の全アメリカ人の連邦所得税の納税データを用いて研究を行いました. その結果によると，所得と健康(40 歳時の平均余命)の関係性は図 7-4 のように，確かに上に凸になっていました(この研究に関しては次項で詳しく説明します).

2) 地域の格差が「個人の健康」に影響を与えるメカニズム

　地域の格差が「個人の健康」に悪影響を与えるメカニズムも知られています．格差が広がると，富裕層にとっての利益がその他の人たちにとっての利益と乖離することがあります[6]．例えば，格差の大きな地域において，富裕層は子どもたちを私立の学校に通わせる傾向があるとします．そうすると彼らにとって税金などの公的な資源を学校に投資するインセンティブがなくなってしまいます．同様の理由で，富裕層にとっては（自分たちで支払うのに十分な財力があるため）年金や医療費などの社会保障費に税金を投入するメリットはあまりないかもしれません．一般的に，富裕層のほうが政治力があり税金の使い道に関して影響力が強いこともあり，格差が広がって富裕層とその他の住民のインセンティブがどんどん乖離していくと，税金などの公的資源が教育や社会保障などの社会のインフラに使われなくなってしまう可能性があります．

　相対的剥奪（Relative deprivation）もメカニズムの1つとして考えられています．相対的剥奪とは，人の幸福度はその人の置かれている境遇の絶対的な優劣によって決まるのではなく，主観的な期待水準と現実との格差によって相対的に決まるという考えかたです．例えば年収500万円の人が2人いたとします．1人は高級住宅街に住んでいて，周りの人は年収1億円以上の大富豪ばかりだとします．もう1人はあまり裕福ではない住宅街に住んでいて周りの人は年収300万円くらいだとします．客観的に考えればこの2人はともに同じ所得をもらっているので同じだけ幸福であるはずですが，実際には前者は後者よりも幸福度が低いことが知られています．つまり，所得の絶対値だけではなく，周囲の環境やそれによって決まる本人の期待水準によって，幸福度が変わってくるという考えかたです．そして，主観的な期待水準と現実とが乖離している人ほど循環器疾患で死亡するリスクが高いという研究[7]や，健康状態が悪いというメタアナリシスもあり[8]，相対的剥奪は健康に悪影響を与えると考えられています．

　貧困そのものが健康に悪影響を与えることは昔から知られていますが[5]，このように貧困だけではなく格差もその地域の住民の健康に悪影響を与えると考えられるようになってきています．これらの知見は，同じだけの社会資源（税金など）が使われたとしても，その分配方法を変えて格差を小さくすることで，追加の社会資源を必要とせずに社会全体の健康や幸福度を高めることができるということを示唆しています．

2 │「格差」と「貧困」のどちらが健康に悪いのか？

　格差が大きい社会と聞くと，大金持ちと極端な貧困の両極端が共存する社会を
イメージする人が多いと思いますが，定義上はお金持ちがどんどん裕福になって
いけば，貧困層の所得に変化がなくても格差は拡大します．格差そのものが健康
に悪影響を与えるメカニズムはある程度知られているものの，健康にとって悪い
のが格差なのか貧困なのかは未だ議論のあるところです．

　2016 年 4 月にスタンフォード大学（当時，現在の所属はハーバード大学）のラ
ジ・チェティらが行った研究の結果は興味深いものでした[5]．

　チェティらは 1999〜2014 年の全アメリカ人の連邦税の記録（日本でいうところ
の個人レベルの確定申告のデータ），延べ 14 億人分のデータを用いて研究を行い
ました．個人の所得を正確に記録しているデータは少ないため，それまでの研究
では，居住地の郵便番号から所得を推定したり，アンケート調査による自己申告
の所得のデータを用いていることが多く，データの信頼性に問題がありました．
この研究は納税記録ですので，今までで最も信頼性の高い所得のデータであると
考えられています．チェティらはこのデータを地域レベルで集計して，所得や所
得格差が寿命（実際には，人種構成で補正した 40 歳時平均余命を用いましたが，
ここでは「寿命」と表現します）にどのような影響を与えるのか研究しました．ち
なみに，この研究ではすべて地域レベルの関係を見ていますので，個人の寿命で
はなくて「その地域の平均寿命」がアウトカムであることに注意してください．

1. お金持ちのほうが長生きする

　この研究の結果，所得が少ない人の寿命は短く，所得が多い人の寿命は長いと
いうことが明らかになりました．所得上位 1％の人は下位 1％の人と比べると，
男性では約 15 年，女性では約 10 年寿命が長いことが分かりました（図 7-5）．さ
らには寿命の格差は時代とともに広がっていました．つまり，裕福な人は貧しい
人よりもよい暮らしができるだけではなく，より長い時間その恵まれた暮らしを
謳歌していることが明らかになりました．

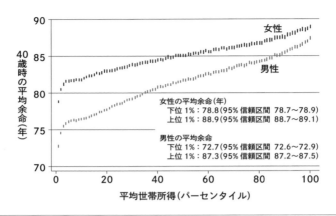

図 7-5　所得と平均余命の関係
(出典：Chetty, 2016)[5]

2.　貧しい人は，格差の大きい（＝お金持ちのたくさん住んでいる）地域に住んでいるほうが長生きする

　格差の大きい都市の代表としてニューヨークとサンフランシスコ，そして格差の小さい都市の代表としてダラスとデトロイト（参考までに各都市のジニ係数は表 7-1 に示します）の 4 つの都市のデータを抽出し，所得と寿命の関係を図示すると図 7-6 のようになりました．

　図 7-6 の横軸は所得〔それぞれのグループに含まれる人数が同じようになるように 20 個のグループに分けたもの（20 分位）〕，縦軸は寿命を表しています．お金持ち（グラフの右側）であればどの都市に住んでいても寿命はほとんど変わりませんでした．しかし，貧困層（グラフの左側）に限って言うと，格差の大きい（＝お金持ちがたくさん住んでいる）ニューヨーク・サンフランシスコに住んでいる人のほうが，格差の小さいダラス・デトロイトに住んでいる人よりも寿命が長いという結果でした．

3.　地域の格差は富裕層にのみ悪影響がある

　チェティらはさらに地域ごとの特徴と，その地域の寿命の相関も評価しました．その結果，貧困層が寿命が短いことと相関が認められた因子は，喫煙，肥

表7-1　各都市のジニ係数(概算)

都市名	ジニ係数
ニューヨーク市(ニューヨーク州)	0.52
サンフランシスコ(カリフォルニア州)	0.47
ダラス(テキサス州)	0.42
デトロイト(ミシガン州)	0.35

(出典：Chetty, 2016)[5]を参考に筆者が計算した．郡レベルのデータの単純平均であるため，個人レベルのデータから計算された平均値とは異なる)

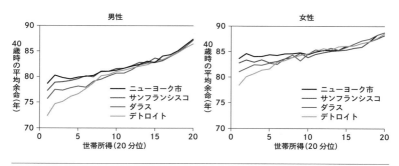

図7-6　4都市における所得と寿命の関係
(出典：Chetty, 2016)[5]

満，運動不足といった(健康に関わる)生活習慣であることが分かりました．その一方で，地域の医療へのアクセス，空気汚染，社会のつながり(Social cohesion)，労働市場の状況などの社会的要因と，地域住民の寿命との間には，統計的に有意な相関は認められませんでした．

　ここで興味深いのが地域の所得の格差(ジニ係数)と寿命の関係です．図7-7は所得下位25％の貧困層のデータです．横軸は相関係数(ピアソンの相関係数[*2])を表しており，右に行くほど正の相関があり，左に行くほど負の相関があることを意味しています．ここでジニ係数(図中の青色の四角で囲まれたところ)を見ると，正の相関(相関係数0.20)であり，統計的に有意ではないものの

＊2　ピアソンの相関係数は，2つの連続変数間の線形の関係性を評価する指標です．－1〜＋1の値の範囲で表され，正の値であれば正の相関関係を，負の値であれば負の相関関係を(そして0に近い値であれば無相関を)意味します．

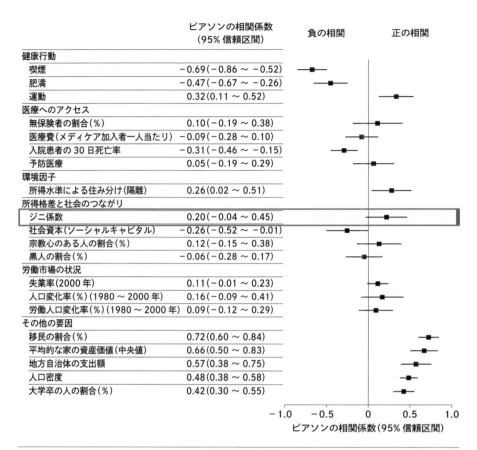

	ピアソンの相関係数 （95%信頼区間）	負の相関	正の相関
健康行動			
喫煙	−0.69（−0.86 ～ −0.52）		
肥満	−0.47（−0.67 ～ −0.26）		
運動	0.32（0.11 ～ 0.52）		
医療へのアクセス			
無保険者の割合（%）	0.10（−0.19 ～ 0.38）		
医療費（メディケア加入者一人当たり）	−0.09（−0.28 ～ 0.10）		
入院患者の30日死亡率	−0.31（−0.46 ～ −0.15）		
予防医療	0.05（−0.19 ～ 0.29）		
環境因子			
所得水準による住み分け（隔離）	0.26（0.02 ～ 0.51）		
所得格差と社会のつながり			
ジニ係数	0.20（−0.04 ～ 0.45）		
社会資本（ソーシャルキャピタル）	−0.26（−0.52 ～ −0.01）		
宗教心のある人の割合（%）	0.12（−0.15 ～ 0.38）		
黒人の割合（%）	−0.06（−0.28 ～ 0.17）		
労働市場の状況			
失業率（2000年）	0.11（−0.01 ～ 0.23）		
人口変化率（%）（1980 ～ 2000年）	0.16（−0.09 ～ 0.41）		
労働人口変化率（%）（1980 ～ 2000年）	0.09（−0.12 ～ 0.29）		
その他の要因			
移民の割合（%）	0.72（0.60 ～ 0.84）		
平均的な家の資産価値（中央値）	0.66（0.50 ～ 0.83）		
地方自治体の支出額	0.57（0.38 ～ 0.75）		
人口密度	0.48（0.38 ～ 0.58）		
大学卒の人の割合（%）	0.42（0.30 ～ 0.55）		

ピアソンの相関係数（95%信頼区間）

図7-7　地域の特徴と寿命との相関：貧困層（所得下位25%）
（出典：Chetty, 2016）[5]

（p=0.20），ジニ係数が大きいほど，貧困者の寿命は長い傾向があることが分かります（もしくは統計的に有意ではないので無相関であると解釈することもできます）．

　次に，所得上位25%の富裕層を見てみましょう（図7-8）．今度は逆に，ジニ係数と寿命の間には統計的に有意な負の相関（相関係数 −0.37，p＜0.001）があります．つまり，ジニ係数が大きいほど（格差が大きいほど），富裕層の寿命は短いことが分かります．つまり，富裕層の場合，格差の大きな地域に住んでいる人のほ

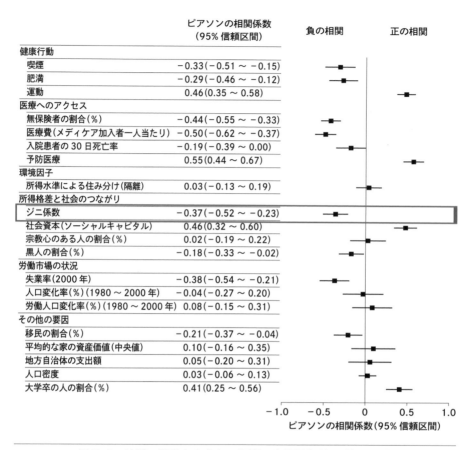

図 7-8　地域の特徴と寿命との相関：富裕層（所得上位 25％）
（出典：Chetty, 2016)[5]

うが，格差の小さな地域に住んでいる人よりも短命であると解釈することができます．

　まとめると，格差は地域の全住民に画一的な影響を与えるのではなく，富裕層の健康にとってのみ悪影響がある可能性があるということが分かりました．ここで注意が必要なのは，おそらく格差が貧困層の健康にとってよい影響があるわけではないということです．ニューヨークやサンフランシスコのように多くのお金持ちがいる地域のほうが税収も十分集まり，それを貧困層向けの住居や生活保護

などのセイフティーネットに用いることができるため，それが貧困層の健康に好影響を与えると筆者は考えています．つまり，格差そのものが貧困層の健康によい影響を与えているのではなく，同じ地域にお金持ちがたくさんいることで財源が潤沢になり，それを用いてインフラの整備や富の再分配を行うことができるようなり，その結果としてその地域に住む貧困層の健康によい影響を与えていると考えられます．

　チェティらの研究は，その他の因子（地域レベルの交絡因子）で補正していないことや，個人レベルのデータを使っていないので個人の健康への影響は検証することができない（このように地域レベルでの相関を評価する研究のことを地域相関研究［Ecological study］*3 と呼びます）という問題があります．それでも，納税記録という現時点で考えうる最も信頼性の高いデータを使っている研究であることには間違いありません．

　チェティらの研究結果はそれ以前の研究結果とも矛盾しません．東京大学の渋谷健司，橋本英樹らが行った日本のデータを用いた研究では，所得の格差よりも，個人の所得水準のほうがより健康に強い影響があるという結果が得られました[9]．また，東京大学の近藤尚己らが行ったスウェーデンのデータを用いた研究では，相対的剥奪は貧困層の健康にはそれほど悪影響はない一方で，中間〜富裕層の健康には悪影響があると報告されています[10]．

　もちろん格差が大きいことは望ましいことではありません．周りに極端に裕福な人たちがいたらみじめな気持ちになるかもしれませんし，自分は不幸であると感じるかもしれません．しかし，裕福な人が税金を納めてくれないと社会のセイフティーネットを整備することができないという観点も忘れてはいけません．格差（所得の格差）と貧困はしばしば混同して扱われますが，どちらの問題なのかきちんと区別して議論する必要があります．格差は上位と下位の両方（所得の分布の両端）の問題であり，貧困は下位だけ（所得分布の片端）の問題です．これらの研究結果から分かることは，お金持ちを減らす形で格差を減らすというのでは誰も幸せにはならない可能性があるということです．格差自体が問題なのではなく貧困が問題であるのであれば，格差を目の敵にして富裕層と貧困層の対立構造を作るよりも，貧困層をいかに社会全体でサポートして引き上げていくのかを皆で

---

*3　地域レベルで相関があっても，個人レベルで同じような相関が観察されることは限らない（場合によっては地域レベルでの相関と個人レベルでの相関が逆転することもある）ことが知られており，この2つが乖離する現象のことを「生態学的誤謬（Ecological fallacy）」と呼びます．

一緒に考えていくのがよいということではないでしょうか．そのためには富裕層
の理解と支援ももちろん必要になってきます．

[参考文献]
1) Oxfam GB, Hardoon D：Wealth；Having it all and wanting more. Oxfam International, Nairobi, 2015
2) Kondo N, Sembajwe G, Kawachi I, et al：Income inequality, mortality, and self rated health；meta-analysis of multilevel studies. BMJ. 2009；339：b4471
3) Zhang J, Yu KF：What's the relative risk? A method of correcting the odds ratio in cohort studies of common outcomes. JAMA. 1998；280：1690-1691
4) Subramanian SV, Kawachi I：Income inequality and health；what have we learned so far? Epidemiol Rev. 2004；26：78-91
5) Chetty R, Stepner M, Abraham S, et al：The Association Between Income and Life Expectancy in the United States, 2001-2014. JAMA. 2016；315：1750-1766
6) Kawachi I, Kennedy BP：Income inequality and health；pathways and mechanisms. Health Serv Res. 1999；34：215-227
7) Kondo N, Saito M, Hikichi H, et al：Relative deprivation in income and mortality by leading causes among older Japanese men and women；AGES cohort study. J Epidemiol Community Health. 2015；69：680-685
8) Adjaye-Gbewonyo K, Kawachi I：Use of the Yitzhaki Index as a test of relative deprivation for health outcomes；a review of recent literature. Soc Sci Med. 2012；75：129-137
9) Shibuya K, Hashimoto H, Yano E：Individual income, income distribution, and self rated health in Japan；cross sectional analysis of nationally representative sample. BMJ. 2002；324：16-19
10) Åberg Yngwe M, Kondo N, Hägg S, et al：Relative deprivation and mortality — a longitudinal study in a Swedish population of 4.7 million, 1990-2006. BMC Public Health. 2012；12：664

8章 オバマケアからトランプケアへ
——アメリカの医療制度の現状

1 | オバマケアとはどんな政策だったのか？

アメリカは長年にわたって先進国の中で唯一，皆保険制度を持っていない国という不名誉な称号を与えられていましたが，オバマケアによって皆保険制度が導入されつつあります．2017年夏の共和党による一連のオバマケア撤廃の試みはジョン・マケイン上院議員（2018年8月25日に死去）の反対などによって失敗に終わったものの，トランプ大統領はいまだに様々な手を使ってオバマケアを空中分解させようとしており，今後の展開から目が離せません．

1. オバマケアはどのようにして皆保険制度を達成しようとしたのか？

2016年7月，大統領選挙を前に，オバマ大統領（当時）の論文が，世界で最も権威ある医学雑誌の1つである米国医師会雑誌（JAMA）に掲載されました．その中で，オバマは，オバマケアの政策評価をとりまとめ，次の大統領はこの流れを引き継ぐべきであるという意見を表明しました．

オバマケアの正式名称は Patient Protection and Affordable Care Act（PPACA）であり，アメリカではしばしば ACA と略されます．オバマケアは2010年3月に成立した医療改革に関する法律であり，その中心に据えられているものは国民皆保険制度です．

オバマケアによって，アメリカ国民に占める無保険者の割合は2010年には16.0%（4900万人）であったのが2015年には9.1%（2900万人）にまで減少しており（図8-1），公的医療保険のメディケアおよびメディケイドが導入された1965

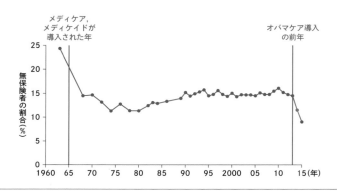

図 8-1　アメリカ国民に占める無保険者の割合の推移
(出典：Obama[1]，2016)

1965 年にはメディケア，メディケイドが導入され高齢者と貧困層に対して公的医療保険
が提供されるようになったため，無保険者の数が激減した．それ以降，オバマケア導入前
までは無保険者の数はほぼ横ばいであった．オバマケアが法律として成立したのは 2010
年だが，実際に導入されたのは 2014 年頃になる．

年以来，医療政策における最大の功績であるとされています[1]．

　アメリカの医療保険は主に，①65 歳以上の高齢者，身体障害者，透析患者が
加入する公的保険のメディケア（連邦政府が運営），②貧困者が加入する公的保険
のメディケイド（連邦政府と州政府が財源を出し合い，州政府が運営），③それ以
外の国民が加入する民間医療保険の 3 つから成り立っています．10 年以上働いて
メディケア税を納めてきたアメリカ国民は 65 歳になるとメディケアの加入資格
が得られ，加入資格のある人のほとんどはメディケアに加入するため，65 歳以上
の高齢者に限って言えば，実は皆保険制度はすでに達成されていました．さらに
雇用されている人の大部分は，雇用主を通じて民間医療保険に加入していました．

　しかし，メディケイドの加入要件を満たさない人や，メディケイドに加入する
ほど貧しくはないものの民間医療保険に加入するほど裕福でない人たちは無保険
であることも多かったため，オバマケアは以下の 3 つの仕組みを組み合わせるこ
とで皆保険を実現しようとする政策でした（図 8-2）．

　(1)メディケイドのカバー範囲の拡大
　(2)政府によって規制された民間医療保険市場＋保険料に対する補助金（Health
　　 Insurance Marketplace）の設立[*1]

*1　正式名称は Health Insurance Marketplace ですが，Health Insurance Exchange とも呼ばれます．本
　　書の中では「マーケットプレイス」と表現します．

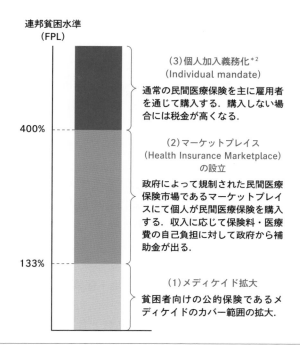

連邦貧困水準
（FPL）

（3）個人加入義務化[*2]
（Individual mandate）

通常の民間医療保険を主に雇用者
を通じて購入する．購入しない場
合には税金が高くなる．

400%

（2）マーケットプレイス
（Health Insurance Marketplace）
の設立

政府によって規制された民間医療
保険市場であるマーケットプレイ
スにて個人が民間医療保険を購入
する．収入に応じて保険料・医療
費の自己負担に対して政府から補
助金が出る．

133%

（1）メディケイド拡大

貧困者向けの公的保険であるメ
ディケイドのカバー範囲の拡大．

図8-2　無保険者を減らすための3つのシステム
（出典：筆者作成）

（3）支払い能力のある人に対する民間医療保険加入の義務化（Individual man-
date）[*2]

1）メディケイドのカバー範囲の拡大

　オバマケアは，FPL（連邦貧困水準）の138％以下の貧困層に対するメディケイ
ドの加入要件を緩めることでカバー範囲を拡大することにしました[*3]．メディケ
イドは連邦政府と州政府が財源を出し合って提供される貧困者向けの公的保険で

---

*2　2017年にトランプ大統領と共和党は，支払い能力があるが民間医療保険に加入しない人に対する罰
　　金を0ドルまで下げ，この制度を実質的に無効化しています（この制度変更は2019年から有効）．

*3　オバマケアの法律の文面では133％となっていますが，加入要件を計算するときに収入の5％を控
　　除できるため（Modified Adjusted Gross Income tax rule），メディケイドを拡大した州では，実質
　　的にFPL138％以下の人はメディケイドに加入できるようになりました．

あるため，以前までは州によって加入要件が異なっていました．収入が少ないだけでは加入要件を満たすことはほとんどなく，妊娠中の女性や，子どもがいるなどの条件があってはじめて加入することができる保険でした（このような加入要件のことを，カテゴリー型加入資格［Categorical eligibility］と呼びます）．例えば，子どものいない独身男性の場合，たとえどんなに貧困であっても多くの場合はメディケイドに加入できませんでした．

　そこでオバマケアは，住んでいる州にかかわらず，所得がFPL138%以下の人は全員メディケイドに加入できるようにしました．これは独身で年収約1万6000ドル，家族4人なら約3万3000ドル以下ならばメディケイドに加入できる計算になります（2015年の基準値）．なお，2012年の最高裁判決によって，メディケイドを拡大するかどうかは州政府の判断となり，住んでいる州によってはメディケイドのカバー範囲は拡大していません．

2）政府によって規制された民間医療保険市場＋保険料に対する補助金（マーケットプレイス）

　オバマケアでは，メディケイドの対象となるほど貧しくはないものの自分で保険料を支払うことの難しい所得水準（FPL 138〜400%）の人たちに対して，連邦政府が補助金を出すことで，民間医療保険に加入することが推奨されるようになりました．マーケットプレイスという連邦政府によって規制された医療保険の市場を作り，そこで民間会社によって提供される医療保険に加入してもらうことにしました．

　そこで提供される医療保険にはさまざまな条件が付けられ（例：一定の予防医療サービスを自己負担なしで提供しなければならないなど），加入者にわかりやすいよう，自己負担の割合に応じてブロンズ，シルバー，ゴールド，プラチナの4つのランクが付されることとなりました．そしてマーケットプレイスで医療保険に加入する場合には，保険料と加入者の所得水準に応じて，政府から補助金が支払われることとなりました．

3）保険料を払える人に対する民間医療保険加入の義務化

　医療保険は基本的に健康な人と病気の人の両方をカバーすることで，病気の人が使う医療費を，健康な人を含めた社会全体で広く浅く負担する（＝リスク分散する）という仕組みです．そのため，健康な人が医療保険に入らないと加入者は

病気の人ばかりになってしまい，その結果として保険料は高騰し，継続可能な制度ではなくなってしまいます．そのため，保険料を支払うことのできる所得水準で，かつ健康な人（健康な人は保険に加入するインセンティブがあまりない）に，医療保険に加入するインセンティブを与える必要がありました．そこで個人加入義務化と呼ばれる制度が導入され，保険料を支払う能力のある個人が正当な理由なく医療保険に加入しない場合には税金が高くなることになりました．これに関してもトランプが大統領になってから状況が変わり，2019年度の確定申告からは個人加入義務の罰金が0ドルまで引き下げられ，実質的にこの制度は無効化されています．個人加入義務に関しては，（連邦政府が個人に特定の商品の購入を強制することは）憲法違反なのではないかということで裁判が現在進行中（2020年1月現在）ですので，その結果次第では，この要件は正式に削除される可能性があります．

2. オバマケアは医療の「価値（質）への支払い」を推し進めた

オバマケアはさらに，国民皆保険を達成するうえでいくつかの改革を同時に進めました．その1つが医療機関への支払い制度の改革です．それまでは医療サービスの提供される「量」に対する支払い（出来高払い）が主流だったのが，「価値」に対する支払い（主にP4Pを意味しています）へ変わることになりました．価値への支払いには入院患者のプロセス指標やアウトカム指標に対して支払いをするHVBPや，退院後30日以内の再入院に対してペナルティを設けるHRRPが含まれます．アメリカが導入したP4Pの詳細に関しては，第5章をご参照ください．

3. オバマケアで公的保険による皆保険制度を導入できなかった理由

このように，アメリカは公的保険と民間保険を組み合わせることで皆保険を達成しようとしました．アメリカは公的保険を導入する意思がなかったわけではなく，政治的に不可能であったと考えられています．

オバマが大統領になった時点で，雇用されているアメリカ国民の多くは民間医療保険に加入しており，民間医療保険の市場は1兆2000億ドルの巨大市場でした[2]．このような状況にあるアメリカで公的医療保険への加入を義務化すると，多くの民間医療保険会社を廃業に追い込むことになり，それは政治的に不可能でした．このように各段階において政策決定者が選ぶことのできる政策のオプショ

ンは歴史的背景によって規定されることを政治学で「経路依存性」と呼びます[3]（→ 3 章，154 頁）．

　そこでオバマは当初，メディケアと民間医療保険会社を競争させ，市場原理の中で，メディケアに中心的な役割を果たさせようとしました．これは「パブリックオプション」という政策であり，高齢者や身体障害者以外の人もメディケアへ自由に加入できるようにするというものです．

　日本には 3,000 以上の保険者（健康保険組合や国民健康保険）が存在しますが，メディケアは全米で 1 つであり，合計 6000 万人が加入している巨大な保険です．その経営効率は民間医療保険会社よりもよいとされているため，メディケアと民間医療保険会社が市場で競争すれば，民間医療保険会社の分が悪いと考えられていました．

　ところが民主党と共和党で連邦議会の議席数が拮抗する中，パブリックオプションを諦めなければ，オバマケアを通過させることができないという状況になってしまいました．結局，パブリックオプションは政治的な交渉（妥協）の材料となり，2009 年 12 月にオバマケアの条文の中から削除されることとなりました[*4]．

4. オバマケアの財源は保険者や病院の痛み分け

　オバマケアによって新たに医療保険に加入する人の多くは，保険料を支払うことが困難な貧困層でした．アメリカの医療財政はすでに逼迫していたため，新たな財源を確保する必要がありました．その方法としてオバマが取ったのは，民間医療保険会社や病院などの医療関連業界による痛み分けでした．

　病院などの医療機関に対しては公的保険のメディケアやメディケイドからの支払額が減らされ，これにより連邦政府は約 7400 億ドルの歳出カットを達成しました[4]．公的保険から医療機関への支払額は減るものの，一方で無保険患者からの取りこぼしがなくなり，また新たに保険に加入した人による医療需要の増加が見込まれたため，医療機関はこの条件を容認することとしました．

[*4]　実はオバマケアは CLASS（Community Living Assistance Services and Supports）Act と呼ばれる介護保険制度の導入も試みていましたが，パブリックオプション同様にオバマケア導入の過程で切り捨てられた経緯があります．この制度は任意加入であり，保険料からの財源が十分に集まらないことが予想されたため，2011 年 10 月にはオバマ陣営はこの法律を削除すると発表し，2013 年 1 月 1 日に連邦議会で正式に撤廃されることとなりました．

　医療保険業界には利益率の上限が設定され，集めた保険料総額の少なくとも80〜85％を医療サービスとして還付しなければならなくなりました（つまり利益率の上限は15〜20％になりました）[5]．この保険者の利益率の上限のことをMedical Loss Ratio（MLR）と呼びます．それ以上の利益を上げた場合には，その利益を被保険者に払い戻さないといけなくなりました．オバマケアによって民間医療保険の加入者が増え，保険者は売上高が増えると考えたため，保険者はこの条件を受け入れました．

　オバマケアは高所得の個人にも負担を課しました．高所得者（独身の場合年収20万ドル，2人世帯で年収25万ドル以上）のメディケア税（65歳以上になったときに，メディケアに加入する要件を満たすために必要な税金）が0.9％引き上げられました．

　また，アメリカでは医療保険料は税控除の対象であり，高額な医療保険に加入する高所得者ほど控除の恩恵に預かっていることが問題になっていました．この問題を解決するために，高額な医療保険（年間保険料が個人加入で1万1200ドル，世帯加入で3万150ドル以上）に入っている場合，この額を超えた分に40％課税されるようになりました[6]．この高額医療保険に対する税金は，高級車キャデラックから名前を取り，「キャデラック税（Cadillac tax）」と呼ばれています[*5]．

　ちなみに，医療関連業界で唯一痛み分けをしなかったのが製薬業界であると言われています．これは政治的判断であり，力を持っていた製薬業界を味方につけることで，オバマケアは連邦議会をどうにか通過することができたと言われています．

　以上からも分かるように，オバマケアは経済的にゆとりのある医療機関，医療保険業界，高所得者から財源を集めて，その財源を用いて貧困層が医療保険に入れるようにした改革でした．

[*5]　キャデラック税の導入は当初2018年からの予定でしたが，2022年に延期されました．2018年後半には共和党議員がさらに2023年に遅らせることを提案しており，今後の経過次第では無期限延期や撤廃となる可能性もあります．

2 ｜ オバマケアの制度設計

1. オバマケアの制度設計における研究者の役割

　オバマケアによってアメリカは皆保険制度の達成を目指しました．もちろん制度設計上は，すべての国民をメディケアのような公的保険へ強制加入させることが最もシンプルな方法でした．しかしそれでは既存の民間医療保険会社を廃業に追い込んでしまう危険性があるため，オバマは民間医療保険の市場に規制をかけつつ皆保険を目指す，共存の道を選びました．そのためには，医療経済学の理論やエビデンスを基にした綿密に計算された制度設計が必要でした．そこでオバマは第一線で研究をしている医療経済学者や医療政策学者にその設計図を描くよう依頼しました．

　アメリカには，保健福祉省長官（日本の厚生労働大臣に相当します）直属のシンクタンクが存在しており，ASPE（office of the Assistant Secretary for Planning and Evaluation*6）と呼ばれています．ここには当時，ハーバード大学のリチャード・フランク（医療経済学者）やアーノルド・エプスタイン（医療政策学者）が政治任用の高官として勤務しており，この他にも多くの医療経済学者・医療政策学者がオバマケアの設計にかかわりました．ASPE では博士号を持った常勤の研究者が毎日のようにデータ解析と政策評価を行っています．つまりオバマケアは，アメリカの最高の学者たちによる理論とエビデンスの結晶を，政治家や官僚が社会実装した医療改革であったと捉えることができます．

2. 医療経済学の知見がどのように制度設計に生かされたのか？

　オバマケア最大の挑戦は，国が保険加入を強制することなく皆保険制度を達成することでした．医療経済学の知見から，障壁となるのは「逆選択」と「リスク選択」という2つの選択であることが分かっていました．よってオバマケアは，様々な手段によりこの2つの選択を抑制しようとしました．

---

*6　ASPE は保健福祉省長官の政策立案のアドバイザーであり，医療政策の調整，法整備，戦略的計画の立案，政策研究，政策評価，経済分析を担当します．

1) オバマケアと逆選択

医療保険に加入することによって得をするのは，病気になるリスクが高く，高額な医療行為を必要とする人たちでした．逆に健康でほとんど病院に行かない人にとっては，しばしば医療保険の還付額よりも保険料のほうが高くついてしまう場合があることが分かっていました．一般的に不健康な人ほど，保険料が高いものの還付も手厚い医療保険に加入する傾向があり，この現象を「逆選択」と呼びます（詳しくは1章，23頁へ）．

オバマケアはさまざまな手段を用いて逆選択の問題が最小限になるようにしました．個人に対しては個人加入義務を課し，医療保険を買うだけの収入があるにもかかわらず加入しなかった場合には税金が高くなるようにしました[*7]．アメリカでは連邦政府の権力の範囲は憲法によって規定されているため，民間企業から医療保険を購入することを国が国民に強制することはできませんでした．しかし国には課税徴税権があるため，医療保険を購入しない人へのペナルティーを罰金ではなく税金であると解釈することで，個人加入義務は合憲であると最高裁は判断しました[7)]．

オバマケアは個人だけではなく雇用主にも皆保険制度を達成するために責任を課しました．50人以上の従業員がいる企業には，その従業員に医療保険を提供する義務（Employer mandate）が生じることとなり，医療保険を提供しないと雇用主に罰金が発生するようになりました．

2) オバマケアとリスク選択

保険者は，保険料と使われた医療行為に対する還付額の差額で利益を得ています．よって，保険者はできるだけ健康上のリスクが低く，利益になる顧客にしか保険プランを売らないようにしようとします．このように利益になる健康な加入者だけをいいとこ取りすることを「リスク選択」と呼びます（詳しくは1章，23頁へ）．

オバマケア導入前は医療保険には厳しい加入審査（Medical underwriting）がありました．この審査結果によって基礎疾患のある人や健康状態が悪い人には高額

---

*7 トランプ大統領および共和党によって個人加入義務は実質的に無効化されたため，逆選択を予防する手段がなくなりました．そのため，健康な人が医療保険に加入しなくなり，財源が不足することで，長期的にオバマケアが財政的に継続不能になってしまう恐れがあるとされています．

な保険料が設定され，場合によっては加入拒否されることもありました．オバマ
ケアによって加入審査は禁止され，すべての人が健康状態にかかわらず保険に加
入できるようになりました（この要件のことを「保険発行保証 [Guaranteed
issue]」と呼びます）．

　たとえ保険に加入できるようになっても，保険者が自由に保険料を設定できれ
ば，不健康な人の保険料を高額にして事実上加入させないようにできます．これ
を防ぐ目的で，オバマケアは地域料率方式（Modified community rating）という
保険料の算定方法を導入しました．これにより，保険者は保険料を決めるにあた
りその地域全体のリスクの平均値を考慮することはできるものの，個人の健康リ
スクに応じて保険料を変えることが禁止されました．

　さらには，保険料が高くなりすぎて高齢者が保険に入れなくなるということが
ないように，高齢者の保険料を若年者の保険料の3倍以内に抑えることが義務づ
けられました．オバマケアが唯一許したのが喫煙による差別化です．喫煙者には
保険料を50%までであれば高くしてもよいとされました．

　こんなに規制を加えたら保険者が倒産してしまうのではないかと思う人もいる
かもしれません．それを防ぐ仕組みもあります．それらは頭文字をとって3Rと
呼ばれます．

①リスク補正（Risk-adjustment）

　健康な加入者の多い医療保険プラン（低リスクプラン）から，不健康な加入者の
多いプラン（高リスクプラン）へ保険料の再分配を行います．年齢，性別，基礎疾
患などが計算式に含まれます．この仕組みは恒久的になる予定です．

②再保険制度（Reinsurance）

　高額な医療費がかかる加入者がいた場合，保険者に対して拠出基金（Contribu-
tion funds）から補助金が出る制度です．各リスクプールから高リスク者の影響を
小さくすることを目的とした仕組みです．2014年度は45,000ドル以上の医療費
を使った人がいたら，保険者に対して80%補助が出ました．2015年度は，70,000
ドル以上の医療費を使った人がいたら50%補助が出ました．オバマケア導入に
よって急激に保険料が上昇することを防ぐ目的で，2014〜2016年の期間限定で導
入されました．

③リスク回廊プログラム（Risk corridor）

　医療保険プランの利益や損失が一定の範囲に収まるように国が調整する仕組み
で2014〜2016年の期間限定で導入されました．

この3Rは保険者間で勝ち組と負け組を作らないような制度設計となっています．加入者はどの保険プランにも自由に入れるようになった代わりに，保険プラン間で保険料の再分配が行われるため，保険者は健康な人をえり好みする必要性が少なくなります．オバマケアは，民間医療保険をうまく生かしながら，規制をうまく利用することで，日本のような社会保険制度に近いシステムの達成を目指した制度であると理解することもできます．

オバマケアが医療経済学の知見を取り入れ，いかに2つの選択に対処したかを説明しました．オバマケアは既存の市場を破壊することなく皆保険制度を達成しようとしているため，複雑な制度になっています．先進国ではすでに何らかの医療制度が存在している場合が多く，ゼロから制度を作り上げることができることは稀です．例えば，イギリスのように医療費を税金ですべてカバーし，すべての病院を国営にするような大改革を日本で行うのは現実的ではありません．そういった点で，アメリカのように既存の市場や制度を生かしながら，医療経済学の理論やエビデンスを取り入れて巧みにコントロールする次世代型の医療改革は，日本にとっても示唆に富むものだと思われます．

3 | オバマケアへの評価

オバマ大統領（当時）も認めているように，立案段階で完璧な政策というのは存在しないため，あらゆる政策は科学的な評価を受け，その結果をもとに微調整を加えていく必要があります[1]．つまり，ビジネスだけでなく，政策に関してもPDCAサイクルを回すことが重要です．ではオバマケアの評価はどうでしょうか？　オバマケアが無保険者の数，医療の質，医療費に対してどのようなインパクトがあったのかを検証してみましょう．

1. オバマケアによってアメリカはどう変わったのか？

1）無保険者の数

オバマケアによって無保険者の数は劇的に減少しました．2010年に人口の16.0％であった無保険者数は，2015年には9.1％にまで下がっています．この減りかたは，1965年にメディケア・メディケイドが導入され65歳以上の高齢者，貧

困層に公的医療保険が提供されたとき以来，最大の下がり幅だと言われています．それに伴い，医療費が高くて医療サービスを受けられない人の数は 5.5% 減少し，医療費負担によって個人がかかえる負債額も減った（メディケイドに加入している人の債権取引会社に送られる金額が 1 人当たり 600〜1,000 ドル減った）と報告されています．しかし，メディケイドに加入した貧困層の数は順調に伸びているものの，マーケットプレイスを通して医療保険を購入した人の数は予想を大きく下回っており，オバマケアの最大の課題であるとされています．

2) 医療の質

オバマケアによって数多くの P4P が導入されました．代表的なものとして，入院患者の 30 日死亡率やプロセス指標の改善率に応じて病院への医療費の支払額を増減させる HVBP，同じく病院に対して 30 日再入院率を減らすことで経済的インセンティブを与える HRRP があります．そして 2018 年からは医師個人に対する P4P である MIPS も導入されています．

これらの政策を評価した研究の結果によると，HVBP は死亡率などの患者のアウトカムを改善させる効果はなく，今は P4P をどのようにデザイン（ボーナスやペナルティの大きさ，測定する項目など）すれば，実際に患者のアウトカム改善につなぐことができるかが課題になっています[8]．HRRP は 30 日再入院率を減らしたというエビデンスもあり，期待通りの効果が認められた数少ない P4P となっています（詳しくは第 5 章，194 頁をご参照下さい）[9]．

2. オバマケアの課題

オバマケアに関して，すべてが順調にいっているわけではありません．オバマケアが現在直面している最大の課題は，マーケットプレイスで提供される保険の保険料が高騰しており，マーケットプレイスで保険に加入する人の数が伸びていないことです．保険料高騰の理由として，①個人加入義務違反に対する罰金が安いため多くの健康な人が保険に加入していない，②保険プランの数が少なく競争原理が十分に働いていないことなどがあげられています．現在，後者に対しては，マーケットプレイスの市場をより広域なものにして（オバマケアの当初のルールでは，州をまたいで保険を提供することができませんでしたが，それをできるようにする変更が検討されています）保険プランの数を増やすことで，競争を促進させたりするような対策が検討されています．

3. 日本がオバマケアから学べること

　オバマケアは無保険者の数を減らすというその主な目的に関しては功績が認められているものの，医療の質の改善・医療費抑制といった副次的なターゲットに関しては評価が分かれています．政策立案者と研究者が一緒になって今後もPDCAサイクルを回し続けられれば，オバマケアはいずれ医療の質の改善と医療費抑制も達成すると期待されています．

　日本のメディアをみていると，アメリカの医療制度はひどいから学ぶことは何もないといった意見を目にすることがあります．確かに現時点での医療制度に関しては日本のほうがアメリカよりも優れている点が多いと思われますが，医療政策がデザインされる過程をみていると，近年のアメリカでは，経済的理論とエビデンスを制度設計に活用する科学的根拠に基づく政策(Evidence Based Policy Making；EBPM)が実践されていると思われます．医療政策研究の質や，研究費の規模を見ても分かるように，日本とは比べ物にならないほどアメリカはこの分野に力を入れています．アメリカは今後も安定した経済成長が見込まれ，人口構成も安定しており，その未来は明るいと考えられています．一方で，経済が成長していないことや高齢化の影響もあり，医療が直面する様々な問題は日本のほうがはるかに厳しいと思われます．何よりもそれらを解決するために政策研究を行ったり，政策立案者が政策に関する経済学的理論やエビデンスを取り入れて政策をデザインするインフラや人材が不足していることが，近い将来の日本にとって大きな課題になってくると筆者は考えています．アメリカではエビデンスが，政策のデザインやPDCAサイクルを回すのにどのように用いられているのかを紹介することで，日本にもEBPMがより浸透し，それによって医療費や医療の質の問題がより効果的に解消されることが望まれます．

4 ｜ オバマケアからトランプケアへ

1. トランプ大統領の医療政策

　2016年11月にアメリカ合衆国大統領選挙が行われ，事前の世論調査では優勢と伝えられていた民主党のヒラリー・クリントンは敗北し，共和党のドナルド・

トランプが勝利しました．得票数ではクリントンがトランプを上回っていたものの，選挙人獲得数でトランプが上回ったと言われています．

　トランプは大統領選挙期間中も，ことあるごとにオバマケア撤廃を主張してきました．しかし，選挙3日後には，あっさりと主張を翻し，オバマケアのうち既往症による保険加入の拒否の禁止や，26歳までの若い国民が両親の加入した保険を継続的に利用できるようにする措置など，一部の制度については維持することを検討していることを明らかにしました．

　選挙戦を通じて，トランプは自分が大統領になったらオバマケアを撤廃すると主張してきました．しかし，すでにオバマケアはアメリカの医療制度に深く入り込んでいるため，それほど簡単な話ではありません．現場の混乱を避ける意味でも，オバマケアを撤廃するのであれば代わりの医療制度が必要になってきます．

2.　上院における議事妨害と財政調整

　そうした中で大統領選挙の3日後に維持検討を表明した上述の2つの条項は，トランプが大統領になっても簡単には変えられない部分でした．ここでカギとなるのは上院の議席数です．2016年11月の選挙によって上院100議席のうち48議席が民主党（および無所属），52議席が共和党になりました．トランプが民主党の協力を得ずにオバマケアを撤廃するには6割に相当する60議席必要なのですが，共和党は52議席しか持っていませんでした．

　共和党が60議席確保していれば，強行採決によって民主党の賛成票が1票もなくてもオバマケアを撤廃する法案を通せました．しかし，当時の議席数ではそれはできませんでした．民主党は議事妨害（Filibuster）によって時間切れに持ち込み，共和党が出す法案を廃案にできてしまうような政治的な状況でした．

　しかし，トランプおよび共和党は財政調整（Budget reconciliation process）[10]という手続きを使うことで，オバマケアに変更を加えることができました．財政調整とは，既存の法律の予算に関わる部分だけに変更を加える方法であり，これは過半数の賛成で可決されます．つまり，52議席を持っていた共和党としては，党内から反対票を投じる議員を2名までに抑えることができれば可決に持ち込める状況でした（投票結果が50対50の場合には，共和党議員であるマイク・ペンス副大統領が1票を投じることになるので，共和党案を可決させることができます）．

　では，財政調整でオバマケアはどのような影響を受けるのでしょうか．保険料

に対する政府の補助金，個人加入義務化など，オバマケアのうち財政に関わる条項に関しては，トランプは財政調整を用いることで変更を加えることが可能でした．

　一方，予算に関わらない部分は変更できません．よって，オバマケアのうち，既往症による保険加入の拒否禁止などの条項は変更することができませんでした．つまり，トランプはこれらの措置の維持を検討しているとコメントしたものの，実は現実的にはこれらの措置は民主党議員の賛成票なしに撤廃できないものでした．

3. 上院におけるオバマケア撤廃の試み（2017 年 7〜9 月）

　2017 年夏前，トランプ大統領は共和党議員にオバマケアの撤廃と代替法案の作成を指示しました．上院で 50 票集めることで財政調整を通じて，オバマケアを実質的に撤廃させようとしたのです．上院では，Better Care and Reconciliation Act（BRCCA）と呼ばれるオバマケアの撤廃・代替案を含めて，いくつかの政策が準備されました．2017 年 7 月後半には，矢継ぎ早に 3 つの法案を通そうとしました．まずは大幅な変更を加えるものから先に試し，マイナーな変更に留めるものは後半に持ってくることとしました．スーザン・コリンス（メイン州上院議員）とリサ・ムルコウスキー（アラスカ州上院議員）の 2 名の穏健・リベラル派の共和党議員に加えて，2 週間前に脳腫瘍の手術を受けたばかりの共和党の重鎮ジョン・マケイン（アリゾナ州上院議員，当時）が議会に出席して反対票を投じました．その結果，Skinny repeal と呼ばれる最も限定的な変更案ですら上院を通過させることができませんでした．財政調整によってオバマケアに変更を加えることができる期限は 2017 年 9 月 30 日までであるとされていましたが[11]，上院ではこの期限内に法案を通すことができずに，共和党は議会を通じたオバマケアの撤廃を事実上，断念することとなりました．

4. 大統領令によるオバマケア撤廃の試み
　（2017 年 10 月〜2020 年 1 月現在）

　議会でのオバマケアの撤廃が事実上不可能であることが分かったトランプ大統領は，議会を通さずに，自らの力でオバマケアを骨抜きにさせようという荒業に出ました．

　2017 年 10 月 12 日，トランプ大統領はオバマケアに関する（議会の承認の必要

ない)大統領令を発令しました．大統領令には，(1)Association health plan と呼ばれる中小企業(そして場合によっては個人)によって州の境界を越えてグループで医療保険を共同購入させることができるようにする制度, (2)オバマケアによる規制の影響を受けない Short-term health plan(短期医療保険)に長期にわたって加入できるようにする制度(オバマケアで既往疾患がある人の医療保険購入を保険者が拒否できなくなりましたが，この短期保険に関しては保険者が加入審査・拒否することができます)，そして(3)Health reimbursement arrangements (HRA)と呼ばれる雇用主が従業員にお金を提供して自分たちで医療保険を選択し，購入させる制度の導入が含まれていました [12)-14)].

　この大統領令によって，保険者は保険料が安い代わりに給付範囲が限定的な(オバマケアによって導入された基準を満たさない)医療保険を提供することで，若くて健康な加入者をオバマケアによって設立されたマーケットプレイスのリスクプールから横取りしてしまうと考えられています．そして，その結果として，マーケットプレイスのリスクプールは高リスクの人ばかりになり，保険料が高騰し，保険市場が成り立たなくなり，最終的には消滅してしまうことが危惧されています．また前述のように，2019 年からは個人の保険加入義務は事実上無効化されています．

　これらトランプ大統領および共和党による改革により，今後マーケットプレイスの保険料は高騰し，空中分解してしまうリスクがあります．もしそうなってしまったら，その後のアメリカの医療制度，医療保険制度がどのようなものになるかは誰にも分からず，一寸先は闇というのがアメリカの医療，医療保険の現状であると言ってもよいでしょう．

[参考文献]

1) Obama B：United States Health Care Reform；Progress to Date and Next Steps. JAMA. 2016；316：525-532
2) Deloitte Consulting LLP：Health Insurance Market Overview 2013. State Public Health Leadership Webinar, 2013
　　https://www.cdc.gov/stltpublichealth/program/transformation/docs/health-insurance-overview.pdf
3) Hacker JS：The Historical Logic of National Health Insurance；Structure and Sequence in the Development of British, Canadian, and U.S.Medical Policy. Stud Am Polit Dev. 1998；12；57-130
4) Kliffs S：How Congress paid for Obamacare(in two charts). The Washington Post. August 30, 2012
5) Kaiser Family Foundation：Explaining Health Care Reform：Medical Loss Ratio(MLR). 2012
6) Glied S, Striar A：Looking Under the Hood of the Cadillac Tax. Issue Brief(Commonwealth Fund). 2016；1：1-12
7) Mariner WK, Glantz LH, Annas GJ：Reframing federalism — the Affordable Care Act(and broccoli)

in the Supreme Court. N Engl J Med. 2012 ; 367 : 1154-1158

8) Figueroa JF, Tsugawa Y, Zheng J, et al : Association between the Value-Based Purchasing pay for performance program and patient mortality in US hospitals ; observational study. BMJ. 2016 ; 353 : i2214

9) Zuckerman RB, Sheingold SH, Orav EJ, et al : Readmissions, Observation, and the Hospital Readmissions Reduction Program. N Engl J Med. 2016 ; 374 : 1543-1551

10) Jost T : Day One And Beyond ; What Trump's Election Means For The ACA. Health Affairs Blog. November 9, 2016

11) Mascaro L : Why Republicans are racing to pass healthcare by Sept. 30 and what's next for Obamacare repeal. Los Angeles Times. September 25, 2017

12) Luhby T, Liptak K : Trump begins Obamacare dismantling with executive order. CNN. October 12, 2017

13) Khazan O : How Trump's Executive Order Might Raise Costs for the Sick. 2017
https://www.theatlantic.com/health/archive/2017/10/executive-order-associated-health-plans/542718/

14) Jost T : Trump Executive Order Expands Opportunities For Healthier People To Exit ACA. Health Affairs Blog. October 12, 2017

あとがき

　ハーバード大学の医療政策学の博士課程(PhD)は毎年300人以上が応募し，その中から10名前後が入学を許される狭き門です．博士教育に使える予算の多くがアメリカ人を対象としているため，外国人の学生はほとんどいません．入学するとはじめの2年間は医療政策学のセオリーおよびエビデンスをみっちりと教え込まれます．そして，2年目が終わり研究を始める前に博士課程研究基礎力試験(General Examination/Qualifying Examination)と呼ばれる進級試験を受けます．月曜日の朝に6問の自由記載型の筆記試験を受け，その場で小論文の課題を受けとります．その後48時間で小論文を書き上げて提出します．筆記試験のちょうど一週間後に口頭試問があるのですが，筆記試験と口頭試問の間の一週間は同級生と会ったり連絡を取ったりすることは一切禁止されています．口頭試問では教授2名と対面し，医療に関する様々な課題に関して，セオリーとエビデンスを駆使して自分なりの解決策を提案します．筆記試験，小論文，口頭試問はすべて医療政策学に関するものであり，これに合格すると，博士候補者(PhD Candidate)と呼ばれるようになり(ちなみにこの試験に合格するまではPhD Studentと呼ばれます)晴れて自分の研究を始めることができるようになります．

　本書はこのハーバード大学の進級試験に合格するのに必要な知識，および私がUCLAの大学院で教えている内容を余すことなく詰め込むことを目指した一冊です．よって本書の内容を完璧に理解することができれば，ハーバード大学やUCLAの博士課程で学ぶのに匹敵する知識を得ることができると思われます．日本では医療政策学を系統立てて学ぶことができる環境が限られているため，この本を書くことで日本にいてもアメリカの大学院と同レベルの教育が受けられるようにしたいと考えたことが，本書を書こうと思ったきっかけです．

　実は，本書の執筆の構想を練り始めてから，早6年の歳月が過ぎています．この期間にわたり一緒に走り続けてくれた医学書院の大橋尚彦氏にこの場を借りて感謝を述べたいと思います．また，私に医療政策学・医療経済学の考えかたを叩

き込んでくれたハーバード大学のジョセフ・ニューハウス先生，アシシュ・ジャ先生，アラン・ザスラフスキー先生，アヌパム・ジェナ先生，そして UCLA での私のメンターであるキャロル・マンジオーニ先生にも感謝の意を表したいと思います．西村周三先生(医療経済研究機構)，二木立先生(日本福祉大学)，池上直己先生(聖路加国際大学)，後藤励先生(慶應義塾大学)，飯塚敏晃先生(東京大学)，星野崇宏先生(慶應義塾大学)，伊藤公一朗先生(シカゴ大学)，東尚弘先生(国立がん研究センター)，近藤尚己先生(東京大学)，五十嵐中先生(東京大学)，林邦好先生(聖路加国際大学)，五反田紘志先生(シーダース・サイナイ病院)，井上浩輔先生(UCLA)，加藤弘陸先生(慶應義塾大学)，芝孝一郎氏(ハーバード公衆衛生大学院)，佐藤豪竜氏(厚生労働省)，松本晴樹氏(厚生労働省)にはご多忙の中，本書に目を通して頂き，とても有益なアドバイスを頂戴いたしました．最後に，患者，社会そして医療従事者にとって日本の医療が少しでもよいものになるようにとの思いを胸に日々研究を続けている私に対して，惜しみない支援をしてくれている津川衣林梨，友晴には心からの感謝を伝えたいと思います．多くの方の協力を得て完成した本書ではありますが，本文中の誤りの一切は筆者の責によるものであることをお断りしておきます．

　この本を通じて，少しでも日本の医療制度がよいものになり，日本人が質の高い「持続可能な医療」を受け続けられること貢献できたら，著者として望外の喜びです．

　2020 年 3 月

津川　友介

索引

和文

人名索引